Angelika Feichtner

Palliativpflege in der Praxis

Wissen und Anwendungen

4., überarbeitete und erweiterte Auflage

facultas

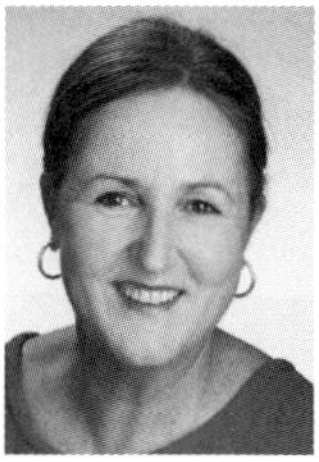

Angelika Feichtner, MSc

Diplom in Palliative Care der International School of Cancer Care in Oxford, langjährige Pflege- und Lehrpraxis im Bereich von Palliative Care und Hospizarbeit.

Eine geschlechtergerechte Schreibweise wird in diesem Buch vorwiegend durch die Verwendung der Schreibung mit Stern * realisiert, ansonsten durch die abwechselnde Nennung der männlichen und weiblichen Form. Ist eine korrekte, alle Endungen berücksichtigende Schreibung auf diese Weise nicht möglich oder erfordert sie Ergänzungen, die den Lesefluss hemmen, so wird – stellvertretend für alle Geschlechter – die weibliche Form gewählt.

Bibliografische Information der Deutschen Nationalbibliothek

Die Deutsche Nationalbibliothek verzeichnet diese Publikation in der Deutschen Nationalbibliografie; detaillierte bibliografische Daten sind im Internet über http://dnb.dnb.de abrufbar.

4. Auflage 2024

facultas Verlag, 1050 Wien, Österreich

Umschlagfoto: © Epitavi, istockphoto.com

Satz: Wandl Multimedia-Agentur

Druck: finidr

Printed in the EU

ISBN 978-3-7089-2486-1

E-ISBN 978-3-99111-871-8

Angelika Feichtner

Palliativpflege in der Praxis

Inhaltsverzeichnis

Vorwort

Palliative Care, ursprünglich ein Behandlungs- und Betreuungskonzept für Menschen mit fortgeschrittenen Tumorerkrankungen, gilt längst auch für andere Patient*innen mit chronischen, progredienten Erkrankungen als angemessenes Betreuungskonzept. Palliative Care ist integrierte Versorgung mit einer umfassenden, biopsychosozialen und spirituellen Aufmerksamkeit gegenüber terminal erkrankten Menschen und ihren Angehörigen und Bezugspersonen. „Care" ist dabei als Überbegriff zu verstehen, der medizinische, pflegerische und psychosoziale Bemühungen vereint.

Palliativpflege ist ein integraler und wesentlicher Bestandteil von Palliative Care. Anders als bei kurativ ausgerichteter Pflege, die stets eine Verbesserung des Zustandes der Patient*innen zum Ziel hat, geht es bei palliativer Pflege vorrangig um die Erhaltung des Wohlbefindens der Kranken und auch ihrer Angehörigen.

Palliativpflege versteht sich als Spezialpflege, sie erfordert umfassendes Wissen, viel praktisches Können, Kreativität und eine hohe soziale Kompetenz. Im Wissen um die Einzigartigkeit jedes einzelnen Menschen stellt palliative Pflege immer auch eine höchst individuelle und kreative Pflege dar, die sich nur begrenzt an Standards ausrichten kann. Palliative Pflege bedeutet aber oft auch eine intensive Beziehung zwischen den Patient*innen und ihren Pflegepersonen. In dieser Pflegebeziehung ist eine reflektierte Haltung der Pflegenden zu Leid, Sterben, Tod und Trauer überaus bedeutsam. In der Pflege sterbender Menschen werden wir immer auch mit der eigenen Endlichkeit konfrontiert, daher ist es unabdingbar, dass Pflegende sich mit diesen existenziellen Fragen auseinandersetzen.

Eine terminale Erkrankung ist mit verschiedenen, die Patient*innen oft sehr belastenden Symptomen und mit der Erfahrung von tiefem Leid verbunden. Diesem Leiden entsprechend zu begegnen, stellt besondere Anforderungen an die Pflegepersonen.

In diesem Buch werden verschiedene pflegerische Strategien zur Linderung ausgewählter Symptome praxisnah vermittelt. Wenngleich viele der dargestellten pflegerischen Maßnahmen, vor allem aus dem Bereich der Aromapflege, derzeit noch nicht als evidenzbasiert gelten können, so beruhen sie doch durchwegs auf langjährigem Erfahrungswissen. Daher wurden hier auch aromapflegerische Maßnahmen mit geringem Evidenzgrad miteinbezogen, vorausgesetzt, sie haben sich in der Praxis bewährt.

Das hier in komprimierter Form dargestellte, aktuelle Palliativpflegewissen soll Pflegepersonen Impulse zu einer patientenorientierten und kreativen Palliativpflege bieten. Es soll Pflegende aber auch ermutigen, sich der schönen und überaus bereichernden Aufgabe der Betreuung terminal kranker Menschen zu stellen.

Die Entscheidung, welche Aspekte palliativer Pflege in dieses kleine Buch aufgenommen werden konnten und auf welche verzichtet werden musste, erwies sich als schwierig. Viele Facetten von Palliativpflege erscheinen gleich bedeutsam, dennoch musste eine Auswahl getroffen werden. Mehr Informationen über Palliativpflege und palliativpflegerische Möglichkeiten finden interessierte Leser*innen in meinem Buch „Palliativpflege für Pflege- und Gesundheitsberufe" und auch in „Angehörige in der Palliative Care – Unterstützung, Begleitung und Beratung", das ich gemeinsam mit Bettina Pußwald verfasst habe. In Zusammenarbeit mit Hilde Kössler ist das Buch „Palliative Wundversorgung in der Praxis" entstanden, es bietet umfassende Informationen zur palliativen Wundversorgung.

Alle genannten Bücher sind im facultas Verlag erschienen, dem ich für die gute Zusammenarbeit über viele Jahre danke.

Sommer 2024 Angelika Feichtner

Hinweis:

Angaben zu Medikamenten nach AVO sind bewusst ohne Dosierungsangaben angeführt, da dies in den Kompetenzbereich der Ärzt*innen fällt.

1 Palliative Care

Die WHO definiert Palliative Care als einen Ansatz zur Verbesserung der Lebensqualität von Patient*innen (von Erwachsenen und Kindern) und ihren Familien, die mit Problemen im Zusammenhang mit lebensbedrohlichen Erkrankungen konfrontiert sind. Durch Vorbeugung und Linderung von Leiden, durch frühzeitige Erkennung und korrekte Einschätzung und Behandlung von Schmerzen und anderen Problemen, seien sie körperlicher, psychosozialer oder spiritueller Art, soll die Lebensqualität gesteigert werden (WHO 2020).

Diese Definition der Weltgesundheitsorganisation macht bereits deutlich, dass das Bemühen um die Erhaltung bzw. die Verbesserung des Wohlbefindens der Patient*innen im Zentrum von Palliative Care steht. Daher ist nicht nur eine fachgerechte Einschätzung der jeweiligen Symptombelastung wesentlich, sondern auch die effektive Behandlung dieser Beschwerden durch verschiedene medizinische und pflegerische Interventionen.

Eckpfeiler palliativer Betreuung sind:

- die bestmögliche Erhaltung des Wohlbefindens bzw. der Lebensqualität,
- eine möglichst effektive und umfassende Symptomlinderung bzw. Symptomkontrolle,
- die Linderung von psychosozialem und spirituellem Leid,
- Kompetenz in schwierigen ethischen Entscheidungen,
- die intensive Unterstützung der An- und Zugehörigen der Kranken.

Es geht also um einen holistischen Ansatz zur Symptomkontrolle unter Berücksichtigung biopsychosozialer und spiritueller Aspekte. Dieser komplexen Aufgabe kann nur in einem interprofessionell arbeitenden Team entsprochen werden. Eine enge und gleichberechtigte Zusammenarbeit von Pflege, Medizin und den psychosozialen Berufen gewährleistet, dass die verschiedenen Bedürfnisse der schwer kranken Patient*innen angemessen berücksichtigt werden können. Palliative Care versteht sich auch explizit als familienorientierte Betreuung, denn eine schwere Erkrankung und das Sterben eines Menschen betreffen nicht nur ihn selbst, sondern ebenso seine engen Vertrauten. Sie erleben den Prozess mit, er macht sie ebenso traurig, verzweifelt, leidend, hadernd und angstvoll. Zugleich besteht ein enger Zusammenhang zwischen der Stabilität der Angehörigen und dem Wohlbefinden des Patienten, der Patientin.

Patient*innen mit chronischen, fortschreitenden und unheilbaren Erkrankungen haben fast immer einen hohen Bedarf an palliativer Betreuung, derzeit aber oft nur begrenzt Zugang dazu. Damit werden sie nicht selten unnötigen therapeutischen und diagnostischen Belastungen ausgesetzt und ihre Lebensqualität wird in hohem Maße beeinträchtigt. Der rechtzeitige Einsatz palliativer Betreuung gewährleistet, dass den Patient*innen die Zeit einer terminalen Erkrankung als Lebenszeit erhalten bleibt und dass ihnen nicht noch mehr Verluste zugemutet werden, als sie durch die Erkrankung ohnehin schon zu erleiden haben.

Palliative Care bedeutet nicht, dem Leben bei fortgeschrittener Erkrankung mehr Zeit, sondern der verbleibenden Zeit mehr Leben zu geben, wie Derek Doyle (1998) schreibt. Der verbreitete Irrtum, dass Palliative Care ein Betreuungskonzept für die letzten Tage und Stunden ist, stellt vermutlich eine der größten Hürden für eine bedarfsgerechte palliative Versorgung dar. Wenngleich Palliativkompetenz der Pflegenden in der Terminalphase einer Erkrankung und speziell im Sterbeprozess von besonderer Bedeutung ist, so muss Palliative Care doch schon sehr viel früher ansetzen. Studien belegen, dass sich eine frühe palliative Unterstützung von Patient*innen mit fortgeschrittener Krebserkrankung eindeutig vorteilhaft auf die erlebte Lebensqualität der Patient*innen auswirkt (Kaasa et al. 2018).

Das Betreuungskonzept von Palliative Care wirkt sich aber nicht nur auf die Lebensqualität der Patient*innen positiv aus: So konnte anhand einer Studie mit an Lungentumoren erkrankten Menschen belegt werden, dass jene Patient*innen, die neben ihrer kurativen Behandlung zusätzlich Palliative-Care-Betreuung erhielten, auch länger lebten (Temel et al. 2010). Diese Ergebnisse zeigen auch, dass die von Onkologie und Palliativmedizin gleichzeitig und gemeinsam durchgeführte Betreuung vorteilhaft für die Patient*innen ist und dass dadurch invasive Therapien am Lebensende – wie Aufenthalte auf Intensivstationen, Strahlentherapie und Chemotherapie – vermieden werden können, ohne dass dadurch ein Verlust an Lebenszeit in Kauf genommen werden müsste. Weiters schreiben Temel et al., dass Patient*innen, die frühzeitig über die Möglichkeiten einer palliativen Betreuung informiert werden, sich nicht nur klar über ihre Präferenzen bezüglich der Betreuung am Lebensende äußern, sie erhalten dann nachweislich auch weniger aggressive Behandlungen in der Terminalphase. Damit sind ihre Lebensqualität und ihr persönliches Wohlbefinden auch in der letzten Lebenszeit höher.

Eine palliative Versorgung kann bereits frühzeitig im Krankheitsverlauf und in Kombination mit lebensverlängernden Therapien sinnvoll sein, um eine bestmögliche Erhaltung individueller Lebensqualität zu gewährleisten. Die Patient*innen profitieren also von einem frühen Einsatz von Palliative Care und von der Vermeidung einer Unter-, Über- oder Fehlversorgung durch eine systematisch aufeinander bezogene Diagnostik, Pflege und Behandlung. Damit werden die subjektive Lebensqualität und das Wohlbefinden der Betroffenen erhalten oder sogar gesteigert. In der Praxis hat es sich daher bewährt, bereits beim Diagnose-Mitteilungsgespräch nicht nur über die kurativen Optionen zu informieren, sondern zugleich auch eine erste Information über die Möglichkeit einer palliativen Betreuung zu bieten, für den Fall, dass sie benötigt wird.

Eine der größten Hürden für eine frühzeitige Information der Patient*innen über die Möglichkeiten von Palliative Care ist, dass angenommen wird, dies würde von den Patient*innen als Behandlungsabbruch, als Aufgeben und als Hoffnungslosigkeit verstanden werden (Zimmermann et al. 2016).

Zur Aufklärung kann die metaphorische Darstellung von Palliative Care durch das Bild von Regen und einem Regenschirm hilfreich sein (Zimmermann & Mathews 2022). Der Regen steht dabei bildhaft für die körperlichen, emotionalen und existenziellen Probleme, die im Zusammenhang mit einer fortgeschrittenen Tumorerkrankung auftreten können. Palliative Care stellt den Regenschirm dar, der im Falle von Regen Schutz bietet. Für den Fall, dass Regen eintritt, wird es klug sein, den Regenschirm vorausschauend bereitgehalten zu haben. Wenn erst bei einsetzendem Regen an den Schirm gedacht wird, wird man sich nicht mehr vor Nässe schützen können.

Der Regenschirm erfüllt seine Funktion am besten, wenn wir ihn den Patient*innen zur Verfügung stellen, bevor der Regen einsetzt und nicht, wenn wir warten, bis sie durchnässt sind (Zimmermann & Mathews 2022).
Den Regenschirm sicherheitshalber bereitzuhalten, wird nicht dazu führen, dass es regnet, aber er bietet Schutz, falls es tatsächlich zu regnen beginnt.

Podcast *Hochpalliativ* – Mythen um Palliative Care

Werden von der Diagnosestellung an beide Behandlungskonzepte, also der kurative und auch der palliative Ansatz, besprochen, wird es später weniger zur Wahrnehmung von Versagen und Scheitern, zum Therapieabbruch und dem Gefühl des Aufgeben-Müssens kommen. Wenn die verbleibende Lebenszeit aufgrund der Erkrankung deutlich begrenzt ist, ist es den betroffenen Menschen meist sehr wichtig, diese Zeit möglichst nach ihren Vorstellungen zu gestalten. Daher ist der Wunsch nach umfassender und offener Information über realistische Möglichkeiten der

Behandlung bei fast allen Patient*innen präsent. Dies scheint jedoch auch vom Alter abzuhängen. Denn obwohl es die meisten der Betroffenen durchaus schätzen, ehrlich über alle verfügbaren Behandlungsoptionen informiert zu werden (Piers et al. 2013), vermeiden vor allem ältere Menschen oft so lange wie möglich, von sich aus über das Sterben zu sprechen. Sie erwarten eher, dass dieses Thema von den professionell Betreuenden oder auch von den Angehörigen angesprochen wird (Almack et al. 2012).

Vonseiten der Pflege sollte es daher wiederholt Gesprächsangebote geben, es dürfen jedoch stets wirklich nur Angebote sein, die Patient*innen dürfen keinesfalls zu einem Gespräch gedrängt werden. Bei pflegerischen Handlungen kann sehr viel Nähe entstehen und in diesen Situationen fällt es vielen Patient*innen leichter, über ihre Ängste und Befürchtungen zu sprechen. Es ist daher entscheidend, dass Pflegende in der Palliative Care auch über eine entsprechende kommunikative Kompetenz verfügen.

Je mehr schwer erkrankte Menschen und ihre Angehörigen über die Möglichkeiten von Palliative Care wissen, umso eher werden sie sich für die Option einer palliativen Betreuung entscheiden. Mehr noch, sie werden künftig vielleicht auch zunehmend, wie Patient*innen in Großbritannien, palliative Betreuung einfordern.

Palliative Care
- lindert Schmerzen und andere belastende Beschwerden;
- bejaht das Leben und betrachtet das Sterben als normalen Prozess;
- will den Tod weder beschleunigen noch verzögern;
- integriert psychische und spirituelle Aspekte;
- bietet jede Unterstützung, um den Patient*innen zu einem möglichst aktiven Leben bis zum Tod zu verhelfen;

- steht den Familien bei der Verarbeitung seelischer Probleme während der Krankheit des Patienten, der Patientin und nach deren Tod zur Seite;
- arbeitet multi- und interprofessionell, um den Bedürfnissen von Patient*innen und Angehörigen gerecht zu werden;
- verbessert die Lebensqualität der Patient*innen und kann so positiven Einfluss auf den Krankheitsverlauf nehmen;
- kann frühzeitig im Laufe der Erkrankung angewendet werden, in Kombination mit lebensverlängernden Maßnahmen, wie beispielsweise Chemo- und Radiotherapie;
- beinhaltet auch die notwendige Forschung, um Beschwerden oder klinische Komplikationen besser verstehen und behandeln zu können (Kränzle et al. 2011).

1.1 Palliative Care als Menschenrecht

Nach Übereinkünften der Vereinten Nationen, der European Association for Palliative Care, der International Association for Palliative Care, der Worldwide Palliative Care Alliance und der Human Rights Watch ist der Zugang zu Palliativversorgung als ein Menschenrecht zu betrachten (Rosa, Ferell & Mason 2021).

Damit ist das Angebot einer Palliativversorgung eine rechtliche Verpflichtung. Internationale Gesellschaften setzen sich dafür ein, dass alle schwer kranken Menschen, unabhängig von ihrem Alter, von ihrem Wohnort und von ihren ökonomischen Möglichkeiten, bei Bedarf Palliative Care in Anspruch nehmen können. Schätzungen zufolge erhalten weltweit derzeit nur etwa 14 % der Patient*innen mit Palliative-Care-Bedarf eine Palliativversorgung (WHO 2022).

Vor allem für Menschen, die starken Schmerzen ausgesetzt sind, kann das Versäumnis von Regierungen, Palliativversorgung bereitzustellen, grausam, menschenverachtend und entwürdigend sein. Palliativversorgung kann dieses Leiden effektiv lindern oder sogar verhindern und vergleichsweise kostengünstig erbracht werden. Jedoch haben die Regierungen vieler Nationen weltweit noch keine ausreichenden Schritte unternommen, um sicherzustellen, dass Menschen mit inkurablen Erkrankungen ihr Recht auf Zugang zur Palliativversorgung auch wahrnehmen können (EAPC 2022). Obwohl der Ausbau palliativer Versorgungsstrukturen in Österreich, wenngleich langsam, aber doch ständig, voranschreitet, haben auch hierzulande längst nicht alle schwerkranken Patient*innen Zugang zu Palliative Care.

Besonders die größte Gruppe der Menschen mit Bedarf an palliativer Versorgung, die alten, hochaltrigen und demenziell veränderten Patient*innen, leidet unter mangelnder Palliativversorgung. So hat ein Prüfbericht der österreichischen Volksanwaltschaft zum Schmerzmanagement und zur Palliativversorgung in Alten- und Pflegeheimen ergeben, dass 80 % der Bewohner*innen unter unzureichend behandelten Schmerzen leiden (Volksanwaltschaft Österreich 2024).

1.2 Identifikation von Patient*innen mit Palliative-Care-Bedarf

Eine palliative Betreuung wird ab jenem Zeitpunkt erforderlich, ab dem feststeht, dass eine Genesung unwahrscheinlich ist und Patient*innen mit der Begrenztheit des Lebens konfrontiert werden – im Idealfall also bereits bei der Diagnosestellung, auch in Kombination mit kurativen Therapien. Im Vordergrund palliativer Therapiekonzepte steht die Verbesserung oder die Erhaltung der Lebensqualität durch eine effektive, symptomorientierte Leidenslinderung und umfassende psychosoziale

Unterstützung. Es geht um Menschen mit lebensbegrenzenden und chronischen Erkrankungen, unabhängig vom Lebensalter, von Früh- und Neugeborenen bis zu alten Menschen. Neben Menschen mit Tumorerkrankungen sind das auch Patient*innen mit verschiedenen neurologischen Erkrankungen – wie Morbus Parkinson oder Amyotropher Lateralsklerose –, mit nicht heilbaren Herz-Kreislauf-Erkrankungen oder mit terminaler Niereninsuffizienz. Auch verschiedene pulmologische Erkrankungen, wie z. B. COPD, erfordern palliative Betreuungskonzepte. Alte, multimorbide oder auch demenziell erkrankte Menschen leiden oft an verschiedenen chronischen Erkrankungen und auch sie profitieren von einem frühen Einsatz von Palliative Care.

Um einen möglichen Bedarf an palliativer Betreuung frühzeitig zu erkennen, hat sich der SPICT-Leitfaden[1] bewährt. Mit diesem Instrument ist eine differenzierte Einschätzung des palliativen Betreuungsbedarfes möglich. Das SPICT-Protokoll schafft einen Überblick über die aktuellen und über mögliche künftige Bedürfnisse der Kranken, womit ein zeitgerechter Einsatz palliativer Betreuung, bereits parallel zur Behandlung der Grunderkrankung, gewährleistet werden kann (Afshar 2018, S. 8).

Ausgehend von der Grundannahme, dass der Bedarf an palliativer Versorgung häufig erst spät erkannt wird, gilt die sogenannte „Surprise-Question" (SQ) bereits seit einem Jahrzehnt als eine einfache Möglichkeit, um jene Kranken zu identifizieren, für die eine Palliativversorgung vorteilhaft wäre. Dabei stellt sich das betreuende Team die Frage: „Wären wir überrascht, wenn dieser Patient bzw. diese Patientin innerhalb von 12 Monaten versterben würde?" Fällt die Antwort mit „Nein" aus, könnte dies ein Hinweis auf einen Bedarf an Palliative Care sein. Allerdings ist die Zuverlässigkeit dieses simplen Einschätzungsinstrumentes begrenzt und die SQ sollte daher nicht als eigenständiges Prognosewerkzeug verwendet

[1] Siehe https://www.spict.org.uk/the-spict/spict-de/

werden (Downar et al. 2017, S. 492). In der Praxis hat sich eine Kombination des SPICT-Protokolls mit der Surprise-Question zur Erfassung eines möglichen Palliative Care-Bedarfs als zuverlässig erwiesen.

Andere gebräuchliche Einschätzungsinstrumente betreffen die vermutlich verbleibende Lebenszeit, wie der Palliative Prognostic Index (PPI) und der Palliative Prognostic Score (PaP-S) (Liu et al. 2018). Der Palliative Prognostic Index enthält zusätzlich die Palliative Performance Scale (im Anhang), eine für Palliativpatient*innen modifizierte Version des Karnofsky-Funktionsstatus. Diese Hilfsmittel können dazu beitragen, auch im Akutkrankenhaus und im Pflegeheim möglichst frühzeitig festzustellen, welcher Patient, welche Patientin Bedarf an palliativer Betreuung hat. Pflegende erkennen diesen Bedarf meist sehr früh. Das mag mit der oft intensiven Nähe der Pflege zu den Patient*innen zu tun haben, vielleicht aber auch damit, dass der Übergang von kurativer zu palliativer Betreuung für Pflegende keine so große Zäsur darstellt. Es verändert sich der Fokus, weg von kurativer bzw. rehabilitativer Pflege, hin zu dem, was im Englischen so anschaulich als „Comfort Care" beschrieben wird. Das Ziel aller pflegerischen Bemühungen in der Palliative Care ist es, das bestmögliche Wohlbefinden für die Patient*innen zu erreichen.

PPI

1.3 Definition der letzten Lebensphasen

Bei Patient*innen mit fortschreitenden Erkrankungen und begrenzter Lebenserwartung lassen sich vier Lebensphasen unterscheiden: In der **Rehabilitationsphase** können die Patient*innen trotz fortschreitender Erkrankung weitgehend ihr normales gesellschaftliches Leben führen. Die Lebenserwartung beträgt viele Monate bis Jahre (Aulbert et al. 2012, S. 989 f.).

In der **Präterminalphase** zeigt sich bereits eine eingeschränkte Möglichkeit, am aktiven Leben teilzunehmen, da sich sichtbare Symptome der fortschreitenden Krankheit manifestieren. Durch eine umfassende Schmerz- und Symptomkontrolle können die meisten Beschwerden jedoch zufriedenstellend gelindert werden, wobei die Zeichen des nahen Lebensendes jedoch bleiben. Die Prognose beträgt hier mehrere Wochen bis Monate (ebd., S. 990).

In der **Terminalphase** sind die Patient*innen meist bettlägerig, nehmen Abschied und wirken zunehmend zurückgezogen. Aber es können auch Phasen von Ruhelosigkeit und Verzweiflung auftreten. Körperliche Symptome wie Müdigkeit, Schwäche, Appetitlosigkeit, Atemnot, Übelkeit bei Nahrungsaufnahme und Obstipation können die Kranken belasten. Neben einer umfassenden Linderung dieser Symptome gilt es, besondere Aufmerksamkeit auf die seelisch-geistig-spirituelle Unterstützung der Patient*innen und auch ihrer Angehörigen zu legen. Die Diagnostik sollte in den Hintergrund gestellt werden und sich fast ausschließlich auf eine sorgfältige Anamnese und klinische Untersuchung beschränken, wobei im Zuge dessen eine adäquate medikamentöse Symptomkontrolle eingeleitet werden kann (ebd., S. 990 ff.).

Der Begriff **Finalphase** umschreibt die unmittelbare Sterbephase. Es ist zu erwarten, dass der Tod innerhalb von Stunden oder innerhalb eines Tages eintritt. In der Praxis wird mitunter vom „Terminalstadium" gesprochen. Unter diesem Begriff wird meist eine Zusammenfassung von Präterminal-, Terminal- und Finalphase verstanden.

Die Übergänge zwischen den einzelnen Phasen sind fast immer fließend, es kann jedoch auch eine plötzliche Verschlechterung des Allgemeinzustandes auftreten. Selten kann es aber auch zu einer vorübergehenden, kurzzeitigen Besserung kommen.

2 Palliativpflege

In der Palliative Care hat die Pflege eine besondere Bedeutung. Sie stellt eine wesentliche Grundlage für das Wohlbefinden der Kranken dar. Pflegende haben den intensivsten Kontakt zu den Patient*innen und ihren Angehörigen, daher sind Pflegepersonen auch über die aktuelle Situation der Kranken und über belastende Umstände oft umfassender informiert als andere Professionen. Bei therapeutischen Entscheidungen ist es daher unverzichtbar, auch die Sicht der Pflege zu berücksichtigen.

Zu den Kernelementen der Palliativpflege zählen das frühzeitige Erkennen von Problemen und Symptomen, die Prävention durch Vermeiden und Vorbeugen von Beschwerden sowie die Krisenprävention und das professionell-pflegerische Handeln im Rahmen der Versorgung und Fürsorge. Dies erfordert nicht nur eine entsprechende fachliche Qualifikation, sondern auch eine kontinuierliche Reflexion der Expertise sowie eine hohe Sozialkompetenz (Schallenburger & Schwermann 2020, S. 26).

Das Konzept der Palliativpflege unterscheidet sich von anderen Pflegekonzepten vor allem durch ihre konsequente Orientierung an den Bedürfnissen und Wünschen der Kranken. Das Ziel palliativer Betreuung, die bestmögliche Erhaltung der Lebensqualität und die umfassende Unterstützung der Patient*innen in Leiderfahrungen, erfordert eine höchst empathische, fachlich kompetente und oft auch kreative Pflege.

Palliativpatient*innen befinden sich in einer existenziell bedrohlichen Situation und angesichts der oft sehr begrenzten Lebenszeit können sich ihre Bedürfnisse und Wünsche rasch ändern. Das erfordert nicht nur hohe Sensibilität aufseiten der Pflegenden, sondern auch viel Flexibilität und die Bereitschaft, die Bedürfnisse der Kranken konsequent in den Mittelpunkt aller Bemühungen zu stellen. Zu den wesentlichen Charakteristika palliativer Pflege gehören der Respekt vor dem Recht der Patient*innen auf Selbstbestimmung, die unbedingte Achtung der Würde und Individualität des jeweiligen Menschen und die Integration der Angehörigen in den Pflegeprozess.

Palliativpflege wird oft schon geleistet, bevor die Palliativsituation aus medizinischer Perspektive erkannt wurde. Durch den im wahrsten Sinne des Wortes hautnahen Kontakt zu den Patient*innen entwickeln Pflegende eine feine Wahrnehmung für Veränderungen und können eine Progredienz des Krankheitsgeschehens meist frühzeitig erfassen. Innerhalb des multiprofessionellen Teams gilt die Sicht der Pflege daher als ein wichtiger Beitrag zu einer patienten- und bedürfnisorientierten Betreuung.

Pflegepersonen bieten Unterstützung bei der Bewältigung von krankheitsbedingten Krisen und schwierigen Situationen und sie leisten einen wesentlichen Beitrag zur Erhaltung von Selbstachtung und Würde auch bei größter Hinfälligkeit, bei Inkontinenz, bei entstellenden Wunden und völligem Angewiesensein. Auch in Situationen von existenziellem Leid, wenn sich alle bisher bewährten Strategien von Symptomkontrolle als unwirksam erweisen, in Situationen von tiefer Verzweiflung und spiritueller Not, bleiben Pflegende präsent und leisten Beistand.

„Wenn wir nicht heilen können, dann können wir lindern. Und wenn wir nicht mehr lindern können, dann können wir trösten. Und wenn wir nicht mehr trösten können, dann sind wir immer noch da." (Einhorn 2007)

In der Zeit des Sterbens kommen der Pflege besondere Aufgaben zu. Neben einem umfassenden Symptomassessment und einer Einschätzung der individuellen Bedürfnisse von Patient*innen und Angehörigen hat Palliativpflege auch eine Art Hebammenfunktion. Ähnlich wie Hebammen gute Rahmenbedingungen für eine Geburt schaffen müssen, geht es am Ende des Lebens darum, angemessene Rahmenbedingungen für das Sterben zu schaffen – und letztlich auch darum, die Pflege und Versorgung Verstorbener auf würdige Weise zu gewährleisten.

In einer Balance zwischen Fürsorge und der Achtung vor dem Recht auf Selbstbestimmung liegt es an der Pflege, Bedingungen zu schaffen, die es sterbenden Menschen und ihren Angehörigen ermöglichen, die Zeit des Sterbens als wertvoll zu erleben, und die ein individuelles Abschiednehmen möglich machen. Ob der Tod als bedeutsamer Abschluss eines Menschenlebens erlebt werden kann oder als bloßes Versagen biochemischer Reaktionen, hängt unter anderem von der Kompetenz des medizinischen Personals im Umgang mit den Sterbenden ab (Renz-Polster 2008). Damit wird deutlich, wie hoch die Verantwortung Pflegender in der Gestaltung der Rahmenbedingungen für das Sterben ist.

Die drei Phasen palliativer Betreuung:

1. **Krankheitsorientierte Palliation**: Das Fortschreiten der Erkrankung und belastende Symptome werden durch gezielte Therapie reduziert. Zum Beispiel können Kopfschmerzen und intrakranieller Druck bei bestehenden Hirnmetastasen durch Strahlentherapie gelindert werden. Allerdings kann durch die Strahlentherapie wiederum Übelkeit und Erbrechen ausgelöst werden, daher ist die Balance von Nutzen und Belastung sorgfältig zu überdenken.
2. **Symptomorientierte Palliation**: Im Zusammenhang mit der Erkrankung können vielfältige somatische, psychologische und spirituelle Belastungen auftreten. Hier ist eine effektive, umfassende Symptomlinderung oberstes Ziel, um die Lebensqualität für die Kranken zu erhalten.
3. **Terminale Betreuung**: Neben dem Fokus auf möglichst hohes Wohlbefinden durch effektive Symptomlinderung ist das Ziel der palliativen Betreuung in der Terminalphase das, was auch mit Sterbensqualität umschrieben werden kann (Bausewein et al. 2010).

In all diesen Phasen ist die pflegerische Unterstützung der Patient*innen und ihrer Angehörigen von wesentlicher Bedeutung. Pflegepersonen im

Bereich von Palliative Care arbeiten mit und an Menschen, die vielfältige Verluste zu bewältigen haben. Eine vertrauensvolle Pflegebeziehung kann sich, besonders in Krisensituationen, als tragendes Element erweisen. Damit kann auch die Beziehung als zentrales Merkmal palliativer Pflege betrachtet werden.

3 Therapiezieländerung

Es ist nicht nur entscheidend, eine palliative Situation frühzeitig zu erkennen, es geht auch darum, sie *an*zuerkennen. Das Primat der Heilung in der modernen Medizin führt oft dazu, dass schwer kranke Patient*innen Therapien ausgesetzt werden, die für sie sinnlos geworden sind. Damit werden ihnen hohe Belastungen zugemutet, ohne dass sie einen erkennbaren Nutzen davon haben. Diese Praxis führt oft auch zu einer enormen Beeinträchtigung ihrer Lebensqualität angesichts einer ohnehin sehr begrenzten Lebenszeit.

Grundsätzlich ist die Beendigung einer Therapie oder der Verzicht auf eine solche, die auf Heilung ausgerichtet ist, unter vier Bedingungen gerechtfertigt oder eigentlich sogar zu fordern:

- wenn die Behandlung unwirksam ist, wenn weder eine echte Chance auf Heilung noch auf Lebensverlängerung besteht und die Behandlung für den Patienten, die Patientin vorwiegend belastend ist;
- wenn die Therapie mehr schadet als nützt, wenn der Aufwand und die Belastung in keinem Verhältnis zum erwartbaren Erfolg stehen;
- wenn der Sterbeprozess bereits eingeleitet ist, der Tod unausweichlich bevorsteht und jede Lebensverlängerung eine Verlängerung des Sterbeprozesses bedeutet;
- wenn der Patient, die Patientin eine weitere kurative Behandlung ablehnt.

Wenn eine Heilung unrealistisch geworden ist, sollten nutzlose Therapien beendet werden, um die Patient*innen nicht unnötig zu belasten. Im Sinne einer Therapiezieländerung wird nicht mehr die unrealistisch gewordene Heilung angestrebt, sondern die bestmögliche Erhaltung der Lebensqualität durch Palliative Care.

Die Entscheidung über alle Therapien erfolgt stets unter Abwägen von Nutzen und Belastung im Hinblick auf die Lebensqualität der Betroffenen, im Bemühen um Vermeidung von Übertherapie und in einem gemeinsamen informierten Entscheidungsprozess unter Einbeziehung der Patient*innen, der Angehörigen und des Teams.

Wie in den angelsächsischen Ländern bereits Standard, sollten Pflegende auch hierzulande vermehrt in die Prozesse zu Therapieentscheidungen miteinbezogen werden. Pflege kann nicht nur einen wertvollen Beitrag zur Entscheidungsfindung leisten, es darf nicht vergessen werden, dass Pflegende letztlich meist die Ausführenden dieser Therapieentscheidungen sind. Daher ist es wichtig, dass sie diese Entscheidungen nicht nur mittragen, sondern auch nachvollziehen können.

Eine gelingende interprofessionelle Kommunikation ist daher von besonderer Bedeutung und die Praxis zeigt den Nutzen einer gemeinsamen Einschätzung der Situation durch Medizin und Pflege. Hier gilt der einfache Grundsatz: Gemeinsam wissen wir mehr.

Podcast *Hochpalliativ* – Das Palliative Care Team

4 Situation sterbender Menschen

Sterbende Menschen erleben ihre Gegenwart besonders intensiv. Das Hier und Jetzt ist entscheidend. Die Patient*innen sind meist ganz ihrem Leibgeschehen ausgeliefert, oft leiden sie an belastenden Symptomen und sie befinden sich in einer Situation größter Angewiesenheit, Bedürftigkeit und Verletzlichkeit. Ihre Gedanken und auch die Gespräche mit ihnen sind von dem erlebten Leid, von ihren Ängsten und Hoffnungen, von ihrem Zorn und ihrer Trauer geprägt. Die Konfrontation mit der unmittelbaren eigenen Endlichkeit kann alle bisher tragenden Strukturen zusammenbrechen lassen. Sterben ist eine Erfahrung von akuter Bedrohung, tiefer Trauer und Einsamkeit. Wechselnde Gefühle von Enttäuschung, von Verzweiflung und Gelassenheit, von Wut und Angst können auftreten. Unmittelbar vom Tod bedrohte Menschen erleben Angst in besonderer Weise, im Sinne von Todesangst. Kierkegaard (2010) stellte fest: „Die Krankheit zum Tode ist Verzweiflung. Bei der Krankheit zum Tode muss es eine sein, bei der das Ende der Tod ist, der Tod das Letzte ist. Und das ist gerade die Verzweiflung." Er meint damit, dass terminale Erkrankungen immer mit mehr oder weniger intensiven Phasen von Angst und Verzweiflung verbunden sind. Sterben ist eine globale, den Menschen in allen Facetten seines Seins bedrohende Erfahrung von Hilflosigkeit und Ausgeliefertsein. Es bedeutet einen totalen Verlust der Kontrolle und der Handlungsfähigkeit.

Sterbende Menschen brauchen daher nicht nur intensive palliativmedizinische und pflegerische Fürsorge, sie sind auch fundamental auf Mitmenschen angewiesen, die fähig sind, mitzuempfinden. Sie brauchen Menschen, die bereit sind, sich von dem Leid berühren zu lassen und präsent zu bleiben – selbst wenn es nichts Tröstliches zu sagen gibt. Leidende Menschen sprechen von einem Rückzugsraum, den die Pflegenden ihnen durch ihr Mitempfinden ermöglichen (Öhlen et al. 2002). Neben umfassendem Palliative-Care-Wissen erfordert die Betreuung eines sterbenden Menschen von den Pflegenden auch, sich ganz auf ihn einzulassen, sich in seine Leidenssituation hineinzubegeben und sich dabei auch der Gefahr auszusetzen, selbst mit Leid in Berührung zu kommen.

„Die Qualität der Beziehung besteht ja immer darin, dass die Helfenden riskieren, dass sie sich aussetzen, dass sie wahrnehmbar werden in ihrer eigenen Gebrochenheit und Begrenzung", schreibt Heller (2007) und macht deutlich, dass wir uns in unserer professionellen Rolle letztlich nicht von den sterbenden Patient*innen unterscheiden. Nach dieser Überlegung geht es in der Pflege weniger um eine Begegnung von Patient*innen mit professionell Betreuenden, sondern immer auch um die Begegnung von zwei gleichermaßen sterblichen Menschen und um mitmenschliche Zuwendung.

Die therapeutische Kraft dieser Zuwendung wird in neurobiologischen Forschungen bestätigt. Das Erleben von Zuwendung, mitfühlender und emotionaler Resonanz löst im Organismus eine physiologische Beruhigungsreaktion aus: Oxytocin wird freigesetzt, es wirkt hemmend auf die erregten emotionsbezogenen Gehirngebiete, vor allem auf die Amygdala. In der Folge wird das Stresshormon Cortisol deaktiviert und die Angstreaktionen klingen ab (East & Moberg 2014). Daher sind menschliche Zuwendung, Beistand und Mitgefühl ganz wesentliche Faktoren in der Pflege von sterbenden Menschen. In der Palliativpflege ist ein hohes Maß an Empathie unverzichtbar, ebenso wie die Fähigkeit, innerhalb kurzer Zeit eine verlässliche und vertrauensvolle Beziehung zu den Patient*innen aufzubauen. Diese Beziehungen sind jedoch immer temporärer Natur. „Die allermeisten Menschen, die von mir Hilfe erwarten, sind gleichsam bei mir auf der Durchreise. Daher kann ich mich ihnen für diesen absehbaren, überschaubaren und aushaltbaren Zeitraum mit allem widmen, was mir an Empathie, Fachwissen, Menschenliebe, Erfahrung und eben Nähe zur Verfügung steht. […] Professionelle Nähe macht nicht nur die Hilfe suchenden Menschen zufriedener, sondern auch mich selber." (Kränzle 2010)

Voraussetzungen für Empathie sind die eigene Gesundheit und eine persönliche Ausgeglichenheit (Zderad 2008). Um echtes Mitgefühl und Empathie für andere entwickeln zu können, bedarf es einer reflektierten Auseinandersetzung mit den eigenen Gefühlen. Fürsorge für andere bedarf zuallererst Fürsorge für sich selbst. Neben dem fachlichen Können und der Achtung für eigene Bedürfnisse brauchen Pflegepersonen auch ein hohes Maß an kommunikativer Kompetenz. Eine effektive Symptomlinderung hängt ebenso vom Gelingen der Kommunikation ab wie auch der Erfolg einer psychosozialen Unterstützung der Patient*innen. Auch die Qualität der Begleitung der Angehörigen von schwerkranken und sterbenden Menschen wird weitgehend von den kommunikativen Fähigkeiten und der Empathiefähigkeit der Betreuenden abhängen.

5 Kommunikation mit Sterbenden

Im Folgenden wird es vor allem um Patient*innen in der Terminal- und Finalphase einer zum Tod führenden Erkrankung gehen. Daher finden Aspekte der Diagnosemitteilung und der Therapiezieländerung hier keine Berücksichtigung, denn es ist davon auszugehen, dass diese Fragen eine frühere Phase der Erkrankung betreffen.

Auch bei optimaler Symptomlinderung können sterbende Menschen tiefen Leiderfahrungen ausgesetzt sein. Die Konfrontation mit der unmittelbaren, eigenen Endlichkeit kann eine Erfahrung von akuter Bedrohung und tiefem Leid, eng verbunden mit spiritueller Not, mit Hoffnungslosigkeit, mit tiefer Resignation, mit Traurigkeit und Verzweiflung sein.

Diese Leiderfahrung ist nicht entweder biologisch, psychologisch, sozial oder spirituell, sondern betrifft immer alle Dimensionen. Daher ist die Unterscheidung zwischen körperlichen Schmerzen und seelischem Leiden, an der sich die moderne Medizin bis heute maßgeblich orientiert, kritisch zu betrachten. Die Erfahrung von Leid ist ein Zustand der gesamten Person, ein leidender Mensch ist immer in allen Dimensionen betroffen. Das wahrgenommene Leiden der Patient*innen empfinden Pflegende meist als appellhaft und es entsteht ein hoher Handlungsdruck, schließlich zählt das Lindern von Leid zu den klassischen Zielen von Medizin und Pflege (siehe Kapitel Leid und existenzielle Verzweiflung Seite 64).

In der Pflege von sterbenden Menschen entstehen manchmal Situationen, in denen uns die Worte fehlen. Das Leid und die Trauer machen oft sprachlos und zugleich entsteht ein starkes Bedürfnis, etwas Tröstliches anzubieten. Die Angst, etwas Falsches zu sagen, und das Unbehagen angesichts von Leid und Tränen lassen uns verstummen. Das Schweigen, das dann entsteht, kann aber auch eine Verbindung schaffen, eine emotionale Brücke zwischen dem leidenden Menschen und den professionell Betreuenden. Das gemeinsame Schweigen kann dann vielleicht mehr ausdrücken, als es Worte zu sagen vermögen.

Herr Berger lag im Bett, den Blick auf das Fenster gerichtet, auf die Nordkette, die in der Morgensonne leuchtete. Herr Berger war Vater eines vierjährigen Jungen und todkrank. Ohne mich anzusehen sagte er: „Ich habe meinem Sohn versprochen, dass ich mit ihm in die Berge gehe – ich werde nicht mehr da sein, wenn er alt genug dazu sein wird." Und dann unter Tränen: „Ich werde nicht da sein, wenn er mich braucht."
Ich hatte keine Worte, die ich hätte sagen können, also schwieg ich. (Aussage einer Pflegeperson)

Die geteilte Machtlosigkeit kann das Verbindende zwischen den Patient*innen und den professionell Betreuenden sein. Cassell (2004) nennt als erste Hilfe, das Leid sterbender Menschen zu bewältigen, „sich die Stärke, die Kraft anderer auszuleihen". Es braucht Menschen, die sich angesichts von Leid und Trauer nicht zurückziehen, sondern der Konfrontation standhalten – und gleichsam ihre Kraft zur Verfügung stellen. Präsenz und mitmenschlicher Beistand sind daher ganz wesentliche Faktoren zur Leidenslinderung, zugleich sind professionell Betreuende nicht sehr geübt darin, sich Gefühlen von Hilflosigkeit auszusetzen.

Aus dem eigenen Bedürfnis, etwas zu tun, kann ein blinder Aktionismus entstehen und damit das Gegenteil dessen darstellen, was die Patientin oder der Patient brauchen würde.

„Allmählich verstehe ich die Bedeutung der Machtlosigkeit. Ich erlebe sie in meinem Leben, und ich lebe mit ihr in meiner Arbeit. Das Geheimnis liegt darin, keine Angst vor ihr zu haben und nicht von ihr wegzulaufen. Wenn Menschen sterben, wissen sie, dass wir nicht Gott sind. Alles, was sie von uns wünschen, ist, dass wir sie nicht alleine lassen." (Cassidy 1990)

Um in diesen Situationen unterstützend sein zu können, braucht es eine reflektierte, persönliche Einstellung der Betreuenden zu der eigenen Sterblichkeit. Es erfordert auch eine vertiefte Auseinandersetzung mit den eigenen Ängsten, mit der eigenen Hilflosigkeit und auch mit der eigenen Haltung zum Leid-Phänomen. Und vielleicht müssen wir auch lernen, dass wir nicht in jeder Situation eine Antwort oder gar eine rasche Lösung parat haben müssen, dass wir nicht jede Leiderfahrung weg-therapieren müssen. Angesichts im wahrsten Sinn des Wortes unaussprechlichen Leids ist die Sprachlosigkeit möglicherweise nicht Ausdruck von Inkompetenz, sondern vielmehr ein Zeichen von Respekt und Demut (Jenner 2015, S. 40).

„Leiden ist keine Frage, die eine Antwort erfordert, es ist kein Problem, das eine Lösung erfordert, es ist ein Geheimnis, das Präsenz erfordert" (Wyatt 2012). Mehr als alle anderen Professionen bleibt die Pflege präsent und steht den Patient*innen auch in leidvollen Situationen bei. Auch dann, wenn es nichts zu tun gibt und wenn es keine tröstlichen Worte zu sagen gibt.

Voraussetzungen für eine gelingende Kommunikation mit leidenden und sterbenden Menschen:

- Die Pflegeperson hat sich einer offenen Auseinandersetzung mit den eigenen Gefühlen und der eigenen Haltung gegenüber Sterben, Tod und Trauer gestellt – insbesondere auch ihrem eigenen Sterben, dem eigenen Tod und der eigenen Trauer gegenüber.
- Eine reflektierte Haltung im Umgang mit Leid.
- Respekt davor, wie der sterbende Mensch sein Leben gelebt hat.
- Respekt und Achtung vor den individuellen Bewältigungsstrategien der Patient*innen.
- Strikte Orientierung der Betreuung an den Bedürfnissen der Patient*innen.

- Bereitschaft, wirklich zuzuhören, und Wissen um Gesprächstechniken, um nonverbale Kommunikation und Körpersprache.
- Erkenntnis, dass es angesichts des bevorstehenden Sterbens meist keine tröstlichen Worte gibt.
- Wissen, dass Schweigen und stille Präsenz unterstützend sind.
- Vertrauen darauf, dass die Patient*innen ihr Sterben so gestalten, wie es ihnen entspricht. Das kann auch erfordern, sich von den wertenden Vorstellungen von einem „guten" Sterben zu verabschieden.

Kommunikation mit Sterbenden ist ein besonderes therapeutisches Bündnis, in dem sich Menschen wie sonst nirgends im Vertrauen auf Ungewisses zusammenfinden. Es bedeutet, durch fachliches Wissen, kommunikative Fähigkeiten, emotionale Sensibilität und soziales Vertrauen Menschen auf der letzten Lebensstrecke zu begleiten (Müller-Busch 2012, S. 761). Entlastend und damit kommunikationsfördernd ist die Einsicht, dass für die unfassbare Realität des Sterbens weder „das erlösende Wort" noch der heilende Satz gesagt werden können (Kränzle 2011, S. 117).

In der Pflege unmittelbar sterbender Menschen ist oft zu beobachten, dass die akustische Aufnahmefähigkeit am längsten erhalten zu bleiben scheint, auch wenn andere Sinne schon versagen. Wenngleich die verbalen Ausdrucksmöglichkeiten der Sterbenden schon eingeschränkt sind, so reagieren sie doch oft noch auf vertraute Stimmen und bestimmte Worte. Das ist besonders für die Angehörigen von Bedeutung, denn auch wenn der Patient, die Patientin nicht mehr entsprechend reagieren kann, so kann ihm/ihr doch noch Wichtiges mitgeteilt werden.

5.1 Kommunikation als Ausdruck der inneren Haltung

Zu den Charakteristika von Palliative Care zählt auch die respektvolle und grundsätzlich wertschätzende Haltung anderen Menschen gegenüber. Es bedarf einer grundlegenden Achtung vor der individuellen Lebensgestaltung der Patient*innen und auch des Respekts vor den verschiedenen Bewältigungsstrategien der Kranken und ihrer Angehörigen. Eine strikt patientenorientierte Betreuung und eine prinzipiell nicht wertende Kommunikation sind Ausdruck dieser Haltung.

Mitgefühl, Achtsamkeit und eine innere, mitmenschliche Verbundenheit sind Voraussetzungen, um dem Leiden und den Bedürfnissen sterbender Menschen gerecht zu werden. Der Sterbeprozess ist eine Grenzerfahrung, nicht nur für den sterbenden Menschen selbst, sondern auch für seine An- und Zugehörigen und ebenso auch für die professionellen Betreuer*innen. Hier bedarf es der Fähigkeit, nicht nur als professionell Betreuende, sondern vor allem auch als Mensch präsent zu sein. Denn Betreuende aus Pflege, Medizin und den psychosozialen Berufen begegnen sterbenden Menschen nie ausschließlich als Professionelle, sondern immer auch als sehr verletzliche und sterbliche Wesen (Heller 2014).

Podcast *Hochpalliativ* – Kommunikation

Die Kommunikation zwischen Patient*innen und Pflegenden wird kaum gelingen, wenn in Vergessenheit gerät, dass es im Grunde um eine Begegnung zweier gleichermaßen vulnerabler und sterblicher Menschen geht. In der Betreuung von sterbenden Menschen werden wir immer auch ganz unmittelbar mit unserer eigenen Endlichkeit konfrontiert. Das mag einer der wichtigsten Gründe sein, warum die Gespräche mit sterbenden Menschen als so herausfordernd wahrgenommen werden. Aber letztlich geht es genau darum: um eine Begegnung zwischen zwei Menschen, die zu einer Abschwächung – oder gar zur Auflösung – der asymmetrischen Beziehungsstruktur führt. Nicht mehr die Schwäche der Kranken steht der Stärke der Gesunden gegenüber, stattdessen findet die Begegnung zwischen zwei gleichermaßen sterblichen Menschen statt. Die Profession verliert an Bedeutung, im Vordergrund steht die menschliche Begegnung. Damit können Situationen pflegerischen Handelns immer auch zu besonderen Momenten zwischenmenschlicher Begegnung werden.

Bei pflegerischen Handlungen werden die Patient*innen besonders deutlich mit ihren Einschränkungen konfrontiert. In dieser sehr schutzbedürftigen Situation der Angewiesenheit ist eine achtsame, respektvolle Haltung den Patient*innen gegenüber von besonderer Bedeutung. Dies drückt sich nicht nur in Worten aus, sondern auch in jeder einzelnen Berührung.

Ein weiterer Grund dafür, warum die Kommunikation mit sterbenden Menschen oft als belastend empfunden wird, mag auch darin liegen, dass in unserem Gesundheitssystem das Primat der Heilung vorherrscht. Ist eine Heilung, eine Wiederherstellung der Gesundheit nicht möglich, wird dies noch immer leicht als Versagen wahrgenommen. Ist eine Heilung unrealistisch geworden, dann kann bei Ärzt*innen und Pflegenden fälschlich der Eindruck entstehen, den Patient*innen nichts Tröstliches mehr anzubieten zu haben. Palliative Care als wertvolles Betreuungskonzept für Patient*innen mit unheilbaren, zum Tod führenden Erkrankungen hat sich leider noch nicht in allen Betreuungskontexten entsprechend durchgesetzt. In einem weitgehend auf Wiederherstellung ausgerichteten System, wie es unseren Krankenanstalten inhärent ist, ist der „Zusammenbruch der Kommunikation mit den Sterbenden der Preis, den wir, die Bürger der modernen Welt, für den Luxus eines Lebens zu bezahlen haben, aus dem das Gespenst des Todes auf unbestimmte Zeit verbannt worden ist" (Bauman 1994).

Kommunikation mit sterbenden Menschen bedeutet sehr viel mehr als den Austausch von Information, sie ist immer auch ein Zeugnis der inneren Haltung, mit der wir dem anderen Menschen begegnen. Diese Grundhaltung bestimmt die Art und Weise, wie wir kommunizieren und sie macht unsere Werte sichtbar. Damit ist Kommunikation nicht nur Teil der professionellen Kompetenz, sondern immer auch eine implizite Botschaft unserer Werthaltungen. Spiegelzellen bewirken, dass unser Gegenüber gleichsam spüren kann, mit welcher Haltung wir ihm begegnen. Damit machen uns Spiegelneuronen nicht nur zu einem sozialen Wesen, das seine Mitmenschen intuitiv verstehen kann, sie machen uns auch konsequent ehrlich. Sterbende Menschen sind in besonderer Weise sensibel dafür, mit welcher Haltung ihnen ihre Pflegenden begegnen, sie haben eine feine Wahrnehmung für Inkongruenz und sie erfassen rasch, wenn Gesprochenes nicht deckungsgleich mit der Haltung vermittelt wird. Spiegelt die verbale und nonverbale Kommunikation nicht die gefühlte innere Wahrnehmung, spüren Patient*innen diese Diskrepanz, sie führt zu Verunsicherung und Verwirrung (Elzer & Sciborski 2007, S. 84).

5.2 Der personenzentrierte Ansatz

Sterben ist eine einsame Erfahrung. Zugleich sind sterbende Menschen fundamental auf unterstützende Beziehungen angewiesen, die ihnen ein Gefühl des Verstandenseins und der Geborgenheit vermitteln können. Neben einer bedarfsorientierten palliativen Versorgung kann der personenzentrierte Ansatz dazu beitragen, dass die Zeit des Sterbens als wertvolle Lebenszeit für die Patient*innen erhalten bleibt. In Anlehnung an Rogers (1990, S. 20) sind drei wesentliche kommunikative Grundhaltungen für eine patientenorientierte Betreuung unabdingbar:

- Kongruenz und Authentizität;

- bedingungsfreie positive Wertschätzung;
- Empathie und einfühlendes Verstehen.

Mit diesen Grundhaltungen kann eine Atmosphäre von Wärme, Anteilnahme, Vertrauen und Sicherheit entstehen. Damit wird es den sterbenden Patient*innen ermöglicht, ihre Ängste und Hoffnungen auszudrücken, sie fühlen sich angenommen und auch in ihrer Bedürftigkeit wertgeschätzt. Der Auftrag der Pflegenden besteht darin, die pflegerische Beziehung aus einer personenzentrierten Grundhaltung heraus, die durch Empathie, Wertschätzung und Respekt geprägt ist, konstruktiv zu gestalten. Die Qualität der therapeutischen Beziehung zwischen der Pflegeperson und dem Patienten, der Patientin hängt damit entscheidend von der Haltung der Pflegeperson ab.

Kongruenz, Empathie, Wertschätzung und Akzeptanz bilden die Säulen in der von Carl Rogers entwickelten Theorie der „nicht-direktiven Gesprächsführung" (Schwermann 2009, S. 41). Diese wird im Zusammenhang mit Palliative Care häufig genutzt und sie entspricht mehr einer Haltung denn einer Methode. Durch eine verstehende und wertschätzende Gesprächsführung versucht die Pflegeperson, die geäußerten Erfahrungen und Gefühle der Patient*innen sowie deren Bedeutung für sie zu verstehen. Aktives Zuhören und Paraphrasieren sind Merkmale einer nicht-direktiven Gesprächsführung.

5.3 Verbale Kommunikation

Gespräche gehören zu den häufigsten pflegerischen Handlungen und damit ist Kommunikation ein bedeutsames Instrument in der Betreuung von schwer kranken Patient*innen. Wie sicher und geborgen sich ein Patient, eine Patientin fühlt, hängt nicht zuletzt von den kommunikativen Fähigkeiten des betreuenden Teams ab.

Watzlawick (2000) hat fünf Axiome zur Kommunikation definiert: Kommunikation findet in jeder Begegnung zwischen Menschen statt. Jede Pflegehandlung bedeutet zugleich Kommunikation, selbst wenn dabei nicht gesprochen wird. Auch Schweigen oder Nichthandeln haben Mitteilungscharakter, ebenso wie die verschiedenen nonverbalen Signale. Jede verbale Nachricht enthält eine Inhalts- und eine Beziehungsebene. Neben der sachlichen Information vermittelt sie immer auch etwas über das persönliche Verhältnis zum Kommunikationspartner bzw. zur Kommunikationspartnerin. Es werden dabei also immer auch Botschaften über die Beziehung mitgesendet. Und je eindeutiger die Beziehung zu den jeweiligen Kommunikationspartner*innen ist, so Watzlawick, desto eher kommt die Nachricht im Sinne des Senders oder der Senderin an.

Die bekannte Kommunikationstheorie nach Schulz von Thun (2011) geht von einem Sender-Empfänger-Modell aus und beschreibt vier Ebenen der Kommunikation. Wenn z. B. eine Patientin sagt: „Ich habe noch immer starke Schmerzen", kann diese Aussage unterschiedlich verstanden werden. Auf der Sachebene steht die Information der Patientin über noch immer bestehende starke Schmerzen. Auf der Ebene der Selbstoffenbarung kann die Aussage Enttäuschung und Klage vermitteln, weil die Schmerzen (trotz Medikation) noch immer stark sind. Unter dem Beziehungsaspekt kann diese Aussage bedeuten: Ich teile Ihnen das mit, weil Sie mir helfen können. Wird die Erklärung der Patientin jedoch als Appell verstanden, dann lautet die Information: Hilf mir. (Roller 2010, S. 82)

In der Kommunikation mit Patient*innen ist es wesentlich, zwischen der kognitiven und der emotionalen Ebene zu unterscheiden. Fragt eine Patientin z. B.: „Wie viel Zeit habe ich noch – werde ich bald sterben?", wird eine „fachliche" Antwort dem Bedürfnis der Patientin kaum gerecht werden können. Dagegen kann eine empathische Reaktion mit aktivem Zuhören der Patientin vermitteln, dass sie verstanden und ernst genommen wurde. Es kann auch wichtig sein, mehr über den Hintergrund einer derartigen Frage zu erfahren, daher wären mögliche Reaktionen:

- *Sie möchten wissen, wie viel Zeit Ihnen noch zur Verfügung steht? Was ist der wichtigste Grund für Sie, dies zu wissen?*
- *Was ist der Anlass, dass Sie diese Frage gerade jetzt stellen?*
- *Wie viel Zeit bleibt, kann von verschiedenen Faktoren abhängen und meist haben die Patient*innen selbst ein feines Gespür dafür. Wie ist Ihre Wahrnehmung dazu?*

In diesen Situationen ist es entscheidend, eine emotionale Öffnung zu ermöglichen und zu fördern sowie der Patientin den erforderlichen Raum zu bieten, um über ihre Ängste und Befürchtungen zu sprechen. Daher müssen vorschnelle Antworten vermieden werden, vielmehr kann die Patientin durch Nachfragen unterstützt werden, z. B.: „Bitte erzählen Sie mir mehr darüber, was Ihnen Kummer macht." Eine nachfragende Wiederholung des Schlüsselwortes des letzten Satzes der Patientin kann die Überleitung zu einer weiteren, offenen Frage sein.

Bei Gesprächen mit Sterbenden gilt die Grundregel, dass die Patient*innen die Richtung und die Inhalte des Gesprächs bestimmen. Es dürfen keine Themen aufgedrängt werden, die Betreuenden können Gesprächsangebote machen, es ist jedoch sorgsam auf eine nicht-direktive Gesprächsführung zu achten. Und um Überforderung zu vermeiden, ist es wichtig, nonverbale Signale der Patientin, des Patienten wahrzunehmen. So kann das wiederholte Abwenden des Blickes oder das Ablenken auf andere Themen ein Signal dafür sein, dass der Patient, die Patientin das Gespräch in eine andere Richtung lenken oder beenden möchte.

Weitere wesentliche Grundlagen verbaler Kommunikation mit Schwerkranken und Sterbenden sind Offenheit und Wahrhaftigkeit. Bedeutsame Informationen dürfen nicht gegen den Willen der Patient*innen verschwiegen werden. Aber ebenso dürfen Informationen nicht aufgedrängt werden. Wie viel an Information mitgeteilt werden soll, orientiert sich an den Wünschen und Bedürfnissen der Kranken. Bestehen Zweifel, empfiehlt es sich, nachzufragen: „Möchten Sie mehr darüber erfahren?"

Der Verlauf von Gesprächen mit schwerstkranken und sterbenden Patient*innen ist oft nicht vorhersehbar. Das führt leicht zu Unsicherheit aufseiten der professionell Betreuenden und zur Sorge, im Gespräch unberechenbare emotionale Reaktionen bei der Patientin bzw. beim Patienten auszulösen. Aufbrechende Emotionen von Trauer, Verzweiflung und auch von Wut und Aggression brauchen aber Raum, sie dürfen nicht „weggetröstet" werden. Es ist entscheidend, dass die Betreuenden es aushalten können, wenn die Patient*innen ihren „negativen" Gefühlen Ausdruck verleihen. In diesen Gesprächen sind professionelle Nähe und Verstehen besonders wichtig, denn sie erfordern nicht nur kommunikatives Können, sondern immer auch eine empathische, emotionale Beteiligung der Pflegeperson.

5.4 Vom Wert der Klagemauer

In der Palliativpflege ergeben sich immer wieder Situationen, in denen Patient*innen so intensiv mit ihrem Leid konfrontiert sind, dass ein tiefes Bedürfnis entsteht, dieses Leid zu beklagen. Sie brauchen dann gleichsam eine menschliche Klagemauer, einen Menschen, der die Klage aushält und der zuhören kann, ohne zu werten und auch ohne trösten zu wollen. Indem sie, vielleicht auch lautstark, beklagen, was alles nicht mehr möglich sein wird, können die schwer kranken und sterbenden Patient*innen ihre vielfältigen Verluste betrauern.

Vielleicht kann die aktuelle Situation für sie auch nur aushaltbar sein, wenn es dafür einen „Schuldigen" gibt. Dann kann die Klage über den Arzt, die Ärztin, der oder die den Tumor nicht früh genug erkannt hat, eine entlastende Funktion für die Kranken haben. Oder es wird die letzte Chemotherapie als Ursache für die jetzt als elend erlebte Situation verantwortlich gemacht. In diesen Situationen ist es nicht hilfreich, die Anschuldigungen zu relativieren oder gar zurückzuweisen. Ähnlich einer Klagemauer haben Betreuende dann vor allem die Aufgabe, diese Klagen wertfrei aufzunehmen – im Wissen, dass dies eine entlastende Funktion für die Patient*innen haben kann.

Bei gravierenden Veränderungen des Körperbildes, besonders bei exulzerierenden Wunden und bei ausgedehnten Lymphödemen, erleben sich die Patient*innen häufig als entstellt. Das kann zu selbstabwertenden Äußerungen der Patient*innen führen. Aussagen wie „Schauen Sie mich an, ich sehe aus wie ein Monster" oder „Ich ekle mich vor mir selbst" sind Ausdruck von Scham und tiefer Verletztheit. In diesen Situationen darf nicht bagatellisiert werden, auch darf nicht vorschnell und ausschließlich nach Lösungen gesucht werden. Für die Patient*innen kann es bedeutsam sein, ihre Gefühle in Worte zu fassen, und es ist wichtig, die momentane Verzweiflung gemeinsam zu ertragen. Der Verlust des Selbstbildes ist meist mit intensiven Trauerreaktionen der Betroffenen verbunden und eine Aufgabe der Pflege kann in der Unterstützung dieser Trauer liegen.

In diesen und ähnlichen Situationen erfüllen Pflegepersonen oft die Funktion einer Klagemauer. Es geht dann primär nicht darum, die aktuelle Situation zu verändern oder Hilfe zu bieten, sondern ausschließlich um achtsames Zuhören. Im Sinne eines Containments werden die Gefühle der Patient*innen wahrgenommen und gleichsam „gehalten" (Lazar 1993, S. 68 ff.). Eine wertfreie Annahme vor allem belastender Gefühle kann es den Patient*innen ermöglichen, diesen Gefühlen Ausdruck zu verleihen und sie zu bewältigen.

5.5 Zuhören

„Hören Sie den Menschen zu, sie werden Ihnen sagen, was sie brauchen." Dieses bekannte Statement von Cicely Saunders macht deutlich, dass das Zuhören-Können eine der wichtigsten Fähigkeiten in der Kommunikation mit sterbenden Patient*innen darstellt. Im medizinischen und pflegerischen Alltag besteht die Gefahr, dass sich das Zuhören auf die Sammlung von Informationen beschränkt. Wirkliches Zuhören ist aber weit mehr. Es ist die intensive Hinwendung zu einem Menschen, konzentriertes Interesse und uneingeschränkte Aufmerksamkeit. Zuhören bedeutet Anteilnehmen im wörtlichen Sinn, es bedeutet, sich empathisch auf den Patienten, die Patientin zu konzentrieren. Diesen intersubjektiven Kontakt nennt Zderad (2008, S. 171ff.) die ursprüngliche menschliche Begegnung oder den aufrichtigen Dialog. Die Voraussetzungen dafür sind Empfänglichkeit, Verfügbarkeit und Präsenz.

In der Kommunikation mit Patient*innen muss der kranke Mensch ohne Vorbehalte als Ganzes anerkannt und gesehen werden. Empathie bezeichnet Zderad als „das Bemühen um Einssein mit dem anderen, indem dessen Befindlichkeit in einer bestimmten Situation geteilt wird". (Ebd., S. 173) Dies erfordert die uneingeschränkte Konzentration auf den Patienten, die Patientin, das Zurücknehmen des eigenen Selbst und die ungeteilte Aufmerksamkeit beim Zuhören. Sterbende Menschen nehmen sehr sensibel wahr, wenn ihr Gegenüber nicht ganz präsent und gedanklich mit anderem beschäftigt ist. Diese Wahrnehmung wird als kränkend empfunden und vergrößert das Gefühl der Einsamkeit bei den Patient*innen.

Empathisches Zuhören vermittelt den Patient*innen das Gefühl, verstanden zu werden, und es ist unabdingbar, dass Pflegepersonen in der Lage sind, sich in die Situation des Patienten, der Patientin einzufühlen. Um diese Empathie bieten zu können, bedarf es emotionaler Stabilität und der Bereitschaft zur Selbstreflexion. Absolute Aufmerksamkeit und aktives Zuhören sind damit wichtige Elemente der Kommunikation mit terminal Kranken und Sterbenden.

In der Praxis entsteht oft der Eindruck, dass die Umgebung in diesen Gesprächen gleichsam ausgeblendet wird, es ist einem gemeinsamen Abtauchen in einen geschützten Raum ähnlich. Die achtsame Zuwendung, die ganze Konzentration auf sprachliche und auch auf nicht-sprachliche Mitteilungen vermögen eine Atmosphäre zu schaffen, in der sich die Patient*innen verstanden, geborgen und sicher fühlen können. Dies kann es ihnen erlauben, über ihre Ängste und Befürchtungen und auch über ihre Wünsche und Hoffnungen zu sprechen.

Nonverbal wird das empathische Zuhören durch eine interessierte, dem Patienten, der Patientin zugewandte Körperhaltung, durch Kopfnicken und Blickkontakt unterstützt. Zudem ist es hilfreich, die Körpersprache und -haltung, den Tonfall sowie die Sprechgeschwindigkeit der Patient*innen achtsam wahrzunehmen und auch darauf zu achten, was in ihren Aussagen gleichsam „mitschwingt". Mitunter können diese nonverbalen Ausdrucksformen Gefühle noch deutlicher transportieren, als es Worte vermögen.

Aktives Zuhören bedeutet, eine Rückmeldung darüber abzugeben, was beim Zuhörenden angekommen ist. Zu den Techniken[2] aktiven Zuhörens gehört das *Paraphrasieren.* Hier wird das Gesagte nicht noch einmal wiederholt, sondern der gehörte Gesprächsinhalt in eigenen Worten sinngemäß wiedergegeben. Damit lässt sich feststellen, ob der Patient, die Patientin richtig verstanden wurde. Und für die Patient*innen kann es eine

2 Technik ist in diesem Zusammenhang im Sinne der ursprünglichen Bedeutung des Wortes zu verstehen. Es stammt von dem griechischen Wort „techne" bzw. „technikós" ab und bedeutet so viel wie Kunst, Handwerk oder Kunstfertigkeit. Im Zusammenhang mit Kommunikation sollte der Begriff „Technik" daher vor allem als Kunst oder Kunstfertigkeit verstanden werden.

wertvolle Hilfe sein, das eigene Anliegen in den Worten einer anderen Person wieder zu hören.

Eine weitere Technik aktiven Zuhörens stellt das *Verbalisieren* dar. Dabei fasst die Pflegeperson in eigenen Worten zusammen, was bei ihr gefühlsmäßig ankommt. Dieses Spiegeln bedeutet oft ein Wechselspiel zwischen dem Zuhören und der Wiedergabe des Erfassten, beinhaltet also Paraphrasieren und Verbalisieren (Gaspar & Weber 2010, S. 167 ff.). Verbalisieren kann den Patient*innen vermitteln, dass sie verstanden wurden, und zugleich können Verbalisieren und Paraphrasieren dazu beitragen, den Patient*innen gegenüber Verständnis, Wertschätzung und Anteilnahme zu vermitteln.

5.6 Symbolsprache Sterbender

Menschen, die dem Tod sehr nahe sind, drücken sich oft in Metaphern und Symbolen aus. Hilde Domin (2009) schrieb in einem ihrer Gedichte: „Der sterbende Mund müht sich um das richtig gesprochene Wort einer fremden Sprache." Sprachlich scheinen sich sterbende Menschen tatsächlich in einer Art von Exil zu befinden, und die Metaphern, die sie verwenden, mag ihre Sprache verschlüsselt und unverständlich erscheinen lassen. In der Praxis zeigt sich jedoch, dass diese Bilder genutzt werden können, um mit den Sterbenden in ein Gespräch zu kommen – um zu erfahren, was sie beschäftigt und welches Bedürfnis dahinterliegt. Sagt etwa ein Patient: „Ich glaube, ich habe es bald geschafft", bietet es sich an, darauf mit der Frage zu reagieren: „Wie kann ich das verstehen?" oder „Was wollen Sie mir damit sagen?"

Häufig von Sterbenden verwendete Symbole betreffen Zeit und Raum. Das mag daran liegen, dass sich für sie die Dimensionen von Zeit und Raum verändern und aufzulösen beginnen. Aussagen wie „Meine Uhr geht nicht richtig" oder „Ich spüre eine andere Zeit" können auf diese Veränderung hindeuten (Specht-Tomann 2011, S. 145). Beispiele für andere, häufig verwendete Metaphern sind: nach Hause gehen, das Haus umbauen oder neu bauen, eine bevorstehende Reise oder den Pass oder den Schlüssel suchen. So reagierte beispielsweise eine sterbende Patientin seit Tagen kaum mehr auf ihre Umwelt, der Tod schien sehr nahe zu sein. Unerwartet wurde die Patientin dann noch einmal wach und erklärte: „Es hat noch nicht funktioniert mit dem Sterben. Ich hatte meinen Pass nicht dabei." Hier mag der Reisepass symbolisch für das Überschreiten einer Grenze stehen. Es ist wichtig, die Aussage der Patientin aufzunehmen und sich für diese Ebene der Kommunikation gesprächsbereit zu zeigen. Auf das behutsame Nachfragen der Pflegeperson „Darf ich Sie fragen, wie sich das für Sie anfühlt?", antwortete die Patientin, dass sie beim nächsten Mal den Pass sicher dabei haben wird. Wenige Stunden danach verstarb sie.

Hermann (2011, S. 124 ff.) schreibt dazu: „Sterbende [...] sind Grenzgänger. Was sie erfahren, lässt sich oft nur verschlüsselt kommunizieren." Es ist wichtig, dass Pflegende sich auf die symbolhafte Kommunikation der Patient*innen einlassen können, derartige Äußerungen sensibel aufnehmen und nicht versuchen, sie zu berichtigen oder zu verändern. Symbolhafte Mitteilungen sterbender Patient*innen sind wertschätzend und respektvoll anzunehmen, zugleich ist jedoch Vorsicht vor Überinterpretation geboten.

Pflegepersonen können diese Andeutungen auch als „Türöffner" erkennen und nutzen, um mit den Sterbenden in ein Gespräch zu kommen. Wenn sie sich auf die Sterbende mit einem einfühlenden Verstehen einlassen können, hat das eine positive Wirkung auf sie. Sie fühlt sich verstanden und angenommen, nicht mehr allein gelassen. Dadurch bekommt sie die Möglichkeit, sich mit sich selbst auseinanderzusetzen und sich ihren Gefühlen besser zu stellen (Schwermann 2009, S. 43).

Die mit der Suche nach dem Schlüssel oder dem Pass verbundene Unruhe wird häufig fälschlich als behandlungsbedürftig interpretiert. Es ist jedoch zu bedenken, dass die symbolhafte Suche nach dem Pass oder dem Schlüssel als Metapher eine bedeutsame Funktion für den sterbenden Menschen haben kann und meist weniger Ausdruck eines behandlungsbedürftigen Symptoms darstellt.

Sterbende Patient*innen können von der symbolhaften Kommunikationsebene plötzlich und nahtlos zur gemeinsamen Realitätsebene wechseln. Das mag befremdlich erscheinen und es kann erschwert sein, die jeweilig verwendete Ebene zu erkennen. Daher empfiehlt es sich, nachzufragen, was der Patient, die Patientin damit vermitteln möchte.

5.7 Nonverbale Kommunikation

Nonverbale Botschaften durch Mimik, Gestik, Tonfall oder Körperhaltung unterstützen oder ersetzen verbale Mitteilungen. Sie können auch zusätzliche Informationen vermitteln, etwa über die zugrundeliegende Emotion. Nonverbale Mitteilungen können auch etwas anderes aussagen als das, was in Worten ausgedrückt wurde. Zum Beispiel, wenn ein Patient mit traurigem Gesichtsausdruck und belegter Stimme erklärt, dass es ihm gut gehe.

Verbale und nonverbale Kommunikation gehören zusammen, sie ergänzen einander. Nur etwa 7 % unserer Kommunikation erfolgen verbal, etwa 38 % verlaufen paraverbal durch Pausen, Lautstärke, Sprechgeschwindigkeit und Tonfall und 55 % sind nonverbale Ausdrucksweisen durch Körpersprache wie Gestik, Mimik, Haltung, Bewegung und äußeres Erscheinungsbild (Bergner 2009, S. 199). Damit beginnt Kommunikation bereits lange, bevor ein Wort gesprochen wird, und die nonverbale Kommunikation ist oft von weit größerer Bedeutung als die verbale. Gerade sterbende Menschen entwickeln eine feine Wahrnehmung für nonverbale Signale. Sie nehmen den Gesichtsausdruck ihres Gegenübers sensibel wahr, die Körperhaltung, den Blick und die Stimme. Und sie nehmen wahr, was nicht ausgesprochen wird.

Während professionell Betreuende sorgsam auf die Wahl ihrer Worte achten, wird der nonverbalen Kommunikation oft geringere Aufmerksamkeit zuteil. Der Blick auf die Uhr, das Spielen mit dem Stift oder auch gedankliche Ablenkungen entgehen den Patient*innen nicht. Sie nehmen es sehr deutlich wahr, wenn ihr Gegenüber nicht ganz gegenwärtig ist. Aus Respekt vor den Kranken ist es aber wesentlich, ganz präsent zu sein und zu wissen, dass Blickkontakt und eine zugewandte Haltung tieferer Ausdruck von Mitgefühl sein können als Worte.

Der **Blickkontakt** ist ein zentrales Element der nonverbalen Kommunikation und ein wesentlicher Aspekt der Kommunikation auf emotionaler Beziehungsebene. Ein offener, aufrichtiger Augenkontakt zeugt von der eigenen Präsenz und dem Interesse, das den Patient*innen entgegengebracht wird. „Die Augen sind Fenster zur Seele", soll schon Hildegard von Bingen im 12. Jahrhundert festgestellt haben. Über den Blick teilen sich auch Gefühle wie etwa Angst und Trauer mit. Ein intensiver, offener Blickkontakt kann Ausdruck von Zuwendung, Respekt, Mitgefühl und Fürsorge sein. In der Betreuung von nicht kommunikationsfähigen Patient*innen kann dem Blickkontakt besondere Bedeutung zukommen. Erfahrenen Pflegepersonen gelingt es oft, die Bedürfnisse von Patient*innen gleichsam zu erraten, selbst wenn diesen nur mehr der Augenkontakt als Kommunikationsmittel zur Verfügung steht. Durch besonderes Einfühlungsvermögen und intensive Zugewandtheit kann selbst in dieser Eingeschränktheit Kommunikation aufrechterhalten werden.

Beim Blickkontakt zählt weniger die Dauer des gesamten Blickkontaktes, sondern die Länge der einzelnen Blickperioden. Wenn der Patient, die

Patientin den Blick wiederholt abwendet, kann das ein Zeichen momentaner Überforderung sein. Es bedarf dann behutsamer Abwägung, ob das Gespräch so weitergeführt werden kann, oder ein Themenwechsel angebracht ist.

Wann immer möglich, sollen sich die Gesprächspartner*innen auf Augenhöhe befinden. Gespräche von „oben herab" lassen beim Patienten, bei der Patientin leicht ein Gefühl der Unterlegenheit entstehen. Das trifft besonders auf die Kommunikation mit liegenden Patient*innen zu. Hier entsteht ungewollt ein gewisses Machtgefälle: Der, die Gesunde (Starke) steht dem, der liegenden Kranken (Schwachen) gegenüber und das verstärkt die ohnehin schon asymmetrische Kommunikationsebene. Sich für ein Gespräch hinzusetzen, schafft eine gemeinsame Basis auf Augenhöhe und es ist zugleich auch ein Signal der Wertschätzung und ein Zeichen, dass man sich Zeit für das Gespräch nehmen will.

Körperkontakt und Berührungen sind die ursprünglichste und zugleich auch intimste Form der Kommunikation. Vom Beginn bis zum Ende des Lebens ist Berührung wichtig. Die meisten Signale taktiler Kommunikation stammen aus dem Repertoire der Mutter-Kind-Signale, zum Beispiel Streicheln, Tätscheln, Kraulen, Auflegen der Hand und Umarmen. Diese Körperberührungen wirken beruhigend, sie vermitteln Wohlbefinden und Sicherheit und werden auch von Erwachsenen angewendet (Eibl-Eibesfeldt 1995, S. 604 ff.). Es wird jedoch von der jeweiligen Prägung und dem Kulturkreis abhängen, ob und wie ein Mensch berührt werden möchte. Berührungen sind intim, sie müssen daher behutsam und mit Respekt vor den Wünschen und Bedürfnissen der Patient*innen erfolgen. In der Pflege besteht die Gefahr, aufgrund der gewonnenen Routine und Sicherheit Berührungen insgesamt professionell, kurz und zweckmäßig durchzuführen. Auf einen sterbenden Menschen kann sich die Konfrontation mit einer so agierenden Pflegeperson verstörend auswirken, denn Sterbende brauchen Langsamkeit und größte Behutsamkeit.

Aufgrund einer möglicherweise veränderten Bewusstseinslage nehmen die Patient*innen unachtsame Berührungen vielleicht auch als beängstigend und grob wahr. Daher sind die Qualität und die Art und Weise der Berührung entscheidend. Die Berührungsqualität kann auch als Ausdruck und Synonym für Beziehungsqualität und Kommunikationsfähigkeit stehen (Grossmann-Schnyder 2000). Ausgehend von behutsamen Berührungsangeboten im Sinne einer Initialberührung kann auch bei nicht kommunikationsfähigen Patient*innen eine positive Auswirkung des Körperkontaktes beobachtet werden. Empfindet der Patient, die Patientin den Kontakt als angenehm, so kann sich dies durch eine ruhige und regelmäßige Atmung sowie durch entspannte Muskeln ausdrücken. Im Gegensatz dazu wird bei unpassender Berührung die Atmung unruhiger und die Muskeln verspannen sich. Das kann auch in einer veränderten Mimik des sterbenden Menschen zu erkennen sein.

Einen anderen Menschen zu berühren, bedeutet also immer ein intimes Geschehen. Pflege erfordert es, Menschen in einer Art und Weise zu berühren, wie es unter anderen Umständen nicht akzeptiert würde. Zugleich kann durch diesen hautnahen Kontakt eine Nähe entstehen, die den Patient*innen Sicherheit und Geborgenheit vermitteln kann. Schon ein einfaches Auflegen der Hand kann als verbindende Zuwendung, als Zeichen von Mitgefühl und Beistand verstanden werden. Berührung kann nicht nur als Teil der Kommunikation betrachtet werden, sie ist selbst Kommunikation (Horn 2008).

In den Gesprächen mit sterbenden Menschen entsteht häufig eine Stille. Das **gemeinsame Schweigen** ist wichtig, denn diese Pausen sind Standortbestimmungen für die Patient*innen und helfen ihnen oft dabei, sich zu sammeln. Das Schweigen kann aber auch Ausdruck dafür sein, dass es nichts in Worte zu fassen gibt, und vielleicht auch, dass Worte für etwas nicht ausreichen. Gemeinsames Schweigen kann zugleich auch Verbundenheit und Nähe ausdrücken. Es gilt, das Schweigen auszuhalten, es nicht zu unterbrechen. Diese einfache Regel wird häufig ignoriert. Möglicherweise sind die momentanen Gefühle für den Patienten, die Patientin zu intensiv, als dass sie in Worten ausgedrückt werden könnten, vielleicht denkt er bzw. sie aber auch über etwas Wichtiges nach. Es ist wesentlich, dass diese Gedankengänge nicht unterbrochen werden.

Die stille Präsenz, das gemeinsame Schweigen, kann eine innere Verbundenheit schaffen und durch diese Verbundenheit kann das Gefühl der Isolation bei den Sterbenden verringert werden. Das Schweigen kann auch Ausdruck eines solidarischen Mit-Tragens sein und damit zu einer bedeutsamen Form des Beistandes werden.

5.8 Kommunikation bei zunehmender Bewusstseinstrübung

Im fortgeschrittenen Sterbeprozess tritt eine zunehmende Eintrübung des Bewusstseins auf. Es gelingt dann immer weniger, verbal Kontakt zu den Patient*innen aufzunehmen. Diese Bewusstseinstrübung ist jedoch selten gleichbleibend, sie schwankt häufig und mehrfach sind kurze Momente wachen Bewusstseins zu beobachten. Menschen, die seit Tagen im Koma liegen, werden manchmal für kurze Zeit wieder wach und sind fähig, ein paar Worte zu sagen. Oft reagieren die Kranken in dieser Phase nur mehr auf die Stimmen von ihnen sehr nahe stehenden Menschen. Es kann aber auch sein, dass sie selbst vertraute Bezugspersonen nicht mehr erkennen. Dies kann von den Angehörigen als sehr schmerzlich empfunden werden.

Aber auch, wenn die Sterbenden nicht mehr in der Lage sind, zu sprechen, so können sie dennoch hören. Es braucht aber meist mehr Zeit, um Worte ankommen zu lassen. Daher ist es wichtig, sich den Sterbenden gegenüber in langsamer Sprache und in einfachen Worten auszudrücken, um ihnen das Aufnehmen des Gesagten zu erleichtern. Wenn die verbale Kommunikation versiegt, dann kann über behutsame Berührung und Körperkontakt Nähe aufrechterhalten werden.

Sterbende Patient*innen scheinen sich oft in einer Art Zwischenzustand zwischen Wachsein und Schlaf zu befinden. Auf plötzliches Berühren reagieren sie häufig mit Erschrecken. Die Kontaktaufnahme, etwa vor pflegerischen Handlungen, muss daher mit größter Behutsamkeit erfolgen, am besten mit einer Initialberührung.

Jedes Verlieren und Versagen in der Kommunikation ist wie ein eigentlicher Seinsverlust, stellte Jaspers (1994) fest. Menschen in der unmittelbaren Finalphase sind äußerst verletzlich und schutzbedürftig und oft völlig darauf angewiesen, dass ihre Pflegepersonen wahrnehmen können, was sie brauchen, was ihnen guttut und was sie möglicherweise belastet – auch wenn die Patient*innen dies nicht mehr mitteilen können.

Noch wissen wir sehr wenig über das Erleben im Sterbeprozess, aber es ist davon auszugehen, dass sterbende Menschen eine veränderte Wahrnehmung haben. Das Raum-Zeit-Erleben scheint anders zu sein, Zeitgrenzen scheinen sich aufzulösen und es mag der Eindruck entstehen, dass sich Gegenwärtiges, Vergangenes und Zukünftiges vermischen. Durch die zunehmende oder bereits vollständige Immobilität geht das Bewusstsein für die eigenen Körpergrenzen verloren. Das muss bei der Pflege berücksichtigt werden. Es kann hilfreich sein, wenn Pflegende erklären, was sie tun, z. B.: „Ich hebe jetzt Ihren Arm hoch." Das vermittelt den Patient*innen Sicherheit und reduziert das Gefühl von Angst und Ausgeliefertsein.

6 Unterstützung und Begleitung Angehöriger

Schon die Definition von Palliative Care der WHO (siehe Kapitel 1) macht deutlich, dass nicht nur die Patient*innen im Fokus von Palliative Care stehen, sondern auch ihre An- und Zugehörigen. Dazu gehören all jene Menschen, die für die Patient*innen von besonderer Bedeutung sind, also nicht nur familiär Verbundene, sondern auch alle, die als Vertraute verstanden werden (Kulbe 2008). Die Patient*innen bestimmen, welche Personen ihr Vertrauen genießen. Für den Betreuungsprozess ist es bedeutsam, zu erfahren, welche Personen als Bezugspersonen gelten, denn nicht für alle Patient*innen sind das die unmittelbar Verwandten. Es zählen also nicht nur Familienmitglieder, sondern je nach Situation auch Freund*innen, Lebenspartner*innen oder Nachbar*innen zu den Angehörigen (Feichtner & Pußwald 2024). Ausschlaggebend ist folglich die emotionale Nähe zu der erkrankten Person.

Das Einbeziehen der Angehörigen und Bezugspersonen in den Pflegeprozess wurde in der Palliativbetreuung von jeher als wesentlicher Grundpfeiler erkannt. Eine schwere Erkrankung und das Sterben eines Menschen betreffen nicht nur ihn selbst, sondern ebenso seine engen Vertrauten. Sie erleben den Prozess mit, er macht sie ebenso traurig, verzweifelt, leidend, hadernd, ängstlich. Sie bedürfen daher der Unterstützung und Begleitung, denn häufig sind sie ähnlich belastet wie die Patient*innen (Kristjanson & Aoun 2004).

6.1 Häufige Ängste Angehöriger

Angst vor dem Leiden

Äußerung eines Angehörigen: *„Am schlimmsten ist, dass sie mir so leid tut."*

Es ist äußerst belastend, einen geliebten Menschen leiden zu sehen und nichts zu seiner Entlastung beitragen zu können. Das beobachtete Leid kann sich fast im Sinne einer Ansteckung auf die Angehörigen übertragen. Wie Ergebnisse aus der Gehirnforschung zeigen, können starke Emotionen bei den Beobachtenden dieselben Zentren im Gehirn aktivieren, wie das bei eigenem Erleben der Fall wäre (Rizzolatti et al. 2012). Daher leiden die Bezugspersonen oft in ähnlichem Ausmaß wie die Patient*innen unter der Situation.
Vor allem die Angst, der Patient, die Patientin könnte unter Schmerzen oder unter Atemnot leiden müssen, erweist sich als große Belastung für die Angehörigen Schwerkranker. Hier kann eine Aufklärung über die vielfältigen Möglichkeiten der modernen Schmerztherapie und der Symptomlinderung entlastend wirken. Auch die Zusicherung, dass Ärzt*innen und Pflegeteam alles daran setzen, um auftretende Symptome so rasch wie möglich zu lindern, kann zur Beruhigung der besorgten Angehörigen beitragen.

Angst vor Verlusten

Äußerung einer Angehörigen: *„Ich verliere nicht nur meinen Mann, in meinem Leben wird nichts mehr so sein wie davor!"*

Einen nahestehenden Menschen zu verlieren, löst meist heftige Ängste aus. Der drohende Verlust kann die verbleibende gemeinsame Zeit belasten und die Angehörigen zu überfürsorglichem Verhalten motivieren. So versuchen sie in der verbleibenden Zeit für den Patienten bzw. für die Patientin da zu sein und alles „richtig" zu machen, was in dieser komplexen Situation eine große Herausforderung darstellt (Feichtner & Pußwald 2024). Hier können Pflegende unterstützend wirken, indem sie mithelfen, die Kommunikation zwischen den Patient*innen und ihren Angehörigen aufrechtzuerhalten. Es ist wichtig, dass Gefühle zugelassen und ausgedrückt werden können, damit sich die Angehörigen auf das Sterben des Patienten, der Patientin vorbereiten und damit auch die Verlustangst schrittweise bewältigen können.

Angst vor dem Versagen oder davor, etwas Wesentliches versäumt zu haben

Äußerung eines Angehörigen: *„Wenn ich mehr darauf gedrängt hätte, dass sie zum Arzt geht, wäre die Erkrankung vielleicht noch heilbar gewesen."*

Viele Angehörige werden von dem subjektiven Gefühl gequält, Wichtiges versäumt und vielleicht auch nicht alle medizinischen Möglichkeiten ausgeschöpft zu haben. Um Entlastung bieten zu können, ist es wichtig, dass Pflegepersonen um die Ängste der Angehörigen wissen. Dabei ist zu berücksichtigen, dass es manchen Angehörigen grundsätzlich schwerfällt, über ihre Sorgen und Ängste zu sprechen und damit „Schwäche" und Unterstützungsbedarf zu zeigen. Wertschätzende Anerkennung des Beitrages, den die Angehörigen zum Wohlbefinden des Patienten, der Patientin leisten, kann entlastend wirken.

Angst vor der Hilflosigkeit

Äußerung einer Angehörigen: *„Sie sagen, eine weitere Operation habe keinen Sinn mehr. – Meine Mutter liegt sehr bleich in ihrem Bett und sie atmet schwer. Ich möchte sie in den Arm nehmen, traue mich aber wegen der Schläuche nicht. Ich stehe nur hilflos daneben, kämpfe gegen meine Tränen an und kann nichts für meine Mutter tun!"*

Die erlebte Hilflosigkeit angesichts des Leidens eines nahestehenden Menschen ist schwer auszuhalten. Es wird von den meisten Angehörigen als entlastend empfunden, wenn sie in die Pflege miteinbezogen werden. Nach Anleitung können sie viel zum Wohlbefinden der Patient*innen beitragen, indem sie z.B. kühle Kompressen auflegen, die Mundpflege übernehmen oder behutsame Hand- und Fußmassagen durchführen. Auch hier gilt: Wenn Pflegepersonen diese pflegerische Unterstützung wertschätzen, bedeutet das eine weitere Entlastung für die Angehörigen.

Angst, zu anspruchsvoll zu sein

Angehörige befürchten oft auch, zu anspruchsvoll und zu fordernd zu sein: „Wir erleben an uns selbst eine Metamorphose, eine Art Stockholm-Syndrom: das angestrengte Bemühen, brav zu sein, den Ärzten keine Scherereien zu machen, bei den Pflegekräften nicht unangenehm aufzufallen. Wir wollen uns genau so verhalten, wie es von uns erwartet wird, keinesfalls riskieren, dass etwaiger Unmut später auf unsere Mutter zurückfällt." (Kleis 2013, S. 48) Angehörige können sich als ganz der Situation ausgeliefert wahrnehmen und oft sind sie bemüht, sich möglichst angepasst zu verhalten. Ständiges Lob an das betreuende Team oder die tägliche Versicherung, man fühle sich hier in besten Händen, lassen vermuten, dass Angehörige befürchten, sie könnten das Wohlwollen des betreuenden Teams verlieren.

Die Kompetenz der Angehörigen zu achten, ihnen mit Respekt und Wertschätzung zu begegnen und sie auf Wunsch in die Pflege miteinzubeziehen, kann zu einem Bündnis von Angehörigen und Team führen. Ziel dieses Bündnisses ist die bestmögliche Betreuung der Patientin, des Patienten. Wenn sich Angehörige fordernd verhalten, ist es daher wichtig, die dahinterstehenden Nöte und Ängste wahrzunehmen und das gemeinsame Interesse, also das Wohlbefinden des Patienten bzw. der Patientin, als das verbindende Element zu betonen.

6.2 Bedeutung einer sicheren Bindung

Ein biologisch angelegtes Bindungssystem führt nach Bowlby dazu, dass ein Kind im Falle einer Gefahr bei seinen Eltern Schutz sucht (Petersen & Köhler 2005, S. 277). Wie Forschungen belegen, entwickeln sich Bindungen jedoch nicht nur in Eltern-Kind-Systemen, vielmehr weisen auch Behandlungsbeziehungen im Gesundheitssystem Merkmale einer Bindungsbeziehung auf (Hloucal et al. 2012, S. 143). Das Erleben einer schweren, unheilbaren Krankheit in einer palliativen Situation ist eine potenziell bindungsrelevante Situation (ebd., S. 142). Das bedeutet, dass durch die krisenhaft erlebte Situation sowohl bei den Patient*innen als auch bei ihren Angehörigen frühe Bindungsmuster wieder aktiviert werden können. Patient*innen und Angehörige befinden sich in der Situation einer bevorstehenden endgültigen Trennung und damit in einer letztmaligen Situation, die emotionalen Stress bei ihnen hervorruft und das Bindungssystem aktiviert (Petersen & Köhler 2005, S. 277 f.).

Exkurs: Bindungstheorie nach Bowlby

In dieser Bindungstheorie werden sichere und unsichere Bindungsmuster unterschieden. In Beziehungen mit **sicherem Bindungsmuster** können die Patient*innen und ihre Angehörigen meist offen über die Situation sprechen. Gefühle können ausgedrückt werden und die Beziehung ist von Empathie und Zugewandtheit geprägt (Petersen 2007). Für das Team gestaltet sich die Betreuung dieser Patient*innen und Angehörigen meist problemlos.

In der Betreuung von Menschen mit **unsicher-vermeidendem Bindungsmuster** scheint oft eine deutliche Distanz zu herrschen, es findet relativ wenig Austausch zwischen Angehörigen und Team statt. Von den Patient*innen und besonders auch von ihren Angehörigen wird die Schwere der Erkrankung oft verleugnet und Gefühle wie Trauer oder

Angst werden selten gezeigt. Angst und Unruhe zeigen sich, wenn überhaupt, im Mimischen (ebd.).

In der Betreuung von Menschen mit **unsicher-ambivalentem Bindungsmuster** lässt sich zwischen den Schwerkranken und ihren Angehörigen oft eine überbetonte Nähe mit übertriebenen Gefühlsäußerungen beobachten. Die Schwerkranken selbst kommen kaum dazu, sich zu artikulieren, weil die Angehörigen sie unterbrechen. Abhängigkeiten von der Bindungsperson, die keine gesunde Ablösung zulassen, schimmern durch. Die Angehörigen wechseln zwischen dem Bedürfnis, sich aufzuopfern, und dem Gefühl der Überforderung. Auch die Patient*innen wirken ambivalent: Einerseits wollen sie schnell sterben, andererseits machen sie sich große Hoffnungen auf Besserung. In der Pflege und Betreuung dieser Patient*innen ist es von besonderer Bedeutung, ihre Wünsche und Bedürfnisse achtsam wahrzunehmen und deutlichen Respekt vor dem Recht auf Selbstbestimmung zu zeigen. Durch diese Berücksichtigung können die Pflegekräfte den autonomen Charakter der Erfahrungen und Entscheidungen der schwer kranken Menschen unterstreichen und damit deren Autonomie stärken. Die Bindungspersonen sollten Sicherheit ausstrahlen und dabei immer den Respekt vor der Eigenständigkeit der Schwerkranken wahren. So können diese zu emotionaler Beruhigung gelangen (Petersen 2007).

Bei Menschen mit **desorganisiertem Bindungsmuster** muss ebenso wie bei ihren Angehörigen mit unausgewogenen und unangemessenen Verhaltensweisen gerechnet werden, schwankend zwischen Panik, Angst und Aggression. Das Verhalten ist kaum voraussagbar. Die Kindheitsgeschichte ist – sofern überhaupt thematisierbar – geprägt von traumatischen Erlebnissen. Werden diese berührt, können die damit verbundenen Ängste wieder ausgelöst werden. Bei älteren Menschen können unverarbeitete Kriegserlebnisse wie Flucht oder Vertreibung von Bedeutung sein. Durch das Auslösen der möglicherweise verdrängten Erinnerung an diese Erfahrungen kann es in Situationen, wo die Betroffenen auf Hilfe angewiesen sind, leicht zu einer Re-Traumatisierung kommen (ebd.). Dies ist besonders bei der Körperpflege zu beachten. Diese Situationen bedeuten für die Patient*innen stets auch eine sehr belastende Konfrontation mit ihrer Angewiesenheit.

Die Beziehungen zwischen Patient*innen und Angehörigen weisen oft ebenfalls eine desorganisierte Komponente auf und wirken bis ins Unüberschaubare verstrickt. Dabei ist es wichtig, dass Pflegepersonen ihre professionelle Außenperspektive bewahren und nicht Partei ergreifen. Durch eine klare, einheitliche Kommunikation des Teams, durch ein freundliches Aufzeigen von Grenzen und zugleich auch mit einem sicheren Bindungsangebot können die Patient*innen und auch ihre Angehörigen Sicherheit erfahren und im besten Fall sogar eine korrigierende Bindungserfahrung.

Die Pflegebeziehung zwischen den Patient*innen, ihren Angehörigen und den Pflegepersonen stellt eine bindungsrelevante Beziehung dar, in der die Pflegenden auch bedeutsame Bindungspersonen sind. Es ist daher besonders wichtig, dass Pflegende sichere Bindungsangebote machen können, um so die seelischen Belastungen für die Patient*innen und auch für ihre Angehörigen so gering wie möglich zu halten. Wie gut es gelingt, den Patient*innen und auch ihren Angehörigen Sicherheit (eine sichere Basis) zu vermitteln, wird nicht nur von der Kompetenz der Pflegenden und von ihrem Wissen über die unterschiedlichen Bindungsstile abhängen, sondern auch von den jeweiligen früheren Bindungserfahrungen der Betroffenen.

Unterstützung durch ein sicheres Bindungsangebot

Um Patient*innen und Angehörige durch ein sicheres Bindungsangebot zu unterstützen, empfiehlt es sich, auf folgende Aspekte besonders zu achten:

- die Aufnahmesituation möglichst ruhig gestalten; Patient*innen und auch ihre Angehörigen sollen sich willkommen fühlen können;
- zuverlässige Präsenz, vereinbarte Zeiten einhalten; auf Patientenruf unverzüglich reagieren;
- feinfühlige und empathische Haltung der Pflegepersonen;
- Angehörige als Partner*innen in der Betreuung respektieren, ihre Kompetenz achten;
- proaktiv Information bieten und wiederholte Ermutigung, Fragen zu stellen;
- emotionalen Reaktionen von Patient*innen und Angehörigen wertschätzend und respektvoll begegnen;
- Respekt vor den individuellen Bewältigungsstrategien zeigen;
- Körperkontakt beruhigt das aktivierte Bindungssystem (Brisch 2009, S. 154), daher *kann* ein angemessener Körperkontakt hilfreich sein, wie z. B. die Hand auf den Arm oder die Schulter legen.

Die Patienten-Notrufklingel als Bindungssignal

In ihrer Feldstudie zum Konzept der Feinfühligkeit in der Palliativversorgung haben Loetz und Müller (2016, S. 131) die Patientenklingel als Bindungssignal beschrieben. Wenn Pflegepersonen auf das Läuten von Patient*innen und Angehörigen rasch reagieren, trägt das ganz entscheidend zu deren Sicherheit bei. Im Sinne einer bedürfnisorientierten Pflege und unter Berücksichtigung der bio-psycho-sozialen Gesamtheit des Menschen muss dem Läuten, besonders dann, wenn es aufgrund von Angst und dem Bedürfnis nach Nähe und Sicherheit erfolgt, dieselbe Wertigkeit zukommen wie z. B. dem Läuten nach einem Schmerzmittel.

Bei Patient*innen und Angehörigen mit einem hohen Bindungsbedürfnis empfiehlt es sich auch, proaktiv und wiederholt nachzufragen, ob etwas gebraucht wird. Bindung ist ein Grundbedürfnis. Es ist daher von großer Bedeutung, dass Pflegende sich ihrer Rolle als potenzielle Bindungspersonen bewusst sind und dass sie sichere Bindungsangebote machen können. Pflegepersonen sollten den Patient*innen und deren Angehörigen eine „sichere Basis" bieten können. Im feinfühligen und respektvollen Kontakt mit den Pflegepersonen wird den Angehörigen Sicherheit vermittelt und sichere Angehörige tragen ihrerseits ganz wesentlich zur emotionalen Stabilität der Patient*innen bei (Feichtner & Pußwald 2017, S. 24).

6.3 Familiengespräche

In konfliktreichen und schwierigen Situationen haben sich Familiengespräche bewährt. Am besten wäre es, Angehörigengespräche routinemäßig einige Tage nach der Aufnahme des Patienten, der Patientin anzubieten und dies bereits bei der Aufnahme anzukündigen. In der Praxis ist das aus Zeitgründen leider oft nicht möglich, sodass diese Gespräche häufig erst aufgrund eines besonderen Anlasses stattfinden. Ist ein derartiges Gespräch geplant, ist es wichtig, den Angehörigen den Anlass zuvor mitzuteilen, damit sie sich darauf einstellen können und nicht unnötige Ängste entwickeln (Hudson et al. 2020, S. 2).

Rahmenbedingungen: Das Familiengespräch sollte möglichst an einem ungestörten, „neutralen" Ort stattfinden, z. B. im Besprechungsraum und nicht im Dienstzimmer. Es muss sichergestellt werden, dass das Gespräch ungestört verlaufen kann (Telefon ausschalten).

Teilnehmende: alle Betroffenen, wenn erforderlich und gewünscht auch der Patient, die Patientin. Meist entscheidet die Familie, wer am Familiengespräch teilnimmt. Es kann aber auch sein, dass das Team eine bestimmte Person dazubittet, z. B. die Lebensgefährtin. Vonseiten des betreuenden Teams werden meist Vertreter*innen von Medizin, Pflege und den psychosozialen Berufen an den Familiengesprächen teilnehmen.

Die Sitzordnung ist so zu gestalten, dass keine „Blöcke" gebildet werden, also eher aufgeteilt und nicht Angehörige gegenüber von Mitarbeiter*innen. Vorab ist intern zu klären, wer vom Betreuungsteam das Gespräch führt. Dabei gilt es, die Führung auch wirklich wahrzunehmen und nicht zuzulassen, dass die Angehörigen die Leitung übernehmen. Das kann bei emotional betroffenen Angehörigen gelegentlich der Fall sein.

Vorstellen: Wenn die teilnehmenden Personen sich noch nicht alle kennen, ist es wichtig, Namen und Funktionen vorzustellen.

Zeitrahmen: Die Person, die die Leitung des Familiengespräches innehat, gibt die Dauer vor. Meist ist von einem Zeitrahmen von etwa 45 Minuten auszugehen. Alles, was nicht innerhalb dieser Zeit angesprochen werden kann, kann erfahrungsgemäß auch bei einem längeren Gespräch nicht besprochen werden. Es empfiehlt sich daher, die vorgesehene Zeit für das Familiengespräch zu Beginn zu nennen und diesen zeitlichen Rahmen strikt einzuhalten.

Ablauf: Die Person, die die Gesprächsführung übernimmt, begrüßt, nennt den Anlass für das Gespräch und bedankt sich bei den Angehörigen für ihre Bereitschaft, an diesem Familiengespräch teilzunehmen. Sie stellt auch die beteiligten Personen (soweit nicht bekannt) vor und informiert über die Zeit und über den geplanten Ablauf.

Beispiel: „Wir haben Sie zu diesem Gespräch eingeladen, weil wir uns Sorgen um Ihre Mutter machen. Danke, dass Sie sich die Zeit dafür genommen haben. Wir haben jetzt eine Dreiviertelstunde Zeit, die wir dafür nutzen wollen, um uns darüber auszutauschen, wie wir Ihre Mutter am besten unterstützen können. Ich schlage vor, dass wir zuerst unsere Wahrnehmungen darüber zusammentragen, wie es Ihrer Mutter geht, seit sie bei uns ist."

Es ist entscheidend, dass zuerst die Angehörigen darüber berichten dürfen, wie ihr Eindruck von der Mutter ist. Als Regel gilt, dass die Angehörigen einzeln ihre Wahrnehmungen schildern, alle dürfen ausreden und niemand wird unterbrochen. Aufgrund der emotionalen Anspannung kann es gelegentlich vorkommen, dass die Angehörigen zugleich sprechen wollen und sich gegenseitig unterbrechen. Manchmal reden alle durcheinander und widersprechen sich. Es ist daher wichtig, dass die Gesprächsführung darauf hinweist, dass alle Beteiligten ausreden dürfen und dass niemand unterbrochen werden sollte. Nach den Angehörigen berichten die teilnehmenden Teammitglieder davon, wie sie die aktuelle Situation der Patientin, des Patienten einschätzen. Dabei ist es wichtig, empathisch und wertschätzend zu formulieren. Anschließend beginnt die Gesprächsführung mit der Schilderung der aktuellen Problematik, die den Anlass zu diesem Gespräch gibt. Wieder erhalten alle Teilnehmenden einzeln die Möglichkeit, ihre Sicht mitzuteilen, ohne unterbrochen zu werden. Dann wird nach einer gemeinsamen Lösung gesucht – einer Lösung, die im Sinne des Patienten, der Patientin ist.

Beispiel: „Was, meinen Sie, würde sich Ihre Mutter von uns wünschen, wenn sie das mitteilen könnte? Es ist uns sehr wichtig, dass wir uns bei dieser Entscheidung möglichst am Willen Ihrer Mutter orientieren."

Hauptteil des Familiengespräches soll das Formulieren eines gemeinsamen Zieles sein. Es kann ein ganz kleines Ziel sein (z. B. dass die Mutter ruhige Nächte hat), aber es muss unbedingt ein realistisches, wirklich erreichbares Ziel sein. Das gemeinsame Ziel wird schriftlich festgehalten. Es ist empfehlenswert, ein kurzes Protokoll über das Familiengespräch zu erstellen und das Wichtigste davon auch in der Dokumentation zu vermerken. Wenn erforderlich, kann ein weiteres Gespräch zu einem späteren Zeitpunkt vereinbart werden. In den Familiengesprächen kann es keinesfalls um Schuldzuweisungen oder Rechtfertigungen gehen, es soll vielmehr das Verbindende – nämlich die Sorge um den Patienten, die Patientin – im Mittelpunkt stehen. Das Gespräch soll positiv enden, sodass die Angehörigen, soweit möglich, entlastet aus dem Gespräch gehen. Damit wird die Vertrauensbasis gestärkt, die dann besonders hilfreich ist, wenn Konflikte auftreten. Am Ende des Gespräches fasst die Person, die die Gesprächsführung innehat, noch einmal kurz zusammen, was vereinbart wurde und bedankt sich bei den Angehörigen für die Unterstützung und Zusammenarbeit. Abschließend könnten Angehörige noch ermutigt werden, eventuelle künftige Fragen, Wünsche oder auch Beschwerden mitzuteilen.

Durch die Familiengespräche wird ein gemeinsamer Prozess innerhalb der Familie im ordnenden und organisierenden Sinne unterstützt. Mögliche Ängste und Befürchtungen der Angehörigen werden deutlich und können meist durch gezielte Information rasch reduziert werden. Die Definition eines gemeinsamen Zieles führt zu einer Allianz von Team und Angehörigen und häufig ist nach diesen Familiengesprächen eine Stabilisierung aufseiten der Angehörigen und auch bei den Patient*innen zu beobachten. Angehörige nehmen diese Familiengespräche als entlastend wahr, die Zusammenarbeit zwischen dem Betreuungsteam und den Angehörigen wird gefördert und nicht zuletzt stärken diese Gespräche die Vertrauensbasis. In der Praxis zeigt sich, dass die dafür aufgewendete Zeit eine lohnende Investition ist, denn sie trägt wesentlich zu einer verbesserten Kooperation von Angehörigen und Betreuungsteam im Sinne der Patient*innen bei.

7 Existenzielles Leid und Verzweiflung am Lebensende

Während der Fokus palliativer Betreuung vor allem auf der Kontrolle und Linderung von belastenden Symptomen liegt, erleben Menschen am Lebensende oft auch Phasen von tiefer Angst, Verzweiflung und existenziellem Leid.

Existenzielles Leiden beschreibt das Elend von Patient*innen und Angehörigen, die existenziell leiden, obwohl sie noch Sinn im Leben erfahren. Existenzielle Verzweiflung beschreibt das unerträgliche Leiden an einer erlebten Kombination aus Sinnlosigkeit und Hoffnungslosigkeit, in der ein existenzielles Vakuum zu spüren ist (Gabl, Feichtner & Weixler 2024).

Die Konfrontation mit der unmittelbaren, eigenen Endlichkeit ist eine Erfahrung von akuter Bedrohung und von tiefem Leid und Verzweiflung. Das kann sich auch in sehr belastenden und kaum kontrollierbaren Symptomen manifestieren. Existenzielles Leid und Schmerz sind oft in ein und derselben Lebenssituation zu finden und es kann schwierig sein, den Unterschied zwischen Leiden und Schmerz zu definieren. Daher gilt das Bemühen des betreuenden Teams zunächst der Symptomlinderung. Die zugrundeliegende Ursache des therapierefraktären Symptoms wird anfangs oft nicht erkannt. Die Patient*innen fühlen sich in ihrer Existenz bedroht und gängige Strategien der Symptomkontrolle erweisen sich oft als unwirksam.

Während es manchen Menschen gelingt, ihrem Leiden einen Sinn abzugewinnen, erleben andere eine schwere Sinnkrise und tiefe spirituelle Not. Diese ist eine Krise im Sinne einer plötzlichen Veränderung, die unter anderem durch den Zusammenbruch der spirituellen Identität charakterisiert ist. Sie stellt die Werte und die Transzendenz, wie sie bis dahin erfahren wurden, infrage und unterbricht jegliche Suche nach einem Lebenssinn. Sie stellt auch den Wert infrage, den der Patient, die Patientin seiner bzw. ihrer eigenen Würde zuschreibt (Odier 2008). Existenzielles Leiden ist somit eng verbunden mit spiritueller Not, mit Hoffnungslosigkeit, mit tiefer Resignation, Traurigkeit, Verzweiflung und meist auch mit Angst.

Patient*innen in existenzieller Verzweiflung erscheinen meist extrem belastet. Das kann sich darin zeigen, dass sie überhöhte, unerfüllbare Ansprüche stellen, dass sie ständig eine Erhöhung der Schmerzmitteldosis oder eine tiefe, kontinuierliche Sedierung einfordern oder auch, dass sie nach Schuldigen für ihr Leid suchen. Aber die meisten der existenziell verzweifelten Menschen wirken eher in sich zurückgezogen und sind kommunikativ kaum mehr erreichbar. Sie leiden unter therapierefraktären Symptomen wie intensivem Schmerz, permanenter Angst oder starker Unruhe.

Existenzielles Leid am Lebensende ist eine bedrohliche Erfahrung von Hilflosigkeit und Ausgeliefertsein. Dieses Leid verstärkt bestehende Symptome und erzeugt damit auch einen hohen Handlungsdruck bei den Betreuenden. Angesichts existenzieller Verzweiflung versagen aber meist alle sonst bewährten Strategien von Symptomkontrolle. Dieses Leiden kann nicht kontrolliert oder „gemanagt“ werden. Und damit kann sich das betreuende Team ebenso hilflos und machtlos fühlen wie die Patientin bzw. der Patient selbst.

Extremes Leiden kann die betroffenen Menschen auch völlig isolieren und ihre Fähigkeit zur Kommunikation zerstören (Sölle 1973), denn in der Erfahrung von existenziellem Leid wird das Sprachzentrum im Gehirn, das Broca-Areal, nicht mehr aktiviert. Die Patient*innen sind dann oft gar nicht mehr in der Lage, ihrem Leiden Ausdruck zu verleihen. Und trotzdem ist das Leiden, besonders in der Pflege, gleichsam in Resonanz deutlich spürbar, sehr appellhaft und oft nur schwer auszuhalten.

Ergebnisse der Gehirnforschung belegen, dass starke Emotionen bei Beobachtenden dieselben Zentren im Gehirn aktivieren, wie das bei eigenem Erleben der Fall wäre (Rizzolatti 2012). Deshalb erzeugt die Nähe zu existenziell verzweifelten Patient*innen meist einen hohen Handlungsdruck. Das trifft in besonderer Weise auf Pflegende zu. Mangels anderer Strategien wird dann zunächst meist eine Steigerung der Schmerzmedikation eingefordert. Existenzielle Verzweiflung muss jedoch als multidimensionales Leiden betrachtet werden, dem mit einer Erhöhung der Analgetikadosis meist nicht wirksam begegnet werden kann.

Erweisen sich alle Maßnahmen zur Linderung als wirkungslos, kann der Wunsch nach Distanzierung von diesem Leiden – vielleicht sogar nach Distanz von den Leidenden – entstehen. Weil diese Distanzierung in der Pflege aber kaum möglich ist, erscheint eine palliative Sedierung oft als nächstliegende Option. Natürlich ist das erklärte Ziel einer Sedierung existenziell verzweifelter Patient*innen die Linderung ihres Leidens. Zugleich werden damit aber auch die Betreuenden entlastet – es reduziert ihre Gefühle von Hilflosigkeit und Ohnmacht. Dabei könnte die gemeinsame, geteilte Hilflosigkeit gerade das Verbindende, das Tragende sein. Aber wir sind nicht sehr geübt darin, Machtlosigkeit auszuhalten. Heller (2014) nennt es das Omnikompetenz-Syndrom: Wir wollen das Leiden aktiv bekämpfen, das Symptom kontrollieren – und wenn sich das als unmöglich erweist, erscheint die Sedierung möglicherweise als beste Lösung. Vielleicht müssen wir in der Pflege aber ganz woanders ansetzen: der Konfrontation mit dem Leid standhalten, den Patient*innen beistehen, auch dann, wenn das Leid momentan nicht gelindert werden kann.

Menschen in existenziell verzweifelten Situationen erleben einen totalen Verlust der Handlungsfähigkeit, einen Zustand des Ausgeliefertseins und der Hilflosigkeit. Es ist wichtig, dass das betreuende Team nicht in den

Sog dieser Verzweiflung gerät. Genauso ist blinder Aktionismus zu vermeiden. Es ist nicht möglich, existenzielle Verzweiflung und Todesangst „wegzutherapieren", genauso wenig, wie die Sterblichkeit an sich wegtherapiert werden kann.

Existenzielle Verzweiflung stellt keine medizinische Diagnose dar, daher sind medizinisch-pharmakologische Maßnahmen nicht unbedingt zielführend. Es braucht Reflexion im Team, supervisorische Unterstützung und spirituelle Begleitung, um die Betreuenden zu entlasten. Für die Patient*innen können das Angebot spiritueller und psychologischer Unterstützung und vor allem die schlichte Präsenz hilfreich sein. Präsenz und mitmenschlicher Beistand sind ganz wesentliche Faktoren zur Leidenslinderung bei existenzieller Verzweiflung. Die stille Präsenz, ohne den Anspruch, das Leiden abzuschaffen oder zu trösten, das Mit-Aushalten des schier Unaushaltbaren, kann eine innere Verbundenheit schaffen. Durch diese Verbundenheit kann das Gefühl der Isolation der Leidenden verringert werden. Existenziell leidende Menschen sind daher fundamental auf einen Mitmenschen angewiesen, der zum Mitempfinden fähig und bereit ist, sich von dem Leid erschüttern zu lassen und der auch angesichts des Leidens und der Ohnmacht bereit ist, präsent zu bleiben. In dieser geteilten Machtlosigkeit kann sich ein spiritueller Raum eröffnen, in dem sich die Verzweiflung verändern kann. Nach Jaspers ist Spiritualität das Haltgebende, das einem Menschen bleibt, wenn er den Halt in der Welt und in sich selbst verloren hat (Jaspers 1971, S. 32).

In der Begegnung mit leidenden Menschen stellt Hoffnung einen wichtigen Aspekt dar. Hoffnung ist der Gegenpart, gleichsam das Antidot zu existenzieller Verzweiflung. Die Hoffnung zu stärken und zu fördern ist eine zentrale pflegerische Tätigkeit, die sich vor allem in vielen kleinen Handlungen und in der Haltung gegenüber dem existenziell verzweifelten Menschen zeigt (Ackley 2008). Hoffnung ist selbst in größter Beschränkung möglich und: Sie wirkt, ohne sich erfüllen zu müssen (Aulbert et al. 2012, S. 26). Pflegende sind in der strategischen Position, Hoffnung zu bieten oder zu verhindern. Zugleich ist es ein Leitprinzip palliativer Betreuung, Hoffnung zu erhalten. Nussbaum bezeichnet die Hoffnung als positive Schwester der Angst: Beide sind auf eine ungewisse Zukunft gerichtet, auf das mögliche Eintreten eines Ereignisses. Und beide sind in der Hinsicht irrational, dass sie die Wahrscheinlichkeit dieses Eintretens nicht zum Kriterium machen – für die Intensität des Gefühls sind Wahrscheinlichkeiten in der Regel komplett irrelevant (Nussbaum 2019). Hoffnung ist wirkmächtig, selbst dann, wenn sie sich nicht erfüllt.

Es dürfen natürlich keine falschen Hoffnungen geweckt werden, für schwerkranke Menschen mit deutlich begrenzter Lebenserwartung ist Hoffnung aber von größter Bedeutung. Es ist dann meist nicht mehr die Hoffnung auf Heilung, sondern es sind vergleichsweise kleinere Hoffnungen. Das kann die Hoffnung auf eine ruhige Nacht, auf Linderung der Schmerzen oder auch die Hoffnung sein, noch einmal nach Hause entlassen zu werden. Es liegt in der Verantwortung der Betreuenden, auch der Pflegenden, zur Erhaltung solcher Hoffnungen beizutragen und sie nicht durch unbedachte Äußerungen zu zerstören.

Vielleicht sind die Phasen tiefer Angst, absoluter Hoffnungslosigkeit und Verzweiflung aber auch integraler Bestandteil des Sterbeprozesses. Dieser Prozess ist dynamisch, wechselnde Phasen von Angst und Akzeptanz, von Verzweiflung und Hoffnung sind wahrnehmbar. Fast immer ist zu beobachten, wie sich das Leid im Sinne einer Bewältigung wandeln kann. Und vielleicht ist dieser Durchgang durch mehr oder weniger intensive Phasen existenzieller Leiderfahrung bereits auch als Teil der Bewältigung dieser Krise zu betrachten. Verzweiflung ist ein Prozess des Verarbeitens des bisherigen Lebens und des Sterbenmüssens. Verzweifeln, weil man noch so vieles gerne wollte und nun nicht mehr kann (Patzlsperger 2011, S. 35); verzweifelt sein über die Einsamkeit, verzweifeln an den Schmerzen, an der Atemnot, am Verfall des eigenen Körpers und dem Abschied von den Liebsten. Auch am Ende eines erfüllten Lebens bleibt vieles unverwirklicht und das Bewusstsein, dass Offenes offen bleiben muss, dass Unerledigtes unerledigt bleibt, kann Menschen verzweifeln lassen.

Existenzielles Leid und Verzweiflung können aber auch als aktiver Prozess verstanden werden, als Prozess, der uns an die Grenze führt. An dieser Grenze der Belastbarkeit kann sich nicht nur für die Patient*innen, sondern auch für die Betreuenden ein Raum der Spiritualität öffnen. In der Begegnung mit leidenden, verzweifelten Patient*innen kommen wir in Berührung mit eigenem Leid, mit unserer eigenen Begrenztheit, unserer Angst und unserer eigenen Hilflosigkeit. Diese erlebte Hilflosigkeit hat einen besonderen Wert, jenseits von professioneller Kompetenz ermöglicht sie menschliche Begegnung auf Augenhöhe. Wir verlassen dann die Position der Stärke und das ist zugleich eine wesentliche Voraussetzung für echtes Mitgefühl. „Es muss Platz sein für menschliche Not und abgrundtiefe Verzweiflung, für die Widersprüche des Lebens, die nicht lösbar sind, für die laute Klage und die Trostlosigkeit der Tränen und all das, was unvollendet bleibt, das sich nicht sedieren lässt, ohne dass Menschlichkeit verloren geht“ (Heller 2014, S. 76).

Menschen in existenziellen Leiderfahrungen bedürfen vor allem dieser mitmenschlichen Zuwendung, Präsenz und psychosozialer und spiritueller Unterstützung. Damit kann das solidarische Mit-Aushalten und Mit-Tragen eine bedeutsame Form von Beistand sein und dazu beitragen, dass Verzweiflung sich wandelt. In der radikalen Konfrontation mit dem Leiden und im Einsatz der gesamten Persönlichkeit der Pflegeperson, um dieses Leiden zu lindern, kann das „spezifisch Pflegerische“, gleichsam der therapeutische Kern der Pflege, liegen. Die Begegnung mit unerträglichem Leid ist zugleich aber auch der Maßstab, an dem sich die Qualität der Pflege messen lassen muss (Eriksson 2006).

Die pflegerische Betreuung von Menschen in existenziellen Leiderfahrungen erfordert vor allem einen nicht-medizinischen Ansatz: Obwohl das

Lindern von Leiden explizit als zentrale Aufgabe von Pflege und Medizin gilt, so ergibt sich doch die Frage, ob dieser Auftrag wirklich für alle Dimensionen des Leidens gilt. Claudia Bozzaro betont die Grenzen des medizinisch Machbaren: Die Medizin kann nicht allen Formen von Schmerz und Leid gerecht werden, sie kann nicht in einem umfangreichen Sinn alle Formen von Leiden, speziell existenzielle und spirituelle Leiderlebnisse, lindern, schlichtweg deshalb, weil sie die Möglichkeit dazu nicht hat (Bozzaro 2015).

Wenn wir über mögliche Grenzen des medizinischen Auftrags zur Leidenslinderung nachdenken, dann bedeutet das natürlich keinesfalls, die Patient*innen in ihrem existenziellen Leid alleine zu lassen. Aber: Die Angst vor dem Sterben, existenzielle Verzweiflung und das Leid am Lebensende stellen keine Pathologien dar – und auch keine medizinischen Diagnosen. Es sind menschliche Grunderfahrungen.

Die Pathologisierung existenzieller Leiderfahrungen führt unweigerlich zur Medikalisierung. Das bedeutet, dass wir dem Leiden heute bevorzugt mit der Verabreichung von Medikamenten begegnen.

Gesamtgesellschaftlich betrachtet haben wir es verlernt, mit Leid umzugehen – es fehlt ein tieferes Verständnis dafür und Leiderfahrungen erscheinen oft sinnlos. Daher besteht der Anspruch, alle Formen von Leid schnell und effektiv hinwegzutherapieren.

Hier soll einem möglichen Missverständnis vorgebeugt werden: Selbstverständlich besteht die Verpflichtung, belastende Symptome bestmöglich und natürlich auch mit pharmakologischen Mitteln zu lindern. Und ohne Zweifel müssen wir den Kranken in ihren Leiderfahrungen beistehen – sie dürfen damit nicht alleine gelassen werden.

Darüber hinaus müssen wir aber anerkennen, dass uns das Leiden am Lebensende, vor allem in seiner existenziellen Dimension, an die Grenzen des medizinisch Machbaren bringt. Und es bringt uns auch in Resonanz mit unseren eigenen Ängsten und unseren eigenen Leiderfahrungen. Einem leidenden Menschen Beistand zu bieten – auch wenn dieses Leid momentan nicht reduziert werden kann –, erfordert die Bereitschaft, uns von diesem Leid berühren zu lassen.

Der vermeintliche Imperativ, alles Leid zu lindern, kann zu einer Tabuisierung des Leidens und nachteiligen Folgen für die leidenden Patient*innen führen (Streeck 2020). In der unmittelbaren Konfrontation mit dem Leid erleben Pflegende einen Handlungsdruck und oft auch eine gewisse Identifikation mit der leidenden Person (Kissane 2014). Da existenzielles Leid mit den üblichen pharmakologischen Strategien kaum gelindert werden kann, wird oft versucht, es durch eine Sedierung zumindest unsichtbar zu machen. Im Extremfall soll die Abschaffung des Leidens durch die Eliminierung der Leidenden erreicht werden (Streeck 2020). Der fragwürdige Anspruch, alle Leiderfahrungen zu vermeiden, führt letztlich zur Akzeptanz lebensbeendender Maßnahmen, wie Suizidbeihilfe und Tötung auf Verlangen.

Im Bewusstsein, dass Leiderfahrungen untrennbarer Teil der menschlichen Existenz sind, muss der Fokus vielmehr auf eine leidsensible Pflege und Medizin gelegt werden. Dafür braucht es eine Auseinandersetzung mit dem Leiden, eine reflektierte Haltung und auch entsprechendes Wissen. Vor allem in jenen Situationen, in denen wir an die Grenzen der eigenen Handlungsfähigkeit kommen und uns hilflos fühlen, ist es entscheidend, präsent zu bleiben. Die Unterstützung existenziell leidender Menschen durch eine persönliche, stabile Präsenz kann nicht hoch genug eingeschätzt werden.

Die Philosophie von Palliative Care umfasst weit mehr als medizinische Behandlung. Zentrale Werte sind Patientenzentriertheit und Fürsorge und auch, wenn die (Palliativ-)Medizin über zuverlässige Strategien verfügt, um körperliche Leiden zu lindern – bei existenziellem Leid sind andere Fähigkeiten erforderlich. Die individuelle und intensive Unterstützung und Begleitung existenziell leidender Menschen zählt zu den Kernkompetenzen von Palliative Care und Palliativpflege.

8 Symptomlinderung in der Palliativpflege

Als wichtigstes Ziel palliativer Betreuung gilt die Erhaltung der individuellen Lebensqualität der Patient*innen. Daher ist eine möglichst effektive Linderung von belastenden und oft auch quälenden Symptomen von höchster Priorität. In der Palliative Care haben sich die Begriffe Symptomkontrolle und Symptommanagement etabliert. Da sich viele Aspekte der Betreuung von Menschen am Lebensende aber jeglichen Strategien von Kontrolle und Management entziehen, wird im Folgenden bewusst auf diese Begriffe verzichtet und auf die realistischeren Termini *Symptomlinderung* und *Symptombehandlung* zurückgegriffen.

Da das Leiden an einer schweren Erkrankung immer als biopsychosoziales und auch spirituelles Gesamtgeschehen zu verstehen ist, ist es wichtig, in der Symptomlinderung alle vier Ebenen zu berücksichtigen. Daher sind zur Linderung belastender Symptome neben pharmakologischen stets auch pflegerische und psychosoziale Interventionen sinnvoll.

Symptomwahrnehmung und Symptomerleben

Die Wahrnehmung und das Erleben von Symptomen sind höchst individuell und hängen nicht zuletzt auch davon ab, welche Bedeutung die Patient*innen dem jeweiligen Symptom beimessen. Es ist also niemals ein rein körperliches Geschehen, sondern immer auch eine Erfahrung, die den ganzen Menschen in seiner biopsychosozialen und spirituellen Gesamtheit betrifft. Manche Patient*innen leiden an mehreren belastenden Symptomen zugleich, es entwickeln sich mitunter ganze Symptom-Cluster und die einzelnen Symptome können sich gegenseitig verstärken. Die betroffenen Patient*innen nehmen sich dann oft als ganz ihrem Leibgeschehen ausgeliefert wahr. Die Symptombelastung kann so groß sein, dass sie als existenziell bedrohlich erlebt wird, was nachvollziehbar zu hohem emotionalem Distress führt.

Zu den Aufgaben der Pflege zählen daher nicht nur die Symptomerfassung und -linderung, sondern auch die emotionale Unterstützung der Patient*innen in der Bewältigung dieser Belastung. Die Voraussetzung dafür ist eine vertrauensvolle Beziehung zwischen Patient*in und Pflegeperson. In der Praxis zeigt sich oft, dass sich dieses Vertrauen in kürzester Zeit entwickeln kann, wenn die Pflegeperson in der Lage ist, dem Leid der Patient*innen mit Zuwendung, Mitgefühl und Fachkompetenz zu begegnen. Im Zentrum pflegerischer Aufmerksamkeit muss immer der ganze Mensch in seiner Angewiesenheit und Verletzlichkeit stehen und niemals nur das jeweilige Symptom.

Grundsätze der Symptomlinderung

Zu den Grundsätzen der Symptomlinderung gehören:

- nach den Ursachen der Symptome suchen, reversible Ursachen beachten;
- kausale Therapie, soweit möglich;
- rasch handeln;
- neben pharmakologischen auch pflegerische Maßnahmen einsetzen;
- liegen multiple Symptome vor, sind Prioritäten zu setzen;
- realistische Ziele, evtl. kleine Teilziele anstreben;
- Diagnostik nur bei erwartbarer therapeutischer Konsequenz;
- multiprofessioneller Ansatz;
- psychosoziale Faktoren berücksichtigen;
- bei anhaltenden Symptomen Prophylaxe;
- wiederholte Einschätzung, Wirksamkeit der gesetzten Maßnahmen überprüfen;
- Nebenwirkungen der Medikamente beachten und Medikamente soweit möglich reduzieren und so bald wie möglich wieder absetzen;

- kommunizieren, warum und was getan oder nicht getan wird;
- Patient*innen in Therapieentscheidungen miteinbeziehen;
- vorausschauende Planung mit Vorab-Verordnungen für Krisen.

„Der Anteil der Pflege bei der Gewährleistung einer guten Symptombehandlung kann nicht hoch genug eingeschätzt werden. Die konstante Aufmerksamkeit muss auf die Aufrechterhaltung des Wohlbefindens des Patienten oder der Patientin ausgerichtet sein. Um dies zu ermöglichen, muss das Pflegepersonal aktiv und nicht passiv sein, darf nicht auf Klagen der Patient*innen warten, sondern sollte Probleme herausfinden und möglichen Schwierigkeiten zuvorkommen" (Zech 1993).

Nicht-medikamentöse, pflegerische Maßnahmen zur Symptomlinderung erweisen sich in der Praxis als sehr wirksam und ihre Anwendung bietet darüber hinaus eine spezielle Form der Zuwendung für die Patient*innen. In diesen Situationen ungeteilter pflegerischer Aufmerksamkeit ergeben sich oft intensive Gespräche über die emotionale Bedeutung des Symptoms und die damit verbundenen Ängste der Patient*innen. Während dieser pflegerischen Handlungen ergibt sich damit oft auch eine Chance, zu erkennen, worin das aktuelle Leiden begründet ist und wie es gelindert werden kann.

Symptomassessment

Um die aktuelle Belastung der Patient*innen durch bestehende Symptome zu erfassen, ist es wichtig, gezielt nach ihnen zu fragen. In der Praxis zeigt sich immer wieder, dass manche Symptome von den Patient*innen erst angegeben werden, wenn sie ausdrücklich danach gefragt werden. Daher ist es zentral, nach allen möglichen Symptomen zu fragen und dabei auf Details in den Antworten der Patient*innen zu achten.

Auch in einem ausführlichen Aufnahmegespräch verneinen manche Patient*innen das Vorhandensein von Symptomen, obwohl diese deutlich zu erkennen sind. Diese kommunikativen Barrieren können unterschiedliche Ursachen haben. So können Patient*innen manche Symptome als normal und zu ihrer Erkrankung zugehörig empfinden, z. B. die zunehmende Schwäche und Müdigkeit bei fortschreitender Tumorerkrankung, oder sie geben die Belastung nicht entsprechend an, weil sie die professionellen Betreuer*innen nicht „enttäuschen" wollen.

Bei manchen Symptomen, wie z. B. Obstipation, Diarrhoe oder Wundgeruch, kann aber auch Scham der betroffenen Patient*innen ein Gespräch über diese Symptome erschweren. Nur auf Basis einer vertrauensvollen Beziehung kann es gelingen, diese Barrieren in der Kommunikation über Symptome zu überwinden.

Um die Wirksamkeit der gesetzten Maßnahmen zur Symptombehandlung zu überprüfen, um Therapiesicherheit und damit eine entsprechende Linderung der Symptome zu gewährleisten, müssen die verschiedenen Symptome wiederholt und systematisch eingeschätzt werden. Für dieses Assessment (Einschätzung der Intensität des Symptoms) stehen verschiedene validierte Instrumente zur Verfügung:

Tabelle 1: **P-Q-R-S-T** (Methode zur initialen Symptomeinschätzung in palliativen Situationen)

P	Q	R	S	T
Provokation oder Palliation	**Qualität oder Quantität**	**Region**	**Stärke**	**Auftreten (Timing)**
Was verursacht das Symptom? Was lindert es? Was intensiviert es?	Wie fühlt es sich an? Wie stark empfinden Sie es aktuell?	Wo ist das Symptom lokalisiert? Strahlt es in andere Regionen aus?	Wie stark ist das Symptom auf einer Skala von 0–10 momentan? (10 = maximale Stärke)	Wann trat dieses Symptom zum ersten Mal auf? Wie oft tritt es auf? Tritt es plötzlich oder allmählich auf?
Was denken Sie, was die Ursache für dieses Symptom ist? Was hilft Ihnen, wenn Sie sehr darunter leiden?	Beeinträchtigt Sie dieses Symptom in ihrer Tagesgestaltung? Zwingt Sie dieses Symptom z.B., mehr zu liegen oder sich hinzusetzen?	Können Sie zeigen, von wo das Symptom (z.B. Schmerz) ausgeht und falls es ausstrahlt, wohin?	Wie sehr sind Sie durch dieses Symptom beeinträchtigt? Scheint es insgesamt eher schwächer oder stärker zu werden? Oder ist die Intensität gleichbleibend?	Wie häufig leiden Sie an diesem Symptom? Tritt es eher tagsüber auf oder nachts? Stört es Ihren Schlaf? Wachen Sie davon auf? Wie lange hält es an?

ESAS (Edmonton Symptom Assessment System)[3]: Damit werden verschiedene Symptome nach der numerischen Skala von 0 (= beschwerdefrei) bis 10 (= sehr stark) erfasst, z. B. Schmerz, Müdigkeit, Übelkeit, Depression, Angst, Appetitlosigkeit, Atemnot. Mit ESAS können Symptome identifiziert und quantifiziert werden. Es ist zugleich ein hilfreiches Instrument zur Diskussion über Behandlungsziele mit den Patient*innen und auch innerhalb des multiprofessionellen Teams.

Die Belastung durch ein Symptom ist sehr individuell, ein und dasselbe Symptom wird von verschiedenen Patient*innen sehr unterschiedlich erlebt. Es ist daher wichtig, nicht nur mehr über die Intensität, sondern auch über die psychosoziale Bedeutung des Symptoms für die jeweilige Patientin, den jeweiligen Patienten zu erfahren.

Die am häufigsten eingesetzten Instrumente zur Einschätzung der Symptomlast sind die **Visuelle Analogskala (VAS)** und die **Numerische Rating-Skala (NRS)** mit möglichen Angaben zur Symptomintensität von 0 bis 10.

Für kognitiv nicht eingeschränkte Patient*innen gilt: Die Patient*innen sind Expert*innen für ihre Erkrankung und die meisten von ihnen haben ein klares Wissen darüber, was ihnen guttut, was ihre Symptome lindert und was sie verschlechtert. Diese Kompetenz muss nicht nur anerkannt und respektiert werden, sie sollte von den professionell Betreuenden auch genutzt und gefördert werden.

Zusätzliche Assessment-Fragen sind:

- *Was bedeutet dieses Symptom für Sie?*
- *Welche Gefühle löst es in Ihnen aus?*
- *Was bessert dieses Symptom?*
- *Was führt zu einer Verschlechterung?*

---

3 Download unter: https://www.dgpalliativmedizin.de/category/3-pba-dokumentationshilfen.html

Eine regelmäßige Einschätzung der Symptome mit geeigneten Assessment-Instrumenten ist verpflichtend und daher auch im GuKG unter § 22b festgelegt. In der Pflege gilt: Alles, was nicht dokumentiert ist, existiert nicht und kann später auch nicht mehr nachvollzogen werden. Daher ist eine regelmäßige Einschätzung der Symptombelastung sehr wichtig. Mit der regelmäßigen Einschätzung der Intensität der Symptome wird zugleich auch der Erfolg der symptomlindernden Maßnahmen überprüft.

Damit dient das Assessment nicht nur der Evaluation der gesetzten Maßnahmen, es erleichtert auch die Dokumentation und die Information innerhalb des Teams.

Es gilt die Regel: Keine Therapie ohne Assessment!

Pflegerische Interventionen zur Symptomlinderung

Palliativpflege versteht den Menschen als ganzheitliches Wesen mit vier verschiedenen Aspekten: Physische, psychische, soziale und spirituelle Komponenten lassen sich unterscheiden, sind aber eng miteinander verbunden. Ausgehend von dem biopsychosozialen Modell von Egger (2005) hat jedes Symptom nicht nur körperliche, sondern immer auch mehr oder weniger gravierende psychische, soziale und auch spirituelle Auswirkungen auf den betroffenen Menschen.

„Es ist nie richtig zu sagen, Schmerz sei körperlich. Es ist genauso wenig richtig zu sagen, er sei psychisch. Es ist immer ein ‚sowohl-als-auch'." (Husebø 1999, S. 226)

Das bedeutet auch, dass Interventionen auf *allen* Ebenen zielführend sein können. Zum Beispiel können bei Schmerz eine Einreibung, ein entlastendes Gespräch oder auch die Ablenkung durch einen Besuch helfen. Zur Linderung belastender Symptome stehen daher nicht nur pharmakologische, sondern auch viele bewährte pflegerische Maßnahmen zur Verfügung. Im Folgenden soll eine Auswahl der häufigsten Symptome und möglicher pflegerischer Interventionen zur Symptomlinderung Anregungen für die palliative Pflege bieten.

8.1 Angst

Grundsätzlich hat Angst eine wichtige Funktion, sie dient dem Überleben. Patient*innen in palliativen Situationen einer Erkrankung erleben Angst jedoch oft in besonderer Intensität bis hin zur Todesangst. Die Angst am Lebensende ist daher mehr als ein Symptom, sie ist Ausdruck des Ringens um die Bewältigung einer Krise, der wohl größten Krise im Leben.

Die NANDA-Pflegediagnosen definieren Angst als „unbestimmtes, unsicheres Gefühl des Unwohlseins oder der Bedrohung, dessen Ursache für die betroffene Person oft unspezifisch oder unbekannt ist, begleitet von einer autonomen Reaktion – ein Gefühl des Besorgtseins, verursacht durch die Vorwegnahme einer drohenden Gefahr. Es ist ein alarmierendes Signal, das vor einer kommenden Gefahr warnt und es der Person erlaubt, Maßnahmen im Umgang mit der Bedrohung zu ergreifen" (Doenges, Moorhouse & Murr 2002, S. 144).

Es ist zu unterscheiden:

Furcht: Gefühlsreaktion auf eine akute oder erwartete konkrete Gefahr in Form von erhöhtem Herzschlag, flacher Atmung, Zittern, Schweiß und Mundtrockenheit.

Angst: unbestimmte Erwartung, dass etwas Schlimmes passieren könnte.

Panik (Angstattacke): übersteigerte Angstreaktion, die sich nicht auf eine spezifische Situation oder besondere Umstände beschränkt und deshalb auch nicht vorhersehbar ist.

Unsicherheit: vorsichtiges, zögerndes, abtastend-zurückhaltendes Verhalten in einer unbekannten Situation.

Ängstlichkeit: bezeichnet eine Persönlichkeitseigenschaft; chronische Unsicherheit, Angespanntheit, Besorgtheit.

Sorge: sich Sorgen machen um jemanden oder um etwas, bezieht sich auf die Zukunft und geht eher mit Nachdenklichkeit und gedrückter Stimmung einher als mit einer Angstreaktion. Der (negative) Ausgang einer Situation wird gedanklich vorweggenommen (Gramm 2016, S. 24).

Menschen mit schweren chronischen und terminalen Erkrankungen werden häufig von tiefen Ängsten geplagt. Diese sind meist multifaktoriell bedingt. Sie können durch tatsächliche oder befürchtete Symptome und Funktionseinschränkungen, wie z. B. Atemnot, Schmerzen oder Verlust der Mobilität, ausgelöst werden. Sie können sich aber auch auf geplante oder durchgeführte Therapien oder auf mögliches Leiden infolge von Unterversorgung und unzureichender Unterstützung beziehen. Oder es kann die Angst vor dem Fortschreiten der Erkrankung sein, vor dem Leiden, vor Kontrollverlust und letztlich auch die Angst, sterben zu müssen.

Häufig haben Ängste Ursachen, die nicht auf den ersten Blick ersichtlich sind. So können ungeklärte innere oder äußere Konflikte, z. B. im Angehörigensystem, in der lebensbedrohlichen Situation bedeutsamer werden und akute Ängste bedingen. Familiäre Zusammenhänge können z. B. einer Akzeptanz und einem Annehmen des bevorstehenden Lebensendes entgegenwirken. Ein Genogramm und der Blick über die Systemgrenzen der Kernfamilie können hier eine Unterstützung bieten.

Oft werden Ängste weniger durch tatsächliche Veränderungen ausgelöst, sondern durch Vorstellungen und Erwartungen künftiger Ereignisse. Für die Entstehung und das Erleben von Angst ist es aber unerheblich, ob es sich um eine real begründete oder um eine fiktive Angst handelt.

In der Palliativpflege zeigt sich immer wieder, dass die Vorstellungen und Befürchtungen der Patient*innen und auch ihrer Angehörigen weit mehr Angst auslösen als die tatsächlichen Belastungen. Daher kann eine umfassende und wiederholte Aufklärung angstreduzierend wirken.

Angst lässt sich zwar nicht unterdrücken, aber es kann bereits hilfreich sein, gemeinsam mit der Patientin bzw. mit dem Patienten diffuse Ängste von konkreter Furcht zu unterscheiden. Bestehen konkrete Befürchtungen, kann eine ehrliche und sachliche Information entlastend wirken, vorausgesetzt, sie wird mit der entsprechenden Empathie vermittelt. Das wichtigste Instrument zur Erfassung von Ängsten ist somit das **persönliche Gespräch**.
Mögliche Ängste sind in ihrem Auftreten, ihrer Ausprägung und in Bezug auf ihre mögliche Belastung im Behandlungs- und Krankheitsverlauf wiederholt und regelmäßig zu erfassen. Ergibt das Assessment, dass der Patient bzw. die Patientin unter Angst leidet, kann mittels folgender oder ähnlicher Fragen Näheres dazu erhoben werden.

- *Was ist es genau, das Ihnen Angst macht? Was meinen Sie damit, wenn Sie ... sagen?*
- *Seit wann haben Sie diese Ängste? Kennen Sie solche Ängste auch aus anderen Situationen Ihres Lebens?*
- *Wann sind Ihre Ängste besonders spürbar?*
- *Wie oft tritt die Angst auf? Besteht sie durchgängig oder ist sie mit bestimmten Ereignissen verknüpft?*
- *Was hilft Ihnen, wenn Sie diese Angst wahrnehmen?*
- *Was müsste anders sein, damit es Ihnen besser geht?*
- *Auf einer Skala von 1 (schwach) bis 10 (extrem stark): Wie stark ausgeprägt ist Ihre Angst?*
- *Wie beeinträchtigend erleben Sie diese Angst?*
- *Gibt es auch Phasen, in denen die Angst für Sie gut auszuhalten ist?*

- *Haben Sie schon mit jemand anderem über Ihre Angst gesprochen? Wissen Ihre Angehörigen darüber Bescheid?*
- *Ist es nur diese eine Angst oder gibt es noch andere Dinge, die Sie verunsichern und Ihnen Sorgen bereiten?*

Für das **Angst-Assessment** eignen sich z.B. ESAS (Edmonton Symptom Assessment System)[4], STAI (Spielberger State Trait Anxiety Inventory), HADS (Hospital Anxiety and Depression Scale) oder BAI (Beck Angst-Inventar). Alternativen mit nur einer einzigen Fragestellung bieten die Visuelle Analogskala (VAS), die Numerische Rating-Skala (NRS) und die Faces Anxiety Scale (Fumasoli 2012, S. 22).

Allgemeine Strategien gegen die Angst:

- Ruhe und Langsamkeit;
- sicheres Bindungsangebot, z.B. Verlässlichkeit, auf Läuten des Patienten, der Patientin rasch reagieren;
- Ernst nehmen und Angst akzeptieren (nicht: „Sie müssen keine Angst haben“);
- angstreduzierende Kommunikation;
- bestmögliche Symptomlinderung;
- diffuse Angst nach Möglichkeit konkretisieren;
- klare und wiederholte Informationen bieten;
- Ermutigung der Patient*innen, Fragen zu stellen;
- Mitgefühl;
- realistische Hoffnungen stärken;
- Angehörige einbeziehen

---

4 Download unter: https://www.dgpalliativmedizin.de/category/3-pba-dokumentationshilfen.html

Präsenz

In der Pflege liegt der Fokus vor allem darauf, etwas für die Patient*innen zu „tun“, in manchen Situationen ist es aber weit wichtiger, mit dem Patienten oder der Patientin zu „sein“. Der Wert dieses Da-Seins im Sinne einer achtsamen und mitfühlenden Präsenz zeigt sich bei Angst besonders deutlich. Mit aller Aufmerksamkeit im „Hier und Jetzt“ bei einem angstvollen Patienten oder einer Patientin zu sein – auch dann, wenn man aktiv nichts gegen die Angst tun kann –, ist eine bedeutsame Form des Beistandes und der Unterstützung.

„Es geht nicht darum, was sie tun, sondern darum, dass sie für mich da sind. Es ist die pflegerische Präsenz, die den Unterschied ausmacht [...] Um 3 Uhr morgens, wenn ich Angst habe und mich vor dem bevorstehenden Tod fürchte, kann eine Pflegeperson, die einfach nur bei mir sitzt, zuhört und Präsenz zeigt, den Unterschied ausmachen, der in keinem Bericht aufscheint, aber für mich der Wendepunkt sein kann.“
(Fahlberg & Rousch 2016)

Patient*innen in großer Angst sollten nicht alleine gelassen werden, denn die Wurzel der Angst „… beginnt und endet mit dem Bedürfnis nach Sicherheit (…) und mit dem Wunsch nach Beständigkeit“, wie Krishnamurti (2013) feststellt. Daher wirkt die Präsenz einer Person, die Sicherheit vermitteln kann, oft sehr entlastend. Da es aus Zeitgründen aber oft nicht möglich ist, dass die Pflegeperson längere Zeit im Zimmer bleibt, kann es eine Alternative sein, die Zimmertüre offen zu lassen und in kurzen Abständen immer wieder nach dem Patienten, der Patientin zu sehen. Generell sind eine vertrauensvolle Beziehung, ein möglichst hohes Maß an Sicherheit und absolute Zuverlässigkeit der Pflegepersonen wichtig, in der Pflege von Patient*innen mit Angst sind sie aber von besonderer Bedeutung.

Manche Patient*innen empfinden körperlichen Kontakt, wie Handhalten oder In-den-Arm-genommen-Werden, als beruhigend. Aber auch eine atemstimulierende Einreibung oder eine Fuß- oder Handmassage können ganz wesentlich zur Entspannung von angstvollen Patient*innen beitragen. Bei Menschen mit Demenz wirkt leises Singen oder Summen oft angstreduzierend.

Eine häufige Angst von Patient*innen mit schwerer Erkrankung ist die **Angst vor Kontrollverlust**. Dabei sind eine umfassende Aufklärung und ein aktives Miteinbeziehen des Patienten, der Patientin in medizinische und pflegerische Entscheidungen von größter Wichtigkeit. Ein möglichst hohes Maß an Selbstbestimmung reduziert die Angst vor Kontrollverlust. Mit den Patient*innen gemeinsam ist zu überlegen: Was ist kontrollierbar? Was ist teilweise kontrollierbar? Was ist nicht kontrollierbar? Der Fokus sollte dann auf die kontrollierbaren oder auf die teilweise kontrollierbaren Bereiche gelegt werden.

In der Betreuung von Patient*innen mit Ängsten sollten Pflegepersonen besonders darauf achten, dass sie Ruhe und Zuversicht vermitteln. Dabei ist es nicht das Ziel, der Patientin oder dem Patienten die Angst zu nehmen, sondern vielmehr, die Angst aushaltbar zu machen. Der Satz „Sie müssen keine Angst haben" ist selten hilfreich und sollte daher vermieden werden. Im Gespräch mit den Patient*innen ist zu vermitteln, dass die Angst normal und auch nachvollziehbar ist. Anstatt wiederholt von Angst zu sprechen, sollten bewusst schwächere Begriffe wie Sorgen, Kummer oder Unsicherheit verwendet werden. Und gemeinsam mit dem Patienten, der Patientin ist zu überlegen, was das momentane Hauptproblem darstellt und welche Strategien Entlastung bieten könnten, etwa: „Was denken Sie, würde Ihnen jetzt helfen?"

Bestehen diffuse Ängste, kann schon der Versuch einer Konkretisierung eine gewisse Entlastung bewirken. Je eindeutiger die Angst benannt werden kann, umso eher können Strategien zur Bewältigung entwickelt werden.

Pflegerische und komplementäre Maßnahmen bei Angst

In der Palliativpflege gilt der Grundsatz, dass pflegerische und komplementäre Interventionen einen ebenso hohen Stellenwert wie medikamentöse Maßnahmen haben. Vor dem Einsatz von mitunter nebenwirkungsreichen Medikamenten sollten zunächst pflegerische und komplementäre Maßnahmen zur Symptomlinderung eingesetzt werden.

Musik

Zur Reduktion von Angstempfindungen und generell auch zur Entspannung hat sich der Einsatz von Musik sehr bewährt. Der angstlindernde Effekt von musiktherapeutischen Angeboten, aber auch von Musik im Allgemeinen, ist gut belegt (Mallik & Russo 2022). Es gibt Hinweise darauf, dass das Hören von geeigneter Musik möglicherweise wirksamer ist als angstlösende Medikamente wie Midazolam (Bringman et al. 2009). Dies könnte auf die neurochemischen Effekte von Musik zurückzuführen sein, die zu einer Erhöhung der körpereigenen Opioide und zu einer Reduktion der Cortisol-Ausschüttung führen (Chanda & Levitin 2013).

Musik oder auch Naturgeräusche, wie etwa Vogelgezwitscher, können daher beruhigend und angstlindernd wirken, vorausgesetzt, ihr Einsatz wird von den Patient*innen angenommen. Der positive Effekt ist aber nur dann zu erwarten, wenn die Musik gezielt eingesetzt wird und nicht im Sinne einer ununterbrochenen Berieselung.

Aromapflege

In der Palliativpflege haben sich verschiedene komplementäre Maßnahmen wie **Aromapflege** sehr bewährt. Auch wenn vieles davon noch nicht als evidenzbasiert gelten kann, zeigt die Praxis doch die Wirksamkeit dieser Maßnahmen.

Grundsätzliches zum Einsatz von Aromapflege: Es dürfen nur 100 % naturreine ätherische Öle, naturreine Pflanzenöle und Hydrolate verwendet werden. Aromapflege darf nur mit dem Einverständnis der Patient*innen eingesetzt werden und die Pflegeperson muss über entsprechende Kenntnisse über die Anwendung, die Wirkweise und über mögliche Kontraindikationen zu den ätherischen Ölen verfügen. Die Wahl des ätherischen Öles orientiert sich an den Beschwerden, den Bedürfnissen sowie an den Vorlieben und Abneigungen der Patient*innen.

Für Einreibungen und Streichungen werden Mischungen eines Basisöles mit dem ausgewählten ätherischen Öl verwendet. Für eine 1%ige Mischung werden 20 Tropfen des ätherischen Öles in 100 ml des Pflanzenöles gemischt, bei 50 ml des Basisöles ergeben 10 Tropfen ätherisches Öl eine 1%ige Mischung. (Buchmayr 2007, S. 30)

Reine ätherische Öle zur Linderung der Angst

Bei Angst hat sich der Einsatz verschiedener ätherischer Öle wie Lavendelöl, Orangenöl (Goes et al. 2012, S. 798), Ylang Ylang (Gnatta et al. 2014) und Zitronengras (Goes et al. 2015, S. 772) als lindernd erwiesen. Auch Anwendungen mit dem ätherischen Öl der Bergamotte (Krähmer 2015) oder mit Zedernöl können zu einer Reduktion der Angst führen. Die ätherischen Öle werden in Form von Einreibungen, Streichungen, als temperierte Ölkompresse oder als Duft-Tuch eingesetzt.

Temperierte Ölkompresse: Das gewählte ätherische Öl wird mit Oliven- oder Sesamöl zu einer 1–2%igen Mischung vermengt. Etwa zwei Esslöffel dieser Ölmischung werden auf ein dreifach zusammengefaltetes Tuch geträufelt und auf einer Wärmflasche erwärmt (Buchmayr et al. 2007, S. 20).

Duftfleckerl oder Duft-Tuch: Ein bis zwei Tropfen des gewünschten ätherischen Öles werden auf eine Kompresse oder auf ein Taschentuch geträufelt, das in der Nähe des Kopfkissens platziert oder in der Hand gehalten wird (ebd., S. 24).

Fußbad: Sofern der Patient, die Patientin nicht zu geschwächt ist, kann auch ein Fußbad mit Lavendel und/oder Kamille entlastend bei Angst wirken (Fingado 2012, S. 37).

Fußmassage: Eine Fußmassage mit zum Beispiel einem Öl aus 30 ml Mandelöl, 9 Tropfen Narde, 9 Tropfen Ylang Ylang und 9 Tropfen feinem Lavendel in sanften, kreisenden Bewegungen führt zu Entspannung und damit zu einer Linderung der Angst (Steflitsch 2007, S. 520).

Atemstimulierende Einreibungen (ASE) (siehe Seite 98): ASE wirken rasch entspannend und angstlindernd, zusätzlich kann durch sie die Atmung verbessert werden. Durch die Ausschüttung von Oxytocin, welche durch streichelnde rhythmische Berührungsreize der Haut hervorgerufen wird, und durch eine Reduktion in der Konzentration des Stresshormons Cortisol, trägt die atemstimulierende Einreibung ganz wesentlich zur Stressbewältigung und zum Wohlbefinden bei (Wikström et al. 2003, S. 788).

TIPP: Da die Ängste der Patient*innen in den Abendstunden meist besonders ausgeprägt sind, sind regelmäßige abendliche atemstimulierende Einreibungen bzw. Hand- oder Fußeinreibungen eine wirksame Vorbeugung.

Pharmakologische Maßnahmen nach AVO

Hält die Angst über einen längeren Zeitraum an oder erreicht sie ein unerträgliches Ausmaß und die Patientin, der Patient fühlt sich in ihr „gefangen“ oder „ausgeliefert“, kann die Angst (pharmakologisch) behandlungsbedürftig sein (Ratsak 2011, S. 1059). Eine Therapie mit anxiolytisch wirksamen Medikamenten sollte angeboten werden, wenn nicht-medikamentöse Maßnahmen keine zufriedenstellende Linderung bewirken. Eingesetzt werden Anxiolytika, Benzodiazepine wie Midazolam, Lorazepam oder auch Neuroleptika.

Bei den häufig gegen Angst eingesetzten Medikamenten, wie etwa den Benzodiazepinen, ist zu bedenken, dass ihre Wirkung auf einer Dämpfung der Reizweiterleitung im Gehirn und auf einer Verstärkung der Wirkungen des hemmenden Neurotransmitters GABA beruht. Damit werden auch die Aufmerksamkeit, die Bewegungskoordination und das Gefühlsleben beeinflusst. Die Angst wird gedämpft und sozusagen zugedeckt, zugleich wird durch diese Medikamente aber auch die Auseinandersetzung mit der aktuellen Angst erschwert.

Bei akut auftretenden Panikattacken werden kurzwirksame Benzodiazepine empfohlen, wie z.B. Lorazepam, Oxazepam und Alprazolam. Dabei ist stufenweise vorzugehen. Bei wiederholtem Auftreten sollte die Indikation für eine längerfristige Behandlung mit Antidepressiva, Antipsychotika oder sonstigen Medikamenten mit anxiolytischer Wirksamkeit geprüft werden (Leitlinienprogramm Onkologie 2020, S. 381).

Gelingt es trotz pflegerischer, psychologischer, seelsorglicher und medikamentöser Interventionen nicht, die Angst der Patient*innen auf ein erträgliches Maß zu reduzieren, ist eine psychiatrische Beratung zu erwägen.

Zusammenfassung

Eine schwere Erkrankung bedeutet immer auch eine Konfrontation mit den menschlichen Grundängsten. Angst und Furcht sind zwar keineswegs angenehme, aber doch auch gesunde und notwendige Emotionen. Angst motiviert, sie führt zur Mobilisation sämtlicher Reserven und ist sehr oft der erste Schritt zur Bewältigung einer krisenhaften Situation. Die Angst schwerkranker Menschen vor dem Sterben könnte daher nicht nur als ein pathologisches Symptom, sondern auch als eine sehr adäquate und gesunde Reaktion betrachtet werden. Die Angst bedeutet nicht unbedingt, dass der Patient, die Patientin die belastende Situation nicht bewältigen kann. Es ist aber entscheidend, wie Pflegepersonen der Angst der Patient*innen begegnen. Es braucht eine Akzeptanz der Angst, des Angst-haben-Dürfens, erst dann kann es gelingen, einen Ausdruck für die Angst zu finden und diffuse Ängste zu konkretisieren. Das Reden über die Angst erweist sich immer wieder als bedeutsame Entlastung für die Patient*innen. Eine offene, ehrliche Kommunikation, die Bereitschaft zuzuhören und fachliche, psychosoziale Begleitung können zu einer Wandlung der Angst führen.

8.2 Dyspnoe – Chronisches Atemnotsyndrom

Dyspnoe wird subjektiv als unangenehme Erschwerung der Atmung empfunden. Dieses Symptom wird durch das Missverhältnis zwischen Atmungsbedarf und Atemleistung ausgelöst. Je nach Schwere kann die Atemnot zu einer erheblichen Verminderung der Lebensqualität führen. Die Angst zu ersticken gehört neben jener vor Schmerzen zur häufigsten Angst kranker und sterbender Menschen (Feichtner 2022, S. 162).

Während „Atemnot" umgangssprachlich als Überbegriff für verschiedene Symptomausprägungen verstanden wird, werden in der Fachliteratur differenzierte Begriffe dafür verwendet, wie z.B. Luftnot, erschwertes

Atmen, Kurzatmigkeit, Atembeschwerden, Atemnotattacke bzw. episodische Atemnot. Einer internationalen Empfehlung zufolge gilt der Sammelbegriff „Chronisches Atemnotsyndrom" (chronic breathlessness syndrome) (Johnson et al. 2018, S. 5; Johnson et al. 2017).

Grundsätzlich ist zwischen einer kontinuierlichen Atemnot und episodischen Atemnotattacken zu unterscheiden. Die betroffenen Patient*innen erleben eine anhaltende Atemnot als äußerst belastend, allerdings schwankt die kontinuierliche Atemnot auch in ihrer Intensität. Atemnotepisoden, die nur für eine relativ kurze Zeit andauern und meist im Zusammenhang mit Anstrengungen auftreten, sind aber oft leichter zu tolerieren. Atemnotepisoden bzw. Atemnotattacken können sowohl in Kombination mit kontinuierlicher Atemnot als auch unabhängig davon als separates Symptom auftreten.

Atembeschwerden und Atemnot zählen nicht nur zu den häufigsten Symptomen in der Palliative Care, sie gehören auch zu jenen Symptomen, die fast immer als bedrohlich erlebt werden. Nicht nur die Patient*innen selbst, auch ihre Angehörigen erleben Atemnot als äußerst belastend. Für die betroffenen Patient*innen ist die Erfahrung von erschwerter Atmung meist eng mit der Angst vor dem Ersticken verbunden. Diese Angst verstärkt die Atemnot wiederum, deshalb gilt es, den Kreislauf von Angst und Atemnot möglichst rasch zu unterbrechen. Ein wesentlicher Faktor dabei ist die Vermittlung von Sicherheit und Ruhe.

Erschwerte Atmung kann gleichsam „ansteckend" sein, denn der Atemrhythmus kann sich rasch auf andere Menschen übertragen. Deshalb gilt für Pflegende in der Betreuung von Patient*innen mit Atemnot als oberstes Gebot, den eigenen ruhigen Atemrhythmus beizubehalten.

Assessment

ESAS, VAS, NRS, Borg-Skala (modifiziert) oder DES (Dyspnea Exertion Scale). Zur Einschätzung der Atemnot bei kognitiv beeinträchtigten Patient*innen empfiehlt sich RDOS (Respiratory distress observation scale for patients unable to self-report dyspnea). (Campbell 2010, S. 285ff.)

RDOS

Zum Assessment gehören auch die Beobachtung der Atemfrequenz und -tiefe (Tachypnoe, Bradypnoe, Atemzugvolumen), eventuelle Atemgeräusche (Stridor, pfeifend, brodelnd, ziehend, schnarchend) und auch die Beurteilung der Hautfarbe. Weiters sind die Bewusstseinslage und der Gesamteindruck der Mimik (Angst, Stress) zu dokumentieren.

CAVE: Atemnot korreliert nicht immer mit dem, was von außen wahrnehmbar ist: Patient*innen können unter starker Atemnot leiden, ohne dass von außen eine Veränderung der Atmung erkennbar ist, umgekehrt kann es sein, dass der Patient, die Patientin auch bei hörbar erschwerter Atmung kaum Atemnot wahrnimmt.

Parameter wie Sauerstoffsättigung, Herz- und Atemfrequenz können nur bedingt als zuverlässige Indikatoren gelten. (Hui et al. 2013, S. 276) Wie beim Schmerz gilt auch bei Dyspnoe: Sie besteht immer dann, wenn die Patient*innen es sagen (Baker et al. 2017, S. 8). Auch die Beurteilung der Intensität dieses Symptoms ergibt sich aus der Wahrnehmung des Patienten bzw. der Patientin. **Entscheidend und handlungsleitend ist die Aussage des Patienten bzw. der Patientin, denn niemand kann die Intensität dieses belastenden Symptoms besser einschätzen als die Betroffenen.**

Die American Thoracic Society empfiehlt in ihrem Statement, beim Assessment stets drei Dimensionen der Dyspnoe zu berücksichtigen:

- das sensorisch wahrnehmende Erleben
- die affektive Belastung
- die Auswirkungen oder Belastungen durch das Symptom (Parshall et al. 2012, S. 442).

Mögliche weiterführende Assessment-Fragen

- Wann treten die Atembeschwerden auf?
- Zeitpunkt, Dauer, Intensität?
- Akut oder langsam progredient?
- Verschlimmernde/lindernde Faktoren?
- Frühere Behandlungen/Interventionen – Was hat die Atemnot bzw. die Atembeschwerden gelindert?
- Was bedeutet die Atemnot/die Kurzatmigkeit für den Patienten bzw. für die Patientin?
- Was bedeutet sie für die Angehörigen?
- Besteht die Furcht zu ersticken?

Atemnotattacken sind eine Form von Atemnot und durch eine starke Zunahme der Atemnotintensität oder des unangenehmen Gefühls von Atemnot gekennzeichnet, das nach Empfinden des Patienten, der Patientin außerhalb normaler Schwankungen von Atemnot liegt. Atemnotattacken sind zeitlich begrenzt (Sekunden bis Stunden), sie treten intermittierend und unabhängig vom Vorliegen kontinuierlicher Atemnot auf. Atemnotattacken können vorhersehbar oder unvorhersehbar sein, abhängig davon, ob Auslöser benannt werden können. Es gibt eine Vielzahl von bekannten Auslösern, die sich gegenseitig beeinflussen können (z. B. körperliche Belastung, Emotionen, Begleiterkrankungen oder Umgebungsfaktoren). Eine Atemnotattacke kann von einem oder mehreren Auslösern verursacht werden (Simon et al. 2014, S. 829).

Während die Patient*innen bei vorhersehbarer Atemnot, z.B. bei Belastung, durch Medikation entsprechend vorbeugen können, lösen spontane, nicht vorhersehbare Atemnotattacken meist akute Angst aus. Manchmal genügen schon geringste körperliche Belastungen, wie etwa ein Husten oder eine gewisse psychische Anspannung, um eine Attacke auszulösen.

Bei der Erfassung der Atemnotattacken ist es wichtig, die Art (vorhersehbare oder unvorhersehbare Episoden), die Häufigkeit des Auftretens (z.B. pro Tag) und die Dauer (z.B. in Minuten) der Atemnotattacken zu erfragen. Dieses Assessment ist regelmäßig zu wiederholen, um die eingeleitete Therapie zu evaluieren und bei Bedarf auch anzupassen.

Angst bei Atemnot

Da Atemnot eine vitale Bedrohung darstellen kann, ist sie fast immer auch mit Angst verbunden. Dann kann sich leicht eine Spirale aus Atemnot, Angst und dadurch wieder verstärkter Atemnot entwickeln. Es gilt, diesen unheilvollen Kreislauf zu durchbrechen, daher können auch einige der oben beschriebenen Interventionen gegen Angst entlastend wirken.

Panik aufgrund von Atemnot

Bei zunehmender Angst und Panik besteht akuter Handlungsbedarf! Angst verstärkt die erlebte Atemnot und führt dazu, dass die Patient*innen immer schneller und flacher atmen und zugleich das äußerst bedrohliche Gefühl des Erstickens erleben. Daher gelten Ruhe und Beruhigung und die Konzentration auf das Ausatmen als wichtigste Prinzipien bei Atemnot. Bei entstehender Panik ist es aber auch wichtig, rasch wirksame Medikamente nach AVO verfügbar zu haben.

Maßnahmen:

- den Patienten, die Patientin auf keinen Fall alleine lassen;
- Ruhe und Sicherheit vermitteln;
- Blickkontakt zum Patienten, zur Patientin halten;
- rasch wirksames Benzodiazepin/Opioid nach AVO verabreichen → vorausschauende Planung!
- Angehörige unterstützen und miteinbeziehen, sehr aufgeregte Angehörige evtl. kurz aus dem Zimmer bitten;
- wiederholtes Informieren, um Sicherheit zu vermitteln.

Es ist wichtig, Notfallmaßnahmen für Atemnotattacken im Sinne einer vorausschauenden Krisenplanung vorab festzulegen und sie jederzeit bereitzuhalten. Auch wenn die Medikamente momentan nicht benötigt werden, vermittelt es den Patient*innen Sicherheit, wenn diese griffbereit sind. Die Medikamenteneinnahme sollte, vor allem in der häuslichen Betreuung, mit den Patient*innen und ihren Angehörigen wiederholt besprochen werden (siehe Kapitel Vorausschauende Planung, Seite 243).

Es bewährt sich auch, mit den Patient*innen entsprechendes Verhalten in Form von Übungen/Ritualen einzuüben, z.B. zu Beginn der Atemnotattacke auf einem Stuhl vor einem Tisch sitzen, die Unterarme auf die Tischoberfläche legen, den Kopf auf die Unterarme legen und versuchen, bewusst und langsam auszuatmen. Oder die Aufmerksamkeit bewusst auf das langsame Ausatmen lenken, die Schultern locker lassen etc. Auch imaginäre Bilder, wie die einer frischen Brise am Meeresstrand oder kühler Waldluft, können zur Entspannung der angestrengten Atmung beitragen.

Pflegerische und komplementäre Maßnahmen

Allgemeinmaßnahmen und nicht-medikamentöse Maßnahmen spielen bei der Behandlung des Chronischen Atemnotsyndroms entweder alleine oder in Kombination mit Medikamenten eine große Rolle, da Medikamente alleine oft nicht den gewünschten Effekt zeigen (Leitlinienprogramm Onkologie 2020, S. 143). Bis zum Wirkungseintritt der meisten Medikamente dauert es oft länger, als die Atemnotepisode andauert. Daher sind nicht-medikamentöse Interventionen nicht nur als Überbrückung sinnvoll, sondern oft auch die effektivsten Maßnahme bei Atemnot (Weingärtner et al. 2015, S. 427).

Allgemeine Maßnahmen:

- den eigenen, ruhigen Atemrhythmus beibehalten;
- den Patienten, die Patientin nicht alleine lassen;
- für eine ruhige Umgebung sorgen;
- atemerleichternde Positionierung, Oberkörper hoch, Arme abstützen;
- Fenster öffnen, evtl. Einsatz eines Ventilators;
- Anleitung zur Konzentration auf das Ausatmen;
- Imagination: „Stellen Sie sich einen Schwamm vor, er muss erst ausgedrückt werden, bevor er neue Flüssigkeit aufnehmen kann" → Konzentration auf das Ausatmen, das Einatmen erfolgt dann von alleine;
- ausatmen mit spitzen Lippen (das Wort „Ruuuuhe" formulieren); eine Hand behutsam auf den Bauch des Patienten, der Patientin legen → Anleitung, so in den Bauch zu atmen, dass die Hand sich hebt;
- Kühlung der Wangen durch eine in Eiswasser getauchte Kompresse;
- bei spastischer Atmung Einsetzen der Lippenbremse;
- Fußmassage, Halten der Fersen;

- Nähe und Distanz, Sichtweg freihalten;
- Mund- und Lippenpflege;
- belastende Pflegehandlungen möglichst so über den Tag verteilen, dass eine Zunahme der Atemnot vermieden wird;
- bei Atemnotattacken mit Panik sind Blickkontakt und ruhige Präsenz besonders wichtig.

Einsatz eines Handventilators

Bereits ein kühler Luftzug kann bei vielen Patient*innen das Gefühl der Atemnot lindern. Dieser Luftzug kann durch ein offenes Fenster oder noch effektiver durch einen kleinen Ventilator oder einen Handventilator erzeugt werden (Kako et al. 2020). Eine Meta-Analyse von Mendoza et al. (2020, S. 4) belegt die Wirksamkeit dieser Maßnahme. Ist der Ventilator auf die mittleren Gesichtspartien, den Bereich des 2. und 3. Astes des Nervus Trigeminus, gerichtet, wird durch eine Erregung der nasalen Trigeminusrezeptoren eine Beeinflussung des Atemmusters im Hirnstamm erreicht, die zur Linderung der Atemnot beitragen kann (Galbraith et al. 2010, S. 834). Die Patient*innen sollten dabei eine möglichst entspannte Position einnehmen und den Handventilator etwa 15 cm vom Gesicht entfernt halten und ihn etwa 5 Minuten lang langsam von einer Wange zur anderen bewegen. Geschwächte Patient*innen könnten dabei durch ihre Angehörigen unterstützt werden, es kann aber auch ein Stand- oder Tischventilator eingesetzt werden.

Ähnlich wie Ventilatoren haben sich auch Handfächer bewährt. Der damit ausgelöste trigeminale Reiz kann bei nicht-hypoxischen Patient*innen eine rasche Linderung der Atemnot bewirken.

Atemstimulierende Einreibung (ASE)

Mit einer atemstimulierenden Einreibung (ASE) kann beginnende Atemnot häufig rasch gelindert werden; auch gelingt es meist, dem Entstehen einer Panik vorzubeugen. ASE trägt zur Entspannung der Patient*innen bei und wirkt so dem Kreislauf von Angst und Atemnot entgegen. Nach Anleitung sind auch Angehörige meist gut in der Lage, mit atemstimulierender Einreibung zur Linderung der Atembeschwerden des Patienten bzw. der Patientin beizutragen.

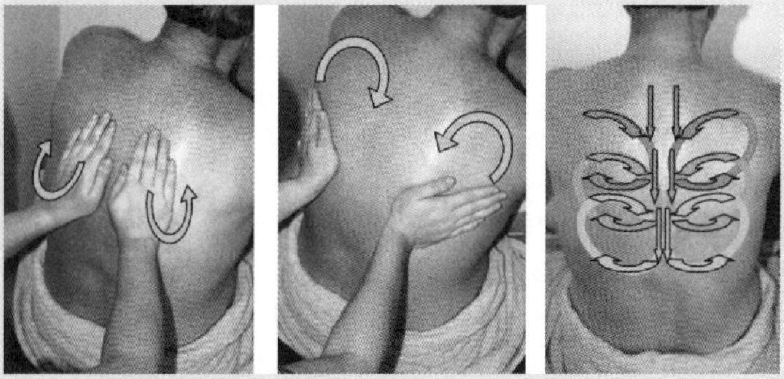

Abb. 1: Atemstimulierende Einreibung (Foto: Kopke)

Physio- und Atemtherapie

Laut Simon (2011, S. 659) ist die Behandlung der Atemnot auch eine Domäne der Physiotherapie. Sie kann dazu beitragen, dass die Patient*innen Strategien lernen, wie sie ihren Atembeschwerden selbst entgegenwirken können. Verbunden mit Entspannungsübungen haben diese auch einen positiven Einfluss auf die Angstkomponente eines Chronischen Atemnotsyndroms.

Entspannungstechniken

Verschiedene Entspannungstechniken, wie z.B. die progressive Muskelrelaxation nach Jakobson, ein Body Scan oder eine geleitete Meditation, können sehr hilfreich sein, vorausgesetzt die Patient*innen werden damit vertraut gemacht, wenn sie sich nicht unmittelbar in einer Atemnotsituation befinden.

Aromapflege

- Atemerleichternd sind verschiedene ätherische Öle wie Cajeput, Thymian thymol, Linalool, Zitrone und Niaouli.

  CAVE: Nicht angewendet werden dürfen Eukalyptus und Minze, da diese Öle die Atemnot verstärken können!

- Da Atemnot nahezu immer auch mit Angstgefühlen verbunden ist, können auch angstlösende ätherische Öle hilfreich sein. Dazu zählen unter anderem Bergamotte, Lavendel fein, Benzoe und Melisse. Mögliche Anwendungsformen sind Ölkompressen, Hand- oder Fußstreichungen oder auch eine atemstimulierende Einreibung (Deutsch-Grasl, Buchmayr & Eberle 2015, S. 216).
- Im Handel gibt es Fertigmischungen, wie zum Beispiel die Primavera Aroma-Health-Care Einreibung®. Sie kann bei Atembeschwerden nicht nur für Einreibungen eingesetzt werden, sondern auch in Form einer atemunterstützenden Brustauflage.
- In der Praxis haben sich auch Fußmassagen mit Zitronen- oder Zedernöl zur Linderung der Atemnot bewährt. Vorsicht jedoch bei bestehender Spastik!

Kann mit pflegerischen Maßnahmen keine Besserung erzielt werden, muss zur nächsten Stufe übergegangen werden (siehe Abb. 2).

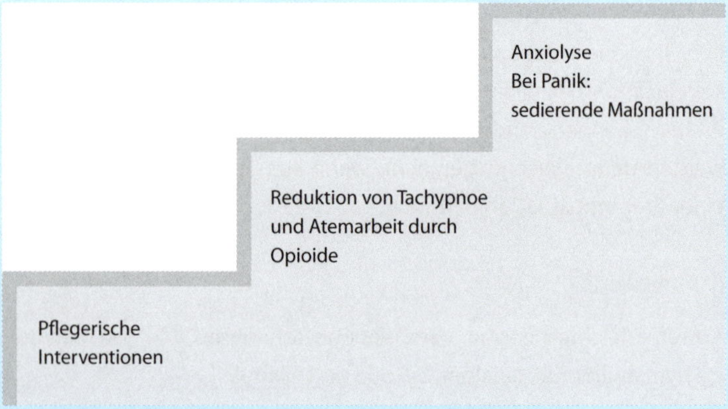

Abb. 2: Stufenschema zur Behandlung von Dyspnoe (nach Clemens & Klaschik 2012, S. 378)

Sauerstoffgabe

Von Atemnot betroffene Patient*innen bitten oft um die Gabe von Sauerstoff und diese stellt in diesen Situationen noch immer die häufigste Intervention Pflegender dar. Aus einem Handlungsimpuls heraus wird Sauerstoff aber oft unreflektiert verabreicht. Dabei ist zu bedenken, dass trotz Atemnot meist kein Sauerstoffmangel besteht und dass sich eine Zufuhr von O_2 nachteilig auf den Atemantrieb auswirken kann.

Es gibt keine Belege dafür, dass eine Sauerstoffgabe die Dyspnoe lindert, es sei denn, die Patient*innen leiden an Hypoxämie. Eine Indikation zur O_2-Gabe besteht daher nur bei nachgewiesener Hypoxie (Kloke & Cherny 2015, S. 169).[5]

---

[5] In einigen Studien wurde die Wirksamkeit einer Sauerstoffgabe mit normaler Raumluft verglichen. Dabei zeigte sich, dass die O_2-Gabe über eine Nasenkanüle im Vergleich zur Raumluft keinen zusätzlichen symptomatischen Nutzen für nicht-hypoxische Patient*innen bietet (Abernethy et al. 2010, S. 790; Leitlinienprogramm Onkologie 2020, S. 157).

CAVE: Bei chronischer Ateminsuffizienz kann es durch O_2-Gabe zum Wegfall des Atemantriebes und damit zu einem Atemstillstand kommen. Bei fortgeschrittener COPD besteht auch die Gefahr, dass es durch die Gabe von mehr als 2 l/min O_2 und dem daraus resultierenden hohen pO_2 (Sauerstoff-Partialdruck) zu einer Verminderung des Atemantriebs kommt. Durch die reduzierte Abatmung von CO_2 steigt der pCO_2 im Blut und eine CO_2-Narkose ist die Folge. Sauerstoffgabe in terminalen Situationen ist somit meist nicht hilfreich, da es sich dabei weniger um einen Sauerstoffmangel, sondern vielmehr um ein Versagen der Atemmechanik handelt.

Eine Sauerstoffgabe kann daher nur bei hypoxischen Patient*innen indiziert sein. Vor allem sollte Sauerstoff nie als Placebo verabreicht werden. Eine mögliche Sauerstoffgabe erfolgt nach AVO, sie muss individuell entschieden werden und die Vor- und Nachteile sind sorgfältig abzuwägen. Fällt die Entscheidung zu einer Gabe von O_2, erweist sich eine intermittierende Verabreichung des Sauerstoffs sehr oft als ausreichend. Damit wird eine Fixierung der Patient*innen auf die Sauerstoffgabe verhindert und sie werden darin unterstützt, andere Strategien zur Bewältigung von Atemnotsituationen zu entwickeln. Eine angeordnete O_2-Gabe bedarf einer wiederholten Überprüfung des Nutzens dieser Maßnahme. Eine regelmäßige Mund- und Nasenpflege ist ebenso wichtig wie auch die regelmäßige Kontrolle auf Druckstellen im Bereich der Sonde.

Besonderheit bei Raucher*innen

Viele der Patient*innen mit einem Chronischen Atemnotsyndrom sind Raucher*innen. Auch wenn es aus medizinischer Sicht höchst unvernünftig erscheint, so kann es für manche Patient*innen doch eine Hilfe sein, wenn sie in belastenden Situationen eine Zigarette rauchen können. Dem Wunsch, trotz eines Chronischen Atemnotsyndroms zu rauchen, sollten Pflegepersonen mit Respekt begegnen und sich keinesfalls abwertend dazu äußern. Auch wenn die Entscheidung zu rauchen vielleicht unverständlich erscheint, steht es uns nicht zu, das Verhalten der Patient*innen zu bewerten. Pflege hat keinen pädagogischen Auftrag, die Aufgabe der Pflegepersonen liegt vielmehr in der Beratung und in bestmöglicher Unterstützung.

Wird jedoch die Verabreichung von Sauerstoff verordnet, so sind die Patient*innen explizit auf die hohe Brandgefahr hinzuweisen, die besteht, wenn zeitgleich geraucht wird. Da sich der Sauerstoff nicht nur über die Nasensonde, sondern auch über das Gesicht, den Kopf und über die Kleidung des Patienten bzw. der Patientin ausbreitet, kann es auch dann zu Stichflammen kommen, wenn kurz nach der Entfernung des Sauerstoffgerätes geraucht wird. Daher sollten Patient*innen für eine halbe Stunde nach der Sauerstofftherapie auf das Rauchen verzichten.

Pharmakologische Maßnahmen nach AVO

Podcast *Hochpalliativ* – Atemnot

Opioide sind die einzige Medikamentengruppe mit einer ausreichenden Studienevidenz bezüglich der symptomatischen Linderung von Atemnot (Leitlinienprogramm Onkologie 2020, S. 146). Trotzdem bestehen noch immer Vorbehalte in der Verwendung von Opioiden. Die mitunter befürchtete Fehlannahme einer Atemdepression durch Opioide ist bei fachgerechter Dosierung unbegründet, denn Dyspnoe antagonisiert die atemdepressive Wirkung von Opioiden (Masel & Watzke 2017, S. 9). Auch verschiedene internationale Guidelines, wie die S3-Leitlinie Palliativmedizin, empfehlen zur medikamentösen Therapie der Atemnot Opioide (Kreye et al. 2022).

Die Opioid-Therapie zur Linderung von Atemnot sollte stets mit einer niedrigen Dosis begonnen werden, mit anschließender Titration bis zur wirksamen Linderung der Atemnot. Opioide wirken auf das limbische

System und reduzieren somit die emotionale und psychische Belastung, die durch die Atemnot entsteht. Weiters wirken Opioide auf Hustenrezeptoren in der Lunge, sie führen zu einer Reduktion des Widerstandes im kleinen Kreislauf und damit auch zu einer Entlastung des Herzens.

In der Palliativmedizin werden bei Patient*innen mit Atemnot gelegentlich auch Benzodiazepine eingesetzt, insbesondere bei verstärkten Angst- und Panikreaktionen (Crombeen & Lilly 2020, S. 143; Simon et al. 2016, S. 17). Es liegt jedoch keine Studienevidenz für die wirksame Linderung der Atemnotintensität durch Benzodiazepine vor (Leitlinienprogramm Onkologie 2020, S. 151). Auch müssen die Nebenwirkungen von Benzodiazepinen, wie Benommenheit und Schläfrigkeit, berücksichtigt werden (Simon et al. 2016, S. 25).
Auch Steroide werden in der klinischen Praxis manchmal zur symptomatischen Therapie der Atemnot eingesetzt, sie wirken anti-ödematös, bronchodilatatorisch und entzündungshemmend.

Zusammenfassung

Atemnot ist eines der bedrohlichsten Symptome und es ist wichtig, dass Pflegepersonen sie nicht nur möglichst frühzeitig erkennen, sondern auch entsprechende Strategien zur Linderung einsetzen können. Die Wirksamkeit der eingesetzten Maßnahmen, auch der nicht-medikamentösen, muss evaluiert und dokumentiert werden. Es sollte vorausschauend geplant, AVO für evtl. künftige Atemnotsituationen eingeholt (z. B. rasch wirksame Opioide) und ein Krisenplan erstellt werden. Pflegerische Maßnahmen wie die Körperpflege können für Menschen mit Atembeschwerden rasch zu Überforderung führen. Daher ist es wichtig, die Pflege nach den Wünschen des Patienten, der Patientin über den Tag zu verteilen.

8.3 Aszites

Aszites, die Ansammlung von proteinreicher Flüssigkeit in der Bauchhöhle, tritt im Zusammenhang mit Leberzirrhose, Herzinsuffizienz, Tuberkulose und besonders häufig als sekundäres Symptom bei malignen Erkrankungen auf. Vor allem bei Ovarialtumoren, Mamma-, Pankreas- und Magen-Darmkarzinomen mit Peritoneal-Beteiligung kann sich ein Aszites bilden.

Eine größere Flüssigkeitsansammlung im Bauchraum kann zu einem beträchtlichen intraabdominellen Druckgefühl, zu Schmerzen, zu Übelkeit und Erbrechen führen. Aufgrund der veränderten Druckverhältnisse im Bauchraum kann auch die Atmung erschwert werden und die Patient*innen können kaum mehr essen. Kommen Komplikationen wie Fieber und Schmerzen hinzu, kann das auf eine bakterielle Infektion in der Aszites-Flüssigkeit hinweisen. Durch diese Infektion kann es auch zu einer bakteriellen Peritonitis kommen.

Ein ausgeprägter Aszites bedeutet immer auch eine Körperbildveränderung, häufig fühlen sich die Betroffenen entstellt und auch in ihrer Beweglichkeit stark eingeschränkt. Es ist ein überaus belastendes Symptom für die Patient*innen, es macht das Fortschreiten der Erkrankung sichtbar und wird von den Betroffenen oft als bedrohlich erlebt.

Assessment

Sonografie, Bauchdeckenumfang in Nabelhöhe messen – Überprüfung des Bauchumfanges jedoch nur dann, wenn sich daraus eine therapeutische Konsequenz ergibt, um die Patient*innen nicht unnötig zu beunruhigen. Da die Prognose eher ungünstig ist (Rudler et al. 2020, S. 128), sind minimal-invasive Maßnahmen zu bevorzugen, um die Belastung der Patient*innen möglichst gering zu halten.

Pharmakologische Maßnahmen nach AVO

Die symptomatische Behandlung richtet sich nach der Ursache des Aszites, nach der Intensität der Symptome und auch nach dem Allgemeinzustand des Patienten bzw. der Patientin. Als initiale Behandlung des Aszites wird von einigen Autor*innen eine diuretische Therapie empfohlen (Thiel et al. 2016, S. 2). Diese Empfehlung ist jedoch umstritten, da es sich in palliativen Situationen einer Erkrankung meist um einen Diuretika-refraktären Aszites handelt. Laut Rudler et al. (2020, S. 130) stellen regelmäßige, großvolumige Aszites-Parazentesen die erste Wahl der Therapie dar.

Parazentese

Parazentese, die Aszitespunktion, ist zur Entlastung bei ausgeprägten Beschwerden, vor allem bei Atemnot, oft das Mittel der Wahl. Durch eine Parazentese kann bei nahezu allen Patient*innen eine sofortige Linderung der durch Aszites bedingten Symptome erreicht werden. Es ist allerdings wichtig, die Patient*innen darüber zu informieren, dass sich die Flüssigkeit innerhalb kurzer Zeit (Tage bis Wochen) erneut im Bauchraum ansammeln kann. In diesem Fall kann die Parazentese wiederholt durchgeführt werden.

Die Punktion eines großvolumigen Aszites (4–6 Liter/Punktion) kann durch erfahrene Ärzt*innen auch außerhalb des stationären Bereiches, in der häuslichen Versorgung der Patient*innen, durchgeführt werden. Es stehen aber auch permanente Drainagesysteme zur Verfügung, deren Einsatz vor allem dann sinnvoll erscheint, wenn wiederholte Aszites-Punktionen in relativ kurzen zeitlichen Abständen erforderlich sind (Meier et al. 2015, S. 6).

Der Einsatz von Diuretika ist, wie bereits erwähnt, sowohl bei einem malignen Aszites als auch bei einem Lymphödem umstritten und fraglich in der Wirkung (Bausewein et al. 2010, S. 482; Becker et al. 2009, S. 147). Durch eine Diurese würde der eiweißreichen Lymphe die Flüssigkeit entzogen, wodurch das Eiweiß im Gewebe zunimmt und dieses dadurch verhärtet würde. Bei rezidivierendem und sehr belastendem Aszites kann evtl. eine intraperitoneale Chemotherapie angezeigt sein. Diese Entscheidung wird jedoch von der Gesamtsituation des Patienten bzw. der Patientin abhängen.

Pflegerische Maßnahmen

Die pflegerischen Möglichkeiten zur Linderung der Aszites-bedingten Symptome sind nahezu dieselben wie bei Lymphödemen. Sie werden daher hier nur kurz erwähnt und im nachfolgenden Kapitel Lymphödem näher beschrieben.

Die Körperbildveränderung durch einen ausgeprägten Aszites kann zu einer beträchtlichen psychischen Belastung der Patient*innen führen. Darüber hinaus können durch den deutlich vergrößerten Bauchumfang Atembeschwerden, Völlegefühl, Übelkeit, Erbrechen und Sodbrennen auftreten. Auch Ödeme in den unteren Extremitäten oder im Bereich der Genitalien können Folgen eines Aszites sein.

Bei liegenden Patient*innen mit Aszites ist eine entlastende und atemunterstützende Positionierung im Bett wichtig. Zur Mobilisation kann der Einsatz eines Rollators hilfreich sein, wie auch eine kinästhetische Beratung. Die Hautpflege im Bereich des Bauches muss mit besonderer Sorgfalt erfolgen.

Ein Bad mit Zusatz von Meersalz kann zumindest vorübergehend Entlastung bieten, wie auch verschiedene Bauchauflagen und Wickel. Zum Beispiel werden Topfenauflagen oder angewärmte Weißkohlauflagen oft als wohltuend empfunden.

8.4 Lymphödem

Bei einem Lymphödem handelt es sich um eine eigenständige chronische Schädigung des Lymphgefäßsystems und infolgedessen auch des interstitiellen Bindegewebes. Unbehandelt neigt das Lymphödem zur Progression. Es wird zwischen einem angeborenen (primären) oder erworbenem (sekundärem) Lymphödem unterschieden, wobei es im Kontext von Palliative Care meist um sekundäre Lymphödeme geht.

Lokalisation

Lymphödeme können sich an den Extremitäten, am Stamm und auch im Bereich des Kopfes bilden. Besonders häufig ist das Arm-Lymphödem bei Mammakarzinomen.

Das Arm-Lymphödem ist trotz der modernen, schonenderen Operationsmethoden auch heute noch eine schwerwiegende Komplikation der Therapie des Mammakarzinoms. Typisch für das gutartige Arm-Lymphödem nach Mamma-Operation ist die Schmerzlosigkeit. Die Haut ist nicht verfärbt, oft ist die Hand beteiligt, die natürlichen Hautfalten sind vielfach vertieft. Zumindest zu Beginn der Erkrankung lassen sich Dellen gut eindrücken (Brenke 2019, S. 123).

Malignes Arm-Lymphödem

Auch der Tumor an sich kann ein Lymphödem verursachen: das sogenannte maligne Lymphödem. Maligne Arm-Lymphödeme sind an ihrer raschen Progredienz erkennbar, oft auch an Hautverfärbungen durch den Venenstau oder eine Lymphangiosis carcinomatosa. Durch die Kompression von Nerven können Schmerzen, Parästhesien und auch Lähmungen auftreten.

Assessment

Bei einem Lymphödem ist die regelmäßige Beurteilung der Haut wichtig, die Farbe, eventuelle Hautveränderungen wie eine vergröberte Hauttextur, eine Hyperkeratose und vertiefte natürliche Hautfalten sind zu beachten. Auch Entzündungszeichen, Schmerzen, auf Pilzbefall hinweisende Hautveränderungen wie interdigitale Hautmazeration oder auch venös bedingte Veränderungen sollten beurteilt und dokumentiert werden.

Zur Beurteilung der Ödemkonsistenz kann das Ödem vorsichtig palpiert werden: Die Konsistenz kann von teigig weich über prall elastisch, derb fibrotisch bis hart induriert reichen.

Zum Assessment gehört auch die Erhebung der spezifischen Belastungen der Patient*innen durch das Lymphödem. Im Bereich der Extremitäten stehen die Belastungen durch Funktionseinschränkung, Spannungs- und Schweregefühl sowie Körperbildveränderungen im Vordergrund. Sind der Kopf und das Gesicht betroffen, können neben der Entstellung eine Einschränkung der Mimik und des Gesichtsfeldes und auch Schluck- und Artikulationsschwierigkeiten die Bewältigung der Situation erschweren (Feichtner & Kössler 2020, S. 424).

Ein ausgedehntes Lymphödem beutet für die betroffenen Patient*innen nicht nur eine beträchtliche körperliche Einschränkung, sondern auch eine hohe psychosoziale Belastung. Ödematös veränderte Körperpartien werden als entstellt wahrgenommen und die Patient*innen leiden oft sehr unter diesen Körperbildveränderungen. Es ist daher wichtig zu erfassen, was das Lymphödem für die Patientin bzw. den Patienten bedeutet und was ihr bzw. sein Hauptproblem im Zusammenhang mit diesem Symptom darstellt. Es empfiehlt sich auch, zu erfragen, was die Patient*innen über das Lymphödem wissen, denn nicht selten bestehen Ängste und unrealistische Vorstellungen aus Unkenntnis über das Entstehen dieser Körperbildveränderung.

Mögliche Komplikationen bei Lymphödem

Gestaute Lymphflüssigkeit löst eine Bindegewebsreaktion aus, die zu einer Hyperkeratose (deutliche Verdickung der Haut) führen kann. Durch die lokale Immunabwehrschwäche der Haut im Bereich des Lymphödems können sich gehäuft Pilzinfekte an der Hautoberfläche ansiedeln. Eintrittspforte für die Krankheitserreger sind oft auch kleinste, nicht beachtete Verletzungen wie z. B. Nadelstiche oder kleinste Schnittverletzungen im Bereich der Finger und der Hand. Zugleich sind diese Hautläsionen auch Wegbereiter für weitere bakterielle Infekte und sie begünstigen so auch ein Erysipel, die häufigste Komplikation bei einem Lymphödem.

Bei Lymphödemen treten Erysipel-Infektionen 60-mal häufiger auf als ohne Lymphödem (Brenke 2019, S. 40). Typisch für ein Erysipel ist eine flächenhafte, scharf begrenzte, starke Rötung. Infolgedessen kommt es zu plötzlich auftretendem Schüttelfrost und hohem Fieber mit empfundenem schwerem Krankheitsgefühl. Die am häufigsten betroffenen Stellen sind das Gesicht und die Unterschenkel. Jedoch können Erysipele überall, an allen Körperstellen auftreten.

Lymphorrhoe, eine Entleerung der Lymphflüssigkeit über die Haut, **Lymphfisteln und Zysten** können in fortgeschrittenen Stadien eines Lymphödems entstehen und zu weiteren Belastungen für die Patient*innen führen.

Pharmakologische Therapie

Medikamentöse Therapiemöglichkeiten bei Lymphödem sind begrenzt und werden meist versuchsweise zur Verbesserung der Symptomatik eingesetzt. Der Einsatz von Diuretika in dieser Situation ist umstritten, aber vor allem dann, wenn eine kardiale oder venöse Komponente vermutet wird, einen Versuch wert (Feichtner & Kössler 2020, S. 242).

Längerfristig sind Diuretika jedoch kontraindiziert, wenn sie ausschließlich für das Lymphödem verordnet werden. Der Grund dafür ist, dass dem Ödem zwar Wasser entzogen wird, dabei jedoch die Eiweiße nicht abtransportiert werden. Dadurch erhöht sich deren Konzentration im Interstitium, was eine Fibrosklerosierung fördert (Brenke 2019, S. 41).

Besteht die Annahme, dass eine Tumorkompression das Lymphödem verursacht, kann mittels Kortikosteroiden eine Verbesserung angestrebt werden (Bausewein et al. 2007, S. 484).

Komplexe Physikalische Entstauungstherapie (KPE)
Die Komplexe Physikalische Entstauungstherapie (KPE) wird als wertvollste Maßnahme für die Verbesserung der Lebensqualität von Palliativpatient*innen mit Lymphödem betrachtet. Es empfiehlt sich daher eine möglichst frühzeitige Einbindung der Physiotherapie. Die KPE besteht aus vier Komponenten:

- Manuelle Lymphdrainage (MLD)
- Kompressionstherapie
- Bewegungstherapie
- Hautsanierung und Hautpflege

Die KPE wird nur in Kombination aller Komponenten und in Kooperation von Medizin, Physiotherapie und Pflege zu einem befriedigenden Behandlungsergebnis führen (Feichtner & Kössler 2020, S. 243).

Komprimierende lymphologische mehrlagige Wechselverbände, ein ganz wesentlicher Aspekt der KPE, werden folgendermaßen angewandt:

- Hautschutz mit Schlauchverband, gefolgt von einer Schaumstoffkompressionsbinde und/oder Polstermaterial
- Ergänzendes Material für die Finger- und Zehenbandage

Der Kompressionsdruck wird mit textilelastischen Binden dosiert und kann, wenn erforderlich, tagsüber mit Langzugbinden ergänzt werden. Die Beweglichkeit der Gelenke darf hierbei nicht eingeschränkt werden. Auf gleichmäßigen Druck ist zu achten, um Einschnürungen zu vermeiden. Der therapeutische Kompressionsdruck ist in der Regel über den unteren Extremitäten höher als bei den oberen Extremitäten. Im Stadium II und III ist die Kompressionstherapie auf Dauer indiziert (Gesellschaft Deutschsprachiger Lymphologen 2017, S. 40).

Absolute Kontraindikationen der KPE oder einzelner Komponenten sind: eine dekompensierte Herzinsuffizienz, eine akute tiefe Venenthrombose, ein akutes Erysipel sowie eine periphere arterielle Verschlusserkrankung (PAVK) Stadium III/IV.

Relative Kontraindikationen stellen ein malignes Lymphödem, Hautinfektionen, Hauterkrankungen wie z. B. blasenbildende Dermatosen sowie eine PAVK Stadium I/II dar (Baumeister 2017, S. 1792).

CAVE: Massagen am betroffenen Arm- und Rumpfsegment sowie lokale oder allgemeine Wärmeanwendungen, wie zum Beispiel Fango, Kurzwelle, Thermalbäder, Sonnenbäder oder Sauna gelten wegen der damit verbundenen Hyperämisierung ebenfalls als kontraindiziert (Brenke 2019, S. 39).

Die klassische **manuelle Lymphdrainage** gilt heute nicht mehr als kontraindiziert, da sich die These, dass dadurch eine Metastasierung begünstigt wird, nicht bestätigt hat (Godette et al. 2006, S. 8). Besonders bei Lymphödemen im Rumpf-, Hals- und Kopfbereich stellt die manuelle Lymphdrainage oft die einzige Möglichkeit zur Symptomlinderung dar. Physiotherapeut*innen führen diese Therapie angepasst an die Bedürfnisse und Belastungsfähigkeit der Patient*innen durch.

Zu den **Kontraindikationen** für eine manuelle Lymphdrainage zählen akute Entzündungen und kardiogene Ödeme. Im Halsbereich sollte bei Herzrhythmusstörungen, Hyperthyreose und Überempfindlichkeit des Sinus caroticus darauf verzichtet werden. Gegen eine Bauchtiefdrainage sprechen Strahlenkolitis oder -zystitis, Ileus, Beckenvenen-Thrombose, Aortenaneurysma sowie Herzrhythmusstörungen (Bausewein et al. 2007, S. 483).

Entstauende Bewegungstherapie mit dem Ziel der Förderung des Lymphabflusses und des Erhalts oder der Wiederherstellung der Funktionsfähigkeit wird auch zur Vorbeugung von Gelenksteifigkeit eingesetzt. Physiotherapeutisch können die aktive wie auch die passive Beweglichkeit gefördert und entsprechende Übungen erlernt werden. In Ruhe wird die betroffene Extremität nach Möglichkeit hochgelagert (Bausewein et al. 2007, S. 484).

Pflegerische und komplementäre Maßnahmen bei Aszites und Lymphödem

Überaus wichtig ist eine exzellente Hautpflege. Es ist darauf zu achten, dass die Haut keinen zusätzlichen Reizen ausgesetzt ist, wie z. B. durch Druckstellen und Reibung durch Nähte in der Kleidung.

Für die Pflege der sehr beanspruchten Bauchhaut bei Aszites sind **Massageöle** zu empfehlen, die die Elastizität der Haut unterstützen, z. B. Schwangerschaftsöle oder eine Mischung aus Weizenkeimöl und Sandelholz oder auch Granatapfelöl. Weiters hat sich eine Mischung von 16 Tropfen Cistrose, 16 Tropfen Immortelle und 16 Tropfen Minze in 100 ml Jojoba-Öl bewährt. Auch ätherische Lavendel- und Rosen-Öle wirken hautpflegend und entspannend. Sandelholz, Orange, Lavendel und Wacholder wirken zusätzlich lymphflussanregend. (Nugue 2008, S. 132)

Meersalz-Wickel: 200g Totes-Meer-Salz in einem Liter kühlem Wasser auflösen, ein Baumwolltuch für ca. 30 Minuten einlegen. Das ausgewrungene Tuch auf den Bauch auflegen und so lange belassen, wie es von den Patient*innen als angenehm empfunden wird. Danach Hautpflege mit Öl. Salzwickel reduzieren das Spannungsgefühl in der Haut (Brumm & Ducommun-Capponi 2011, S. 180).

CAVE: Meersalzwickel maximal 2x täglich anlegen.

Krautwickel: Der Krautwickel eignet sich zur Entlastung bei Aszites und Lymphödemen, die Herstellung ist allerdings etwas aufwändig. Aber vor allem in der häuslichen Pflege zeigt sich, dass Angehörige oft gern bereit sind, diese Wickel herzustellen: Von einem Kopf Weißkraut werden die äußeren Blätter abgelöst, die Verdickungen der Blattadern werden entfernt. Die Blätter werden gewaschen und trocken getupft. Mit einer Glasflasche werden die Krautblätter platt gewalkt, bis etwas Saft austritt. Auf intakter Haut werden die Krautblätter dachziegelartig überlappend aufgelegt und mit einem Baumwolltuch fixiert. Der Krautwickel kann so lange aufgelegt bleiben, wie er als angenehm empfunden wird. Nach Abnahme des Wickels sollte die Haut gut gereinigt und getrocknet werden.

Borago-Wickel: Bei Lymphödemen bringen Wickel mit einer Essenz aus Borago, auch als Borretsch oder Gurkenkraut bekannt, eine Erleichterung. Für eine Anwendung wird eine Mischung von 5–10 ml Tinktur auf 125 ml Wasser empfohlen, je nach Auflagefläche kann aber auch die doppelte Menge an Wasser und Tinktur erforderlich sein. Sollte der Wunsch nach einer zweiten Anwendung am Tag bestehen, empfiehlt sich eine etwas geringere Dosierung von 5 ml auf 125 ml Wasser (Kaschdailewitsch & Liebscher-Koch 2024).

Kühlende Wickel sind bei sommerlich warmen Temperaturen oder wenn sich die Ödeme eher warm anfühlen zu bevorzugen. Sind die Ödeme eher kalt, und fühlt sich auch die Patientin bzw. der Patient kühl an, sollte der Borago-Wickel etwa körperwarm angelegt werden. Die Anwendungsdauer für einen Wickel liegt bei etwa 20 bis 30 Minuten, kann auf Wunsch aber auch etwas länger sein.

Topfen-Auflage: 250 g Magertopfen mit 5 Tropfen Orangenöl und 5 Tropfen Grapefruitöl mischen[6], auf ein Tuch streichen und faltenfrei auf den Bauch bzw. auf das Lymphödem auflegen. Belassen, solange es als angenehm empfunden wird.

Das Anlegen von Wickeln und Auflagen ist auch eine gute Möglichkeit, die Angehörigen in die Pflege einzubinden, wenn sie dies wünschen. Nach Anleitung übernehmen sie diese Aufgabe meist gerne; etwas für die Kranken tun zu können, empfinden Angehörige oft als entlastend.

Entlastende Lagerung: Lagerung mit angezogenen Beinen oder Knierolle zur Bauchdeckenentspannung.

Lymphdrainage: Die effektivste Linderung bei Lymphödemen wird durch die Komplexe Physikalische Entstauungstherapie durch speziell geschulte Physiotherapeut*innen und durch Kompressionstherapie erreicht.

---

6 Das Herstellen der Topfenauflage ist nicht als Mischen von Ölen zu werten, das berufsrechtlich dem gehobenen Dienst für Gesundheits- und Krankenpflege untersagt ist, sondern als Emulgieren von ätherischen Ölen (Buchmayr et al. 2007, S. 50).

Zusammenfassung

Das Auftreten eines Aszites oder Lymphödems bedeutet für die betroffenen Patient*innen meist eine hohe Belastung. Aufgrund der veränderten Druckverhältnisse im Abdomen bei einem Aszites leiden sie unter Atembeschwerden und können oft kaum mehr essen. Lymphödeme in den Beinen können zu Mobilitätseinschränkungen und beträchtlichen Hautproblemen führen. Durch die sichtbaren körperlichen Veränderungen fühlen sich die Patient*innen häufig entstellt und ziehen sich zurück. Es ist daher wichtig, dass Pflegende die Veränderungen im Körperbild und mögliche Schamgefühle der Patient*innen behutsam ansprechen.

8.5 Anorexie und Inappetenz

In Zeiten einer schweren Erkrankung und am Lebensende reduziert sich das Bedürfnis zu essen immer mehr. In fortgeschrittenen Krankheitsstadien ist es ganz normal, dass die Patient*innen zunehmend das Interesse am Essen und Trinken verlieren. Zunächst werden nur mehr ganz bestimmte Lieblingsspeisen gegessen, oft auch nur in sehr geringen Mengen, aber durchaus noch mit Genuss. Dabei ist es wichtig, dass die Portionen sehr klein sind. Schon eine einzelne Erdbeere kann für längere Zeit sättigen.

Wenn schwer kranke Menschen nicht mehr essen können oder wollen, löst das verständliche Ängste bei den Angehörigen aus. Sie empfinden es als belastend, dass es nicht mehr möglich ist, den Kranken durch das Zubereiten und Verabreichen von Essen Zuwendung zu schenken. Sie sorgen sich, dass die Schwerkranken „verhungern" und „verdursten" könnten. Verhungern und Verdursten bezeichnen aber ein Sterben als Folge von Nahrungs- bzw. Flüssigkeitsmangel. Bei Menschen am Lebensende bzw. mit fortgeschrittener Erkrankung liegt jedoch eine gänzlich andere Situation vor. Die Patient*innen leiden nicht unter Nahrungsmangel oder Hungergefühlen, sie haben vielmehr ein umfassendes Sättigungsgefühl.

Diese Überlegung kann eine deutliche Entlastung für die Angehörigen bedeuten.

Appetitlosigkeit (Anorexie) und Gewichtsverlust (Kachexie) sind bei fortgeschrittenen Erkrankungen im Anorexie-Kachexie-Syndrom eng miteinander verbunden. Dabei nehmen drei Prozesse eine zentrale Position ein: die reduzierte Nahrungsaufnahme, die eingeschränkte körperliche Mobilität und systemische Entzündungsprozesse (Gabl & Feichtner 2015). Kennzeichnend ist, dass eine Steigerung der Kalorienzufuhr bei aktiver Krankheit nicht zu einer Verbesserung der Ernährungssituation und der Lebensqualität führt. Denn meist besteht eine katabole Stoffwechsellage, ein auf Abbau ausgerichteter Stoffwechsel, an dem selbst hochkalorische oder künstliche Ernährung nichts ändern kann. Wichtige Botenstoffe werden nicht mehr ausgeschüttet, Eiweiß und Fett werden ab- statt aufgebaut. Jede Nahrung wird zur Last, denn die Verdauung ist eine anspruchsvolle Körperfunktion, die viel Energie braucht.

Es erscheint daher sinnvoll, wenn Schwerkranke ihre Nahrungsaufnahme reduzieren. Zusätzlich kommt es zu neurohormonellen Veränderungen, die den Appetit weiter vermindern. Die Steuerung des gesamten Verdauungssystems ist verändert und Nahrung, egal auf welche Weise zugeführt, kann nicht mehr ausreichend verwertet werden. Und es ist noch einmal zu betonen: Selbst kleinste Mengen reichen aus, um Hunger und Durst zu stillen.

In der Palliativbetreuung geht es daher weniger um die Zufuhr von Kalorien oder darum, das Gewicht zu stabilisieren, vielmehr liegt der Fokus auf der Erhaltung von Genussfähigkeit und Freude am Essen, auch wenn eine Mahlzeit dann nur aus einem – mit Genuss gegessenem – Stückchen Obst besteht. Die Patient*innen empfinden meist ein umfassendes Sättigungsgefühl und nehmen es als belastend wahr, wenn sie wiederholt zum Essen gedrängt werden.

Zu klärende Fragen:

- Für wen ist es wichtig, dass der Patient, die Patientin isst?
- Besteht ein Hunger- oder Durstgefühl?
- Wenn ja: Sind Hunger und Durst auf oralem Weg zu stillen?
- Was ist der Wunsch des Patienten, der Patientin?

Weil die reduzierte Nahrungsaufnahme von den Angehörigen der Patient*innen meist als bedrohlich erlebt wird, versuchen sie den Patienten, die Patientin oft zum Essen zu überreden und nicht selten geschieht dies auch recht drängend und druckvoll. Die Kranken bemühen sich dann vor allem ihren besorgten Angehörigen zuliebe zu essen. Manchmal zwingen sich die Patient*innen geradezu, etwas zu essen, und oft müssen sie unmittelbar danach wieder erbrechen. Das kann bei ihnen und noch mehr bei den Angehörigen zu Schuldgefühlen führen. Die Aufgabe der Pflege im Zusammenhang mit Fragen der Ernährung am Lebensende wird also vor allem darin liegen, die Patient*innen und im Besonderen ihre besorgten Angehörigen umfassend zu informieren, zu unterstützen und zu entlasten.

Assessment

Die Erhebung des Symptoms Appetitlosigkeit kann mit etablierten Instrumenten, wie der Edmonton Symptom Assessment Scale (ESAS), mit der Visuellen und auch mit der Numerischen Analogskala durchgeführt werden. Es ist jedoch zu bedenken, dass die wiederholte Frage nach der Intensität der Inappetenz belastend für die Patient*innen sein kann.

Zu klären ist auch, ob und wie sehr die Patient*innen durch die Appetitlosigkeit belastet sind. Während manche Patient*innen sehr darunter leiden, dass sie nicht mehr entsprechend essen können und sich geradezu zum Essen zwingen, nehmen andere diese Begleiterscheinung ihrer Erkrankung scheinbar gleichmütig hin – vorausgesetzt, sie werden nicht durch ihre besorgten Angehörigen zum Essen gedrängt.

In der palliativen Betreuung und Versorgung, im Besonderen auch bei Patient*innen mit Demenz, sind Assessment-Methoden wie die Erhebung des Body-Mass-Index, Messungen des Oberarm-Umfanges und häufige Gewichtskontrollen nicht angemessen. Das Ziel palliativer Betreuung liegt nicht in der Erhaltung eines entsprechenden Body-Mass-Index oder eines bestimmten Körpergewichtes, sondern im bestmöglichen Wohlbefinden der Patient*innen.

Pflegerische und komplementäre Maßnahmen bei Appetitlosigkeit und Anorexie

- Die „Erlaubnis", weniger oder auch gar nichts zu essen (Aulbert 2012, S. 951);
- zu jeder Zeit essen können, auf Wunsch auch nachts;
- dafür sorgen, dass jene Dinge, die gerne gegessen werden, immer verfügbar sind;
- Mahlzeiten ansprechend zubereiten, kleinste Mengen am Teller;
- Gewürze wie Fenchel, Anis und Hopfentee zur Appetitanregung;
- vor dem Essen einen Aperitif anbieten, z. B. ein kleines Glas Sherry, Bier, Cognac oder Wein;
- Lieblingsspeisen in kleinsten Portionen von den Angehörigen mitbringen lassen;
- Eis anbieten, bevorzugt wird meist Vanille- oder Zitroneneis;
- intensive Mundpflege nach Vorlieben der Patient*innen;
- für regelmäßigen Stuhlgang sorgen;
- frühzeitige Information darüber, dass bei fortgeschrittener Krankheit mit einem zunehmenden Verlust des Appetits zu rechnen ist;
- Angehörige entlasten; erklären, dass der Druck, essen und trinken zu müssen, die Appetitlosigkeit verstärkt;

- Angehörigen erklären, dass fast alle Menschen am Ende des Lebens kein Hunger- und Durstgefühl mehr verspüren und damit keine Gefahr besteht, dass sie verhungern und verdursten;
- Angehörigen andere Möglichkeiten liebevoller Zuwendung vorschlagen.

Bei **Patient*innen mit Demenz** sind zusätzlich folgende Maßnahmen hilfreich:

- Wunschkost, so viel, so wenig wie gewünscht;
- Gerichte mit Schlagobers (Sahne), Milch, Sauerrahm, Öl, Crème fraîche, Topfen, Honig oder Maltodextrin anreichern;
- ruhige und entspannte Atmosphäre beim Essen;
- Fingerfood, die Möglichkeit, auch „unterwegs“ zu essen;
- Nachtjause anbieten.

Auch der Einsatz von ätherischen Ölen wie Bergamotte, Zitrone, Grapefruit und Rosmarin hat sich bei Appetitlosigkeit bewährt, je nach Vorlieben der Patient*innen als Duft-Tuch oder auch als Raumbeduftung, eine halbe Stunde vor dem Essen.

Bei Demenzkranken stellt Gewichtsverlust ein häufiges Symptom dar. Dieses tritt oft schon Jahre vor der Diagnosestellung einer Demenzerkrankung auf. Die grundsätzliche Ablehnung von Nahrung ist meist ein Symptom sehr fortgeschrittener Demenz. Es ist wichtig, auszuschließen, dass andere, reversible Ursachen zugrunde liegen, wie etwa schmerzhafte Veränderungen der Mundschleimhaut, Zahnschmerzen oder Ähnliches. Lehnen demenziell veränderte Menschen die Nahrungsaufnahme ab, so handelt es sich dabei keineswegs um eine „Verweigerung“. Es ist vielmehr ein Verlust des Appetits oder des Schluckvermögens und keine willentliche Entscheidung der Patient*innen.

Ziel jeder palliativen Betreuung ist die Erhaltung des Wohlbefindens der Patient*innen, daher sind individuell auf die jeweilige Patientin, den jeweiligen Patienten abgestimmte Maßnahmen zur Unterstützung einzusetzen.

Pharmakologische Maßnahmen nach AVO

Bei den medikamentösen Strategien zur Steigerung des Appetits muss sorgfältig abgewogen werden, ob die möglichen Nebenwirkungen eine kurzfristige Appetitsteigerung rechtfertigen. Verwendet werden z. B. Progestagene, Cannabinoide und Corticosteroide.

Exkurs: Künstliche Ernährung

Podcast *Hochpalliativ* – Ernährung am Lebensende

Die Sorge, der Patient, die Patientin könnte „verhungern und verdursten", führt mitunter dazu, dass von den Angehörigen die Frage nach der Notwendigkeit einer künstlichen Ernährung aufgeworfen wird. Die Sorgen und Ängste der Angehörigen sind natürlich ernst zu nehmen, zugleich müssen besorgte Angehörige durch Information und Erklärungen entlastet werden. In fortgeschrittenen palliativen Situationen einer Erkrankung kann eine künstliche Ernährung kaum zu einer Besserung der Gesamtsituation des Patienten bzw. der Patientin beitragen.

Den Angehörigen sollte erklärt werden, dass die Reduktion der Nahrungsaufnahme auch ein schützendes Phänomen sein kann. Die Verdauung ist eine anspruchsvolle Körperfunktion, die viel Energie braucht, daher kann die Nahrungsaufnahme bei Schwerkranken eine zusätzliche Belastung für den Organismus darstellen. Es erscheint daher sinnvoll, wenn die Patient*innen ihre Nahrungsaufnahme reduzieren. Eine katabole Stoffwechsellage, ein Stoffwechsel, der auf Abbau ausgerichtet ist, verhindert meist eine Stabilisierung des gegenwärtigen Ernährungszustandes.

Nur für eine kleine Gruppe von Patient*innen in einer palliativen Situation kann eine künstliche Ernährung von Vorteil sein. Bei einigen Tumorerkrankungen, bei denen früh im Krankheitsverlauf mit der Verlegung der Speiseröhre oder anderen Störungen von für die Nahrungsaufnahme notwendigen Systemen zu rechnen ist, kann eine künstliche Nahrungs- und Flüssigkeitszufuhr zur Erhaltung der Lebensqualität der Patient*innen beitragen. Bei stenosierenden Tumoren im Kopf-Hals-Bereich oder im Ösophagus kann eine Ernährung über eine Sonde indiziert sein, um einem raschen Gewichtsverlust vorzubeugen. Das gilt auch bei Radiotherapie, wenn das Bestrahlungsgebiet im Kiefer- und Halsbereich liegt.

Die Entscheidungsfindung hinsichtlich einer künstlichen Ernährung erfolgt im multiprofessionellen Team, wobei die Sicht der Pflege von wesentlicher Bedeutung ist. Vor Beginn einer künstlichen Ernährung sollten folgende Fragen geklärt werden:

- Besteht eine Indikation? Handelt es sich um eine Situation bzw. ein Erkrankungsstadium, welches durch die Ernährungstherapie gebessert werden kann?
- Kann mittels besonderer Nahrungszubereitung oder pflegerischer Hilfe eine ausreichende Nahrungsaufnahme auf natürlichem Wege ermöglicht werden?
- Ist mit Sondenernährung oder parenteraler Ernährung ein positiver Einfluss auf die Lebensqualität/auf das Wohlbefinden des bzw. der Kranken zu erreichen?
- Mit welchen Belastungen ist die Ernährungstherapie verbunden? Kann die Maßnahme zu einer Verringerung von Lebensqualität oder Lebenserwartung führen?

- Ist der bzw. die Betroffene zum aktuellen Zeitpunkt in der Lage, über das weitere Vorgehen selbst zu entscheiden, oder hat er bzw. sie bereits früher für eine solche Situation Entscheidungen getroffen, z. B. mittels einer Patientenverfügung oder Vorsorgevollmacht?
- Wird die Ernährungstherapie, z. B. mit Sonde oder parenteral, als passagere oder als Dauermaßnahme für den Patienten, die Patientin erwogen?

Wenn eine Indikation zu einer künstlichen Ernährung besteht, bedarf es einer umfassenden Aufklärung und eines informierten Einverständnisses der Patient*innen. Sollte er bzw. sie nicht einsichts- und urteilsfähig sein, wäre das Vorliegen einer Patientenverfügung, in der die Haltung bezüglich einer künstlichen Ernährung geschildert wird, hilfreich. Liegt keine Patientenverfügung und auch keine Vorsorgevollmacht vor, sollte der mutmaßliche Wille der Patientin, des Patienten mithilfe der Angehörigen eruiert werden.

Die noch immer gängige Praxis, bei nicht einsichts- und urteilsfähigen Erkrankten einen Eingriff zur Anlage einer Ernährungssonde mit Einverständnis der Angehörigen durchzuführen, ist rechtlich nicht gedeckt. Dieses Vorgehen ist nur dann rechtens, wenn das Einverständnis durch Angehörige mit Vorsorgevollmacht bzw. durch gerichtlich bestellte Sachwalterschaft gegeben wird. Vorsorgebevollmächtigte dürfen alleine entscheiden, im Falle eines Sachwalterentscheids wird zusätzlich noch ein zweites ärztliches Gutachten oder ein Gerichtsbeschluss benötigt.

Auch wenn **Patient*innen mit Demenz** ihre Nahrungsaufnahme zunehmend oder ganz einstellen, wird gelegentlich die Anlage einer PEG-Sonde zur Ernährung diskutiert. Es gibt bislang jedoch keine Hinweise, dass eine Sondenernährung einen Vorteil für Patient*innen mit Demenz bedeutet (Volicer 2012).

Eine künstliche Ernährung bei Menschen mit Demenz bietet:

- keine Lebensverlängerung;
- keine Verbesserung der Lebensqualität, im Gegenteil: Genuss durch Geschmackserleben und Zuwendung wird weniger;
- keine Verhinderung einer Mangelernährung;
- keine Prophylaxe von Aspirationspneumonien, im Gegenteil: sie treten bei künstlicher Ernährung häufiger auf, weil Sekrete aus dem Nasen-Rachen-Raum oder Reflux aus dem Magen aspiriert werden;
- keinen Schutz vor anderen Infektionen, das Risiko einer Infektion nimmt eher zu;
- keine Verhinderung von Dekubitalulcera – sie treten weder seltener auf, noch heilen sie besser.

Auch die Inzidenz von Sonden-assoziierten Komplikationen ist zu bedenken, denn eine Ernährung über eine PEG kann für die Patient*innen auch eine reduzierte pflegerische Zuwendung und unter Umständen auch einen erhöhten Bedarf an freiheitsbeschränkenden Maßnahmen bedeuten.

Verschiedene Studien belegen, dass Menschen mit Demenz nach Anlage einer PEG-Sonde eine hohe Mortalitätsrate aufweisen. So zeigte zum Beispiel eine schon ältere Studie, dass 54 % der Patient*innen innerhalb eines Monats nach Anlage der PEG verstarben, 78 % innerhalb von drei Monaten und 81 % nach sechs Monaten (Sanders et al. 2000).

Wenn Menschen mit Demenz keinerlei Interesse an Nahrungsaufnahme mehr haben, kann das auch als Zeichen dafür gewertet werden, dass das Endstadium der Demenzerkrankung eingetreten ist. Daher sind Fürsorge, menschliche Nähe, Geborgenheit und liebevolle pflegerische Zuwendung zur bestmöglichen Erhaltung des Wohlbefindens besser geeignet als eine künstliche Ernährung.

Zusammenfassung

Appetitverlust, Anorexie und Kachexie sind multifaktoriell bedingte Symptome, die in palliativen Situationen einer fortgeschrittenen Erkrankung sehr häufig auftreten. Eine forcierte Ernährung, der Einsatz künstlicher Ernährungstherapie und auch die Verabreichung künstlicher Zusatznahrung können die veränderte Stoffwechsellage und die Tendenz zum Abbau in diesen Situationen kaum beeinflussen. Eine Verbesserung oder auch nur eine Stabilisierung der Ernährungssituation bei fortgeschrittener, schwerer Erkrankung muss daher als unrealistisch betrachtet werden. Im Zentrum der pflegerischen Bemühungen liegt damit eher die Erhaltung des Appetits, die Bewahrung der Freude am Essen, unabhängig von Menge und Nährwert der aufgenommenen Speisen. Als Betreuungsziel gilt das bestmögliche Wohlbefinden des kranken Menschen und weniger die Stabilisierung des Körpergewichtes. Wenn das Ernähren nicht mehr möglich ist, dann ist eine intensive und kreative Mundpflege von besonderer Bedeutung. In der Praxis hat es sich sehr bewährt, die Angehörigen zur Mundpflege anzuleiten, wenn sie dies möchten. Sie kann dann eine besondere Form liebevoller Zuwendung sein und zugleich auch das Gefühl der Hilflosigkeit bei den Angehörigen mindern.

8.6 Dekubitus – Druckverletzung

Der Begriff Dekubitus stammt vom lateinischen „decumbere" (= sich niederlegen, decubitum = krank darniederliegen). In der internationalen, englischsprachigen Fachliteratur gilt *Dekubitus* heute aber als ungenauer Begriff, zumal diese Gewebeschädigungen nicht nur bei liegender Position auftreten können, sondern z. B. auch beim Sitzen oder aufgrund von Druckstellen durch medizinische Geräte.

In der englischen Fachliteratur und auch in den NANDA-Pflegediagnosen wird der Terminus *pressure ulcer* verwendet. Während in der deutschsprachigen Fachliteratur noch immer fast ausschließlich von *Dekubitus* gesprochen wird, gilt in den richtungsweisenden Guidelines des National Pressure Ulcer Advisory Panel (NPUAP) seit 2016 der Begriff *Druckverletzung* (pressure injury). Eine Druckverletzung bezeichnet eine örtlich begrenzte Schädigung der Haut und des darunterliegenden Weichgewebes, in der Regel über einem Knochenvorsprung oder im Zusammenhang mit medizinischen Geräten. Obwohl die Begriffe Druckgeschwür und Dekubitus oft synonym verwendet werden, stellt die NPUAP fest, dass der Begriff Druckverletzung am besten geeignet ist, da nicht immer ein offener Dekubitus auftritt. Er kann auch bei intakter Haut bestehen (Kirman & Geibel 2022).

Ein Dekubitus entsteht, wenn die weichen Gewebe der Haut, des subkutanen Fettes oder der Muskulatur über längere Zeit zwischen den festen körperinneren Strukturen wie Knochen, Knorpel oder Sehnen komprimiert und damit verformt werden. Aber auch der Auflagedruck der Sitzfläche oder Druck durch Sonden, Katheter u. A. können zu einer Druckverletzung führen (Kottner et al. 2018, S. 1). Wie Studien belegen, kann bereits ein kurzzeitiger, hoher Druck zu einer Gewebeschädigung im Sinne eines Dekubitus führen (Schröder 2014, S. 30). Es ist davon auszugehen, dass bereits **innerhalb von Minuten** ein direkter Deformationsschaden eintreten kann! Allerdings kann es mehrere Tage dauern, bis sich die Gewebeschädigung an der Hautoberfläche zeigt.

Mikroklima

Es gibt immer mehr Hinweise darauf, dass das Mikroklima zwischen Haut und Unterlage bei der Entstehung von Druckverletzungen eine Rolle spielt. Das Mikroklima bezieht sich auf die Temperatur, die Feuchtigkeit und den Luftstrom an der Hautoberfläche. Bei einem Anstieg der Temperatur und der Feuchtigkeit wird die Haut verletzlicher und insgesamt weniger widerstandsfähig. Aber auch sehr trockene Haut ist gefährdet, da sich kleinste Risse bilden können. Das Mikroklima der Haut beeinflusst die Struktur und Funktion der Haut sowie die Reaktion auf mechanische Belastungen und ist daher für alle Druckverletzungen relevant, nicht nur für die oberflächlichen (Haesler 2019).

Bis heute wird das Auftreten eines Dekubitus fälschlich mit fachlicher Inkompetenz der Pflegenden assoziiert (Carlson & Gunningberg 2017, S. 17). Auch gilt die Prävalenz dieser Druckverletzungen zunehmend als (negativer) Qualitatsindikator für Institutionen und Betreuungsteams, insbesondere für Palliative-Care-Teams (Lundström et al. 2012, S. 319). Daher zählt die Prävention eines Dekubitus zu den primären pflegerischen Zielen. Aber wie die pflegerische Praxis zeigt, kann das Entstehen eines Dekubitus, vor allem bei Patient*innen in der Terminal- und Finalphase, trotz konsequenter Prophylaxe mitunter nicht verhindert werden (Langemo & Black 2010, S. 59).

Lokalisation

Zu den am stärksten gefährdeten Stellen zählen die Fersen und der Sakralbereich. Dabei stellt der Sakralbereich mit 78,4 % die häufigste Lokalisation von Dekubital-Ulzera bei Palliativpatient*innen dar (Galvin 2002, S. 219). Aber an nahezu allen Körperstellen kann eine Druckverletzung entstehen, wenn das Gewebe besonderen Belastungen ausgesetzt ist. So kann ein Dekubitus z. B. auch an den Ohrmuscheln, am Hinterkopf, an den Schultern, entlang der Wirbelsäule oder am Ellenbogen entstehen. Auch anhaltender Druck durch Sonden, Katheter oder Schienen kann zu einem Dekubitus führen.

Assessment

Bei Patient*innen in palliativen Situationen einer Erkrankung bestehen zahlreiche Risikofaktoren, die zur Entstehung eines Dekubitus führen können. Für die Dekubitus-Prophylaxe ist es entscheidend, das individuelle Risiko des jeweiligen Patienten bzw. der jeweiligen Patientin zu kennen, bei der Mehrheit der Palliativpatient*innen besteht jedoch ein hohes bis sehr hohes Risiko für das Entstehen eines Dekubitus (Galvin 2002, S. 220).

Risikofaktoren

- Beeinträchtigung der Mobilität;
- Störung der Durchblutung;
- Fieber;
- erhöhte Hautfeuchtigkeit/Inkontinenz;
- höheres Alter der Patient*innen;
- reduzierter Ernährungszustand, katabole Stoffwechsellage, aber auch Übergewicht;
- beeinträchtigte Wahrnehmung z. B. durch Sedativa (reduzierte Wahrnehmung für druckbedingten Schmerz) (Schewior-Popp, Sitzmann & Ullrich 2017, S. 307);
- Demenz;
- Depression;
- Dekubitus in der Vorgeschichte.

Durch Pflege verursachtes Dekubitusrisiko

- Nicht fachgerechte Positionierungs- und Hebetechniken;
- unterschätzte Scherkraftwirkung;
- Einsatz unangemessener Hilfsmittel zur Positionierung;
- Sonden, Katheter und Verbände.

Die Erhebung und Dokumentation aller Risikofaktoren liegt in der pflegerischen Verantwortung und ist verpflichtend. Sobald das Risiko für die Entwicklung eines Dekubitus erkannt wird, muss aus den erhobenen Risikofaktoren ein Maßnahmenplan zur Prophylaxe erstellt werden, aus dem ersichtlich ist, welche Maßnahmen in welchen Intervallen durchzuführen sind. Abweichungen von diesem Maßnahmenplan müssen nachvollziehbar dokumentiert und Änderungen angepasst werden (Albert, Matzker & Muhle 2016, S. 36).

Einschätzung durch Dekubitusrisiko-Skalen?

Es ist davon auszugehen, dass Risikoskalen das Konstrukt „Dekubitusrisiko" zwar messen, aber die Entstehung eines Dekubitus nicht vorhersagen können (Anthony et al. 2008, S. 648). Außerdem fehlt es bislang an Belegen, dass der Einsatz dieser Skalen dem klinischen Urteil Pflegender überlegen wäre (Reuschenbach et al. 2011, S. 442). Und wie mehrere Autor*innen schreiben, führt der Einsatz einer Dekubitusrisiko-Skala nicht zu einer niedrigeren Dekubitus-Inzidenz (Balzer & Martens 2011, S. 291; Pancorbo-Hidalgo et al. 2006, S. 108).

Im Bereich von Palliative Care, in dem bei nahezu allen Patient*innen ein hohes Dekubitusrisiko besteht, könnte daher auf den Einsatz von Einschätzungsskalen zur Erhebung des Dekubitusrisikos verzichtet werden.

Generell gilt jedoch, dass die Einschätzung eines Dekubitusrisikos eigenverantwortliche Aufgabe der Pflegefachkraft ist. Die Risikoeinschätzung durch ein standardisiertes Assessment, in Verbindung mit dem geübten klinischen Blick einer erfahrenen Pflegeperson, bietet derzeit die zuverlässigste Beurteilung des Dekubitusrisikos. Dabei ist zu beachten, dass die Erfassung von Risiken ein fortlaufender Prozess ist und sich nicht in einem einmaligen Assessment erschöpfen darf (Feichtner & Kössler 2020, S. 182).

Empfehlungen für ein strukturiertes Dekubitusrisiko-Assessment

Die folgenden Empfehlungen für eine strukturierte Einschätzung des Dekubitusrisikos bei Patient*innen in palliativen Situationen orientieren sich weitgehend an den Vorgaben der NPUAP/EPUAP/PPPIA (2019).

1. Durchführung eines ersten Risikoassessments bei Aufnahme bzw. innerhalb von acht Stunden, um jene Patient*innen zu identifizieren, bei denen ein besonders hohes Risiko für die Entwicklung eines Dekubitus besteht.
2. Wiederholung dieses Risikoassessments, wenn es eine signifikante Veränderung im Zustand des Patienten, der Patientin gibt.
3. Begutachtung der Haut im Rahmen der Körperpflege und bei Positionswechsel unter besonderer Berücksichtigung der Haut über Knochenvorsprüngen (Kreuzbein, Sitzbeinhöcker, Trochanter, Fersen). Die Beobachtungen der Haut durch die Fachperson sind – unabhängig davon, ob eine Hautrötung besteht oder das Hautbild intakt ist – genau zu dokumentieren (NPUAP/EPUAP/PPPIA 2019).

   CAVE: Bei dunkel pigmentierter Haut kann ein Erythem schwer zu erkennen sein, daher besondere Aufmerksamkeit auf lokale Erwärmung, Ödeme und Veränderungen in der Konsistenz des Gewebes richten.

4. Bestehen Rötungen, die weggedrückt werden können, lokale Erwärmung, Ödeme und/oder Verhärtungen des Gewebes?
5. Bewertung eventueller Mobilitätseinschränkung, Beeinträchtigung der Wahrnehmung
6. Erstellen eines individuellen Präventionsplanes

Für die palliativpflegerische Praxis bedeutet dies, dass nicht nur generell von einer erhöhten Dekubitusgefahr auszugehen ist, sondern dass auch die Risikoeinschätzung wiederholt erfolgen sollte. Mit fortschreitender Verschlechterung des Allgemeinzustandes der Patient*innen muss auch ein **Hautversagen** in Betracht gezogen werden. Langemo und Brown

(2006, S. 209) beschreiben das Hautversagen als ein Geschehen, das mit einer schweren Funktionsstörung oder einem Versagen anderer Organsysteme einhergeht und bei dem die Haut und das darunterliegende Gewebe aufgrund einer Hypoperfusion absterben. Dieser Zusammenbruch der Hautfunktionen ist selbst bei bester Hautpflege und prophylaktischen Maßnahmen meist nicht zu verhindern. Mitunter kann es schwierig sein, einen Dekubitus von einem allgemeinen Hautversagen zu unterscheiden.

Dekubitus-Kategorien

Die folgenden Kategorien stellen keine hierarchischen Stadien dar, denn ein Dekubitus entwickelt sich nicht von Kategorie I weiter zu Kategorie IV, es kann sich z. B. auch von Beginn an um einen Dekubitus der Kategorie IV handeln. Und entgegen der verbreiteten Meinung ist ein Dekubitus der Kategorie I nicht auf die Epidermis und die Dermis beschränkt, es ist nahezu immer auch das darunterliegende Gewebe mitbetroffen. Derzeit wird es als gesichert betrachtet, dass Dekubital-Ulzera initial in subkutanen Geweben bzw. vor allem auch in der Muskulatur entstehen (Berlowitz & Brienza 2007, S. 36). Es ist also äußerst fraglich, ob es einen „oberflächlichen" Dekubitus geben kann, mit Ausnahme jener Körperstellen, an denen es kaum subkutanes Gewebe gibt, wie z. B. am Nasenrücken, am Knöchel oder an der Ohrmuschel.

Tabelle 2: Dekubitus-Kategorien

Kategorie I	Intakte Haut mit nicht wegzudrückender lokaler Rötung. Der Bereich kann im Vergleich zum umgebenden Gewebe schmerzhaft, härter, weicher, wärmer oder kälter sein.
Kategorie II	Teilzerstörung der Haut, evtl. bis in die Dermis/Lederhaut, flaches, offenes Ulkus mit rot- bis rosafarbenem Wundbett ohne Beläge. Kann sich auch als intakte oder offene/rupturierte, serumgefüllte Blase darstellen. Eine livide Verfärbung weist auf eine tiefe Gewebeschädigung hin.

Kategorie III	Vollständiger Gewebeverlust, subkutanes Fett kann sichtbar sein, aber Knochen, Sehnen oder Muskeln liegen nicht offen. Beläge können vorhanden sein, die aber nicht die Tiefe des Gewebeverlustes verdecken. Es können Taschenbildungen oder Unterminierungen vorliegen. Die Tiefe eines Dekubitus der Kategorie III kann je nach anatomischer Lokalisation variieren. Der Nasenrücken, das Ohr, das Hinterhaupt und der Knöchel haben kein subkutanes Gewebe und Ulzera der Kategorie III können dort oberflächlich sein. Im Gegensatz dazu können besonders adipöse Bereiche einen extrem tiefen Dekubitus der Kategorie/des Stadiums III entwickeln (EPUAP et al. 2019, S. 40).
Kategorie IV	Vollständiger Gewebeverlust mit freiliegenden Knochen, Sehnen oder Muskeln. Beläge oder Schorf können an einigen Teilen des Wundbettes vorhanden sein. Es können Taschenbildungen oder Unterminierungen vorliegen.
Keiner Kategorie/ keinem Stadium zuzuordnen: Tiefe unbekannt	Vollständiger Gewebeverlust, bei dem die Basis des Ulkus von Belägen (gelb, hellbraun, grau, grün oder braun) und/ oder Schorf im Wundbett bedeckt ist. Bevor genügend Beläge und/oder Schorf entfernt sind, um den Grund der Wunde offenzulegen, kann die tatsächliche Tiefe – und daher die Kategorie – nicht festgestellt werden. Stabiler Schorf (trocken, festhaftend, intakt ohne Erythem und Flüssigkeit) an den Fersen dient als natürlicher biologischer Schutz des Körpers und sollte nicht entfernt werden (EPUAP et al. 2019, S. 42).
Vermutete tiefe Gewebeschädigung: Tiefe unbekannt	Livid oder rötlichbrauner, lokalisierter Bereich von verfärbter, intakter Haut oder blutgefüllte Blase aufgrund einer Schädigung des darunterliegenden Weichgewebes durch Druck und/oder Scherkräfte. Diesem Bereich vorausgehen kann Gewebe, das schmerzhaft, fest, breiig, matschig und im Vergleich zum umliegenden Gewebe wärmer oder kälter ist (EPUAP et al. 2019, S. 43).

Manchmal kann es schwierig sein, einen Dekubitus der Kategorie I von Hautrötungen anderer Ursache zu unterscheiden, dann empfiehlt sich der Fingerdruck-Test nach Phillips (1997, S. 17): Mit dem Finger wird etwa 30 Sekunden lang sanft auf die gerötete Hautstelle gedrückt. Erscheint die Hautstelle nach dem Loslassen für einen kurzen Moment blass, kann die Rötung also weggedrückt werden, liegt wahrscheinlich kein Dekubitus vor, sondern eine Rötung anderer Ursache. Lässt sich die Rötung nicht wegdrücken, muss von einem Dekubitus ausgegangen werden.

Dekubitus mit Taschenbildung und Unterminierungen

Das Ausmaß eines Dekubitus mit Taschenbildung und Unterminierungen (s. Kat. III und IV) ist besonders schwierig zu beurteilen. Je nach zugrundeliegender Ursache können zwei Arten dieser Unterminierungen bei einem Dekubitus unterschieden werden: eine Tunnelbildung, die dadurch entsteht, dass sich verflüssigtes nekrotisches Gewebe ansammelt und eine Tunnelbildung aufgrund externer Krafteinwirkung (Tahehiko & Norihiko 2006, S. 331).

Dokumentation eines Dekubitus

Hat sich trotz prophylaktischer Maßnahmen ein Dekubitus entwickelt, muss eine regelmäßige Dokumentation erfolgen. Dabei ist es wichtig, innerhalb einer Institution bzw. eines Teams eine einheitliche Klassifizierung anzuwenden. Um Missverständnissen vorzubeugen, vor allem bei einer Transferierung des Patienten, der Patientin, ist auch anzugeben, nach welchem Klassifikationssystem der Dekubitus beurteilt wurde, z. B. Dekubitus III nach EPUAP (Feichtner & Kössler 2020, S. 191).

Bei der Dokumentation ist stets nur *eine* Kategorie zu nennen. Ein Zwischenstadium, etwa „Dekubitus II bis III" ist nicht zulässig (Panfil, Schröder & Adamczyk 2015, S. 201). Mitunter kann es jedoch durchaus schwierig sein, sofort eine eindeutige Kategorie zu definieren, dann empfiehlt es sich, das Problem zu dokumentieren und wenige Tage später erneut eine Kodierung vorzunehmen. Da die Heilung eines Dekubitus in palliativen Situationen meist kein realistisches Ziel darstellt und selbst eine Besserung der Wunde oft nicht möglich ist, gelten in der palliativen Versorgung naturgemäß andere Prioritäten und Kriterien für die Wunddokumentation als bei kurativ ausgerichteter Betreuung. Da sich Wunden von Patient*innen in palliativen Situationen einer Erkrankung oft innerhalb kurzer Zeit verändern, ist die Wunde bei jedem Verbandwechsel zu beurteilen und auch aus rechtlichen Gründen zu dokumentieren. Sehr detaillierte Wundbeurteilungen sind nur dann von besonderer Bedeutung, wenn es um eine Heilung der Wunde geht. Da dies in palliativen Situationen jedoch meist unerreichbar ist, ist die häufige Beurteilung der Wundgröße und Wundtiefe nicht unbedingt zweckmäßig (Langemo & Black 2010, S. 63).

In der Palliative Care beziehen sich die Assessment-Kriterien vielmehr auf die mit der Wunde verbundenen Symptome, die das Wohlbefinden der Betroffenen beeinträchtigen, wie Schmerz, Geruchsbildung, Infektion etc. Von diesen Symptomen leiten sich auch die jeweiligen Strategien zur palliativen Wundbehandlung ab.

Foto-Dokumentation

In den meisten Hospiz- und Palliative-Care-Teams werden Wunden – so auch ein Dekubitus – mit Fotos dokumentiert. Dabei bedarf es einiger fototechnischer Kenntnisse, um aussagekräftige Aufnahmen zu erstellen. Auch muss dabei bedacht werden, dass es für die Patient*innen meist schambesetzt sein und eine beträchtliche Belastung darstellen kann, wenn die Wunde fotografiert wird.

Bevor eine Wunde fotografiert werden darf, muss der Patient bzw. die Patientin darüber informiert werden, welcher Verwendung diese Fotos dienen und wo sie verwahrt werden. Das Einverständnis des Patienten, der Patientin bzw. der gesetzlichen Vertretung ist also die Voraussetzung für die fotografische Dokumentation einer Wunde. Diese Einwilligung, die jederzeit widerrufen werden kann, ist schriftlich in der Patientendokumentation festzuhalten.

Fotos zur Wunddokumentation sollten immer nach der Reinigung der Wunde aufgenommen werden, außer wenn Besonderheiten, wie z. B. ein durchnässter Verband, dokumentiert werden sollen. Um die Aufnahmen vergleichen zu können, sollten sie immer mit derselben Kamera und, soweit möglich, auch bei denselben Lichtverhältnissen erstellt werden. Auf den Fotos muss die Größe der Wunde erkennbar sein, daher empfiehlt sich das Anlegen eines Einweg-Papierlineals. Dieses Lineal sollte möglichst nicht aus weißem Papier sein, da hier die Zahlenangaben, vor allem bei der Verwendung von Blitzlicht, meist nicht gut erkennbar sind (Protz 2016, S. 199). Auch empfiehlt es sich, Namen und Geburtsdatum des Patienten bzw. der Patientin auf dem Lineal zu vermerken, um eine Verwechslung auszuschließen. Wie oft ein Dekubitus fotografiert werden sollte, muss im Einzelfall entschieden werden. Liegt bereits bei der Aufnahme des Patienten, der Patientin ein Dekubitus vor, wird eine erste fotografische Dokumentation der Wunde schon aus rechtlichen Gründen sinnvoll sein. Da das Fotografieren der Wunde für die Patient*innen mit einer beträchtlichen emotionalen Belastung verbunden sein kann, sollte nicht häufiger fotografiert werden als unbedingt erforderlich. Und auch eine umfassende Fotodokumentation ersetzt keine ausführliche schriftliche Wunddokumentation (Feichtner & Kössler 2020, S. 193).

Digitale Dokumentation

Neben den bisherigen Assessmentmethoden und der fotografischen Dokumentation von Wunden gewinnen digitale und KI-gestützte Methoden zum Wundassessment und zur Wunddokumentation zunehmend an Bedeutung. Durch einfaches Aufnehmen eines Fotos mit einem Smartphone können verschiedene Apps die Abmessungen und die Oberfläche der Wunde berechnen und dokumentieren (Koepp et al. 2020).

Mit modernen Tiefensensoren der Smartphones kann auch die Oberflächengeometrie von Objekten in einem dreidimensionalen Raum erfasst werden. Damit wird die kontaktlose Vermessung einer Wunde möglich, sofern das Wundbild über eine trainierte Mustererkennung segmentiert werden kann (Karl & Storck 2023).

Die Vorteile dieser Form des Assessments sind eine deutliche Zeitersparnis, eine objektive und präzise Einschätzung der Wundsituation und auch eine Erleichterung bei der Übergabe an andere Betreuungsteams. Beispiele für bekannte Apps zur Wunddokumentation sind die imitoWound-App®, die Wundera-App® oder die DRACO® WundDoku App. Näheres zu den verschiedenen Apps wird in der Übersichtsarbeit „Digitale Wunddokumentation" (Kolbig 2022) beschrieben. Primär braucht es immer die Expertise der Pflegefachpersonen, zusätzlich können digitale Instrumente und künstliche Intelligenz das Wundassessment unterstützen, indem der Zustand der Wunde detailliert erfasst und auf Handlungsnotwendigkeiten hingewiesen wird. Dass dies mit den Methoden des „deep learning" möglich ist, wurde schon in vielen wissenschaftlichen Projekten aufgezeigt (Marijanović & Filko 2020).

Wundassessment und Wunddokumentation mittels künstlicher Intelligenz (KI) bieten eine vielversprechende Entwicklung im Gesundheitswesen. Der Einsatz künstlicher Intelligenz kann das Wundassessment automatisieren und objektivieren. Dies kann zu konsistenteren und genauer dokumentierten Ergebnissen führen. Außerdem kann KI große Mengen von Patientendaten analysieren, Muster erkennen und daraus Erkenntnisse für personalisierte Behandlungspläne ableiten. Allerdings wirft die Verwendung von KI in der Pflege auch Fragen bezüglich des Datenschutzes und der Ethik auf. Auch kann KI möglicherweise bestimmte Nuancen oder Kontexte, die von Pflegepersonen intuitiv erkannt werden, übersehen. Die Integration von KI sollte daher als unterstützende Maßnahme betrachtet und keinesfalls als Ersatz für pflegerisches Assessment gesehen werden. Insgesamt bieten KI-gestützte Wundassessment- und Dokumentationssysteme aber viel Potenzial, um die Pflegequalität zu verbessern. Die Herausforderung besteht darin, die Vorteile sorgfältig gegen die ethischen und praktischen Aspekte abzuwägen und geeignete Lösungen zu finden.

Symptome im Zusammenhang mit Dekubitus

Ein Dekubitus bedeutet für die betroffenen Patient*innen immer eine schwerwiegende Beeinträchtigung ihrer Lebensqualität. Neben verschiedenen belastenden Symptomen wie z. B. Schmerz stellen auch die erforderlichen häufigen Positionswechsel und die Notwendigkeit häufiger Verbandwechsel eine Belastung dar. Weiters belegen Studien, dass die Komplikationen eines Dekubitus zu erhöhter Mortalität führen (Tomova-Simitchieva et al. 2018, S. 2).

Schmerz: Ein Dekubitus stellt eine entzündliche Wunde dar, bei der durch eine Ischämie zusätzlich Gewebe abstirbt. Beides kann zu starken Schmerzen führen, die mit der Intensität von Nervenschmerzen vergleichbar sind. Daher ist ein systematisches Schmerz-Assessment bei Patient*innen mit Dekubitus sowie zusätzlich auch bei jedem Verbandwechsel verpflichtend (siehe Schmerz-Assessment, S. 211).

Die Therapie chronischer Wundschmerzen orientiert sich am WHO-Stufenschema (siehe S. 223), wobei Opioide nicht nur systemisch, sondern auch lokal in Gelform appliziert werden können. Es ist aber auch möglich, nichtsteroidale, entzündungshemmende Medikamente oder topische Anästhetika nach AVO auf das Wundbett aufzutragen. Bewährt haben sich auch Schaumverbände, die Ibuprofen enthalten (Sibbald et al. 2007, S. 20). Auch das konsequente Feuchthalten der Wunde, z. B. durch Hydrogele, und ein fachgerechter, dem Bedarf entsprechender Verband tragen zur Reduktion von Wundschmerzen bei.

Infektion: Ein Dekubitus bringt auch die permanente Gefahr einer Infektion mit sich, die im schlimmsten Fall zu einer Sepsis führen kann. Lokale Infektionen zeigen sich mit den klassischen Symptomen wie Rötung, Überwärmung und brennenden Schmerzen, systemisch oft mit Fieber. Das größte Risiko für eine Sepsis haben Patient*innen mit einem Dekubitus der Kategorie IV. Die Tiefe dieser Wunden reicht meist bis an den Knochen. Kommt es zu einer Infektion, besteht die Gefahr, dass sich diese bis in Muskeln, Sehnen und Gelenkkapseln ausbreitet. Eine Ostitis oder auch eine Osteomyelitis mit Sepsis können die Folge sein. Bei Patient*innen in palliativen Situationen ihrer Erkrankung kann eine Sepsis die ausschlaggebende Todesursache sein (Feichtner & Kössler 2020, S. 224).

Oberste Prinzipien bei einer Druckverletzung (Dekubitus) sind die konsequente Druckentlastung sowie die Verhinderung neuer Druckstellen. Im Folgenden sollen hier nur die wesentlichen Grundsätze der Wundversorgung bei einer Druckverletzung beschrieben werden. Für detaillierte Informationen dazu soll hier auf das Buch „Palliative Wundversorgung in der Praxis“ (Feichtner & Kössler 2020) verwiesen werden.

Débridement

Wie bei allen chronischen Wunden besteht auch bei einem Dekubitus das permanente Risiko einer schwerwiegenden Infektion. Daher sollten die Verbandwechsel unter aseptischen Bedingungen und in Non-Touch-Technik erfolgen. Weiters sollten die Verbandwechsel nur in möglichst großen Zeitabständen und auch atraumatisch durchgeführt werden.

Zunächst sollte das abgestorbene Gewebe entfernt werden (Débridement) sowie die Reinigung der Wunde und deren Umgebung erfolgen. Das Débridement kann auf verschiedene Weisen erfolgen:

- Das autolytische Débridement wird durch verschiedene, dafür geeignete Wundauflagen erreicht, z. B. Alginate und hydrokolloide Wundauflagen. Die avitalen Gewebeanteile quellen auf und können dadurch mechanisch leichter entfernt werden.
- Das enzymatische Débridement wird durch das Auftragen bestimmter Enzympräparate in Form von Gelen oder Salben erreicht. Zusammen mit körpereigenen Enzymen werden Beläge und Nekrosen aufgeweicht und zersetzt. Allerdings wirken Enzymverbände nur kurzzeitig und die Verbände müssen mindestens einmal pro Tag gewechselt werden.
- Beim mechanischen Débridement werden abgestorbene Gewebeteile und Gewebetrümmer manuell aus der Wunde entfernt, z. B. mit einer sterilen Mullkompresse oder einer sterilen Pinzette.
- Madentherapie oder biologisches Débridement erfolgt durch den Einsatz von steril gezüchteten Fliegenlarven. Der Speichel dieser Larven enthält proteolytische Enzyme, die zu einer Verflüssigung von nekrotischem Gewebe führen. Anschließend werden die nun veränderten abgestorbenen Gewebeteile von den Maden als Nahrung aufgenommen. Die Maden werden in einem Netzgewebe auf die Wunde aufgebracht, z. B. in Form von BioBags®. Für dieses Débridement sollte die Wunde

nicht zu trocken sein, daher sind auch hier eine tägliche Kontrolle und Verbandwechsel erforderlich. (Dissemond et al. 2022)

- Bei der Ultraschall-assistierten Wundreinigung werden mit einer Spüllösung Fibrinbeläge, Zelltrümmer und auch Keime aus der Wunde ausgespült. Obwohl diese Art des Débridements als schonend gilt, kann sie für einige Patient*innen schmerzhaft sein. Ist die Wundreinigung und die Wundversorgung insgesamt mit Schmerzen für die Patient*innen verbunden, sollte etwa 30 Minuten vor dem geplanten Verbandwechsel ein Analgetikum verabreicht werden. Wird das verabsäumt, wird der Verbandwechsel für die Patient*innen zu einer sehr angstbesetzten Situation.
- Das chirurgische Débridement durch Ärzt*innen stellt die effektivste Art der Wundreinigung dar. Bei Patient*innen in fortgeschrittenen palliativen Situationen einer Erkrankung müssen die Belastungen und Nutzen dieser Maßnahme sorgfältig abgewogen werden.

Die Entscheidung, welche Form des Débridements am besten geeignet ist, muss individuell und, wenn möglich, gemeinsam mit dem Patienten bzw. der Patientin getroffen werden (Dissemond et al. 2022).

Dekubitusprävention

Eine effektive Dekubitusprävention zählt zu den Kernaufgaben der Pflege.

Unabhängig davon, welche prophylaktischen Interventionen geplant sind, ist es entscheidend, dass sie nicht erst eingesetzt werden, wenn bereits Rötungen an gefährdeten Stellen auftreten. Prävention muss vorausschauend, konsequent und regelmäßig umgesetzt werden. Ist die Durchführung einer geplanten Intervention zur Dekubitusprophylaxe jedoch nicht möglich, weil der Patient bzw. die Patientin sie ablehnt oder vielleicht auch, weil die Belastung momentan zu hoch wäre, ist das

Abweichen von den geplanten Maßnahmen oder das Nichtdurchführen zu dokumentieren und auch zu begründen. Nach den Grundsätzen von Palliative Care gilt: Die Wünsche der Patient*innen, ihre Bedürfnisse nach ungestörtem Schlaf oder hinsichtlich der Einnahme einer bestimmten Liegeposition müssen handlungsleitend sein (Uebach 2018, S. 195).

Grundsätze der Dekubitusprävention

- Systematische und differenzierte Risikoeinschätzung;
- Förderung der Eigenbewegung der Patient*innen bei unzureichender Eigenbewegung: regelmäßige Positionswechsel im Liegen und im Sitzen;
- Sitzen in einem Stuhl ohne Druckentlastung sollte auf 30 Minuten begrenzt bleiben;
- vollständige Entlastung stark gefährdeter Körperstellen von äußerer Druck- und Scherkraftwirkung;
- Vermeidung von Druck- und Scherkräften, z. B. infolge von Zu- und Ableitungen;
- Patient*innen nicht länger als nötig auf einer Bettschüssel lassen;
- Gewährleistung von Kontinuität und Evaluation prophylaktischer Maßnahmen.

Aktive und passive Bewegungsförderung

Sofern es die allgemeine Situation der Patient*innen erlaubt, ist die Eigenbewegung zu fördern. Sind die Patient*innen nicht in der Lage, sich autonom zu bewegen, ist behutsames, passives Bewegen im Rahmen der pflegerischen Maßnahmen als Teil der Dekubitusprophylaxe zu betrachten. Als passive Bewegung gelten auch alle Interventionen, die eine pflegerisch durchgeführte Wechselpositionierung (inkl. Transfer z. B. in eine sitzende Position) oder die die Freilagerung besonders gefährdeter Körperstellen beinhalten (Büscher et al. 2017, S. 36).

Bewegungsförderung bei reduzierter Körperwahrnehmung

Immobile Patient*innen verlieren zunehmend die Wahrnehmung für ihren Körper. Behutsame Positionierung und vorsichtiges Durchbewegen bei der Pflege können zu einer verbesserten Körperwahrnehmung und damit auch zum Sicherheitsgefühl der Patient*innen beitragen.

Positionierung

Wenn selbst kleine Positionswechsel nicht mehr oder nur sehr eingeschränkt möglich sind, kann eine fachlich und behutsam durchgeführte Unterstützung in der Positionierung ein wesentlicher Beitrag zum Wohlbefinden der Patient*innen sein. Unter Berücksichtigung der Vorlieben des Patienten bzw. der Patientin und der Erfordernisse durch bestehende Symptome wie z.B. Atemnot gilt es, eine Positionierung zu erreichen, die nicht nur der Vorbeugung eines Dekubitus dient, sondern von den Patient*innen auch als angenehm empfunden wird. Bei der Positionierung bewegungseingeschränkter Patient*innen ist zu berücksichtigen, dass sie durch die eingesetzten Hilfsmittel zur Positionierung nicht eingeengt werden dürfen. Es sollte zumindest für Mikrobewegungen ausreichend Raum bleiben. Ein Positionswechsel darf keinesfalls gegen den Willen eines Patienten bzw. einer Patientin durchgeführt werden. Lehnen Patient*innen eine Positionsänderung ab, ist das zu akzeptieren. Zu bedenken ist jedoch, dass häufig die mit dem Positionswechsel verbundenen Schmerzen oder die Angst vor möglichen Schmerzen Grund für die Ablehnung sind. In diesen Fällen sollte eine halbe Stunde vor dem geplanten Positionswechsel ein Analgetikum nach AVO verabreicht werden. In Situationen mit komplexer Symptombelastung kann es hilfreich sein, Beratung und Unterstützung durch Physiotherapeut*innen beizuziehen.

Sinn und Unsinn von Positionierungsplänen

Alle Maßnahmen zur Dekubitusprophylaxe müssen sich am individuellen Risiko, an der Gesamtsituation der Patient*innen, an ihren Möglichkeiten zu autonomen Bewegungen und an der pflegerischen Zielsetzung orientieren. Daher sollten die Positionswechsel in individuell angepassten Zeitintervallen erfolgen und weniger nach Plan. Für die Sinnhaftigkeit des in vielen Institutionen üblichen 2-Stunden-Rhythmus gibt es keinen wissenschaftlichen Beleg. Während für manche Patient*innen eine so häufige Änderung der Positionierung unangenehm und belastend sein mag, kann dieses Intervall für andere Patient*innen zu lange sein. Zu bedenken ist auch, dass sich die Gesamtsituation von Palliativpatient* innen innerhalb kurzer Zeit verändern kann und es bedarf daher einer kontinuierlichen Anpassung der prophylaktischen Maßnahmen. Diese sehr individuelle und bedarfsgerechte Form der Dekubitusprävention erfordert eine achtsame Beobachtung und ein hohes Maß an Verantwortlichkeit vonseiten der Pflegepersonen.

Bei größeren Teams und häufig wechselnden Pflegepersonen kann sich die Orientierung an einem sogenannten Bewegungs- und Positionierungsplan als hilfreich erweisen, um eine regelmäßige Druckentlastung durch Bewegung und Positionswechsel sicherzustellen. Ein derartiger Plan dient zur Information aller Pflegepersonen im Team, wann welche Positionsänderung vorgenommen wurde. Dabei ist jedoch sicherzustellen, dass keinesfalls nach Standardplan vorgegangen wird, sondern dass es immer ein individueller, nach den Bedürfnissen und Wünschen der Patient*innen erstellter und auch laufend angepasster Plan ist.

Mikro-Positionswechsel

Besteht ein hohes Dekubitus-Risiko, können Pflegepersonen bei jedem Patientenkontakt, also auch mehrmals in der Stunde, kleine Positionsänderungen im Sinne einer Mikropositionierung vornehmen. Bei Patient*innen, die Positionswechsel nur schlecht tolerieren können, empfehlen sich ebenfalls Mikro-Positionsveränderungen, um durch kleine Schwerpunktverlagerungen den Auflagedruck zu verändern. Auch nachts, wenn der Schlaf möglichst nicht durch passive Positionswechsel beeinträchtigt werden soll, sind Mikro-Veränderungen in der Positionierung eine geeignete Möglichkeit der Druckentlastung. Auch wenn immer wieder behauptet wird, dass bei einem bestehenden Dekubitus die Mikro-Positionierung nicht ausreicht und dass immer ein vollständiger Positionswechsel erforderlich ist, gilt dies in der Palliative Care nur eingeschränkt. Die besondere Situation dieser Patient*innen erfordert ein stetes Abwägen von Nutzen und Belastung. So kann ein weitgehend ungestörter Nachtschlaf aus Sicht der Patient*innen höher zu bewerten sein als die konsequente Durchführung von Dekubitus-Prophylaxen. Innerhalb des Pflegeteams kann das unterschiedlich beurteilt werden. Es ist daher wichtig, sich im Team auf ein gemeinsames Vorgehen zu verständigen. Entscheidend dabei sind die Wünsche und Bedürfnisse der Patient*innen (Feichtner & Kössler 2020, S. 203).

Hautpflege

Hautpflegende Maßnahmen haben keine direkten Auswirkungen auf die Entstehung eines Dekubitus. Es ist daher wenig sinnvoll, Cremen, Lotionen und Salben zur Dekubitusprophylaxe einzusetzen. Allerdings ist bei sehr trockener, bei vorgeschädigter und bei Altershaut eine entsprechende Pflege wichtig, denn bereits geschädigte Haut reagiert auf Druckeinwirkung besonders sensibel. Ist die Haut vermehrt Feuchtigkeit ausgesetzt, wie bei starkem Schwitzen und bei Inkontinenz, ist schützende Hautpflege als Ergänzung zu den druckentlastenden Maßnahmen wichtig. Zur Hautreinigung sollten nur milde, pH-neutrale Hautreinigungsmittel verwendet werden. Bei Inkontinenz muss die Haut bei jeder

Inkontinenzversorgung vorsichtig gereinigt und getrocknet werden. Die Applikation von Produkten, die die Hautbarriere schützen, wird empfohlen (Feichtner & Kössler 2020, S. 218).

Prophylaktische Verbände

Levy et al. (2015, S. 9) gehen davon aus, dass diese Verbände einen polsternden Effekt haben und auch reibungs- und scherkräftereduzierend wirken. Auch in einer Metaanalyse von Huang et al. (2015, S. 271) zeigt sich, dass einige dieser Verbände wie Hydrokolloid-, Schaum- und Filmverbände durchaus einen schützenden Effekt haben, vorausgesetzt, sie werden früh genug eingesetzt, um einen Dekubitus zu verhindern. An Knochenvorsprüngen, wie an den Fersen und am Kreuzbein, die naturgemäß großen Scher- und Reibungskräften ausgesetzt sind, können Polyurethanschaumverbände verwendet werden. Werden nicht transparente Schaumverbände zur Dekubitusprophylaxe eingesetzt, muss jedoch weiterhin eine regelmäßige Beurteilung der gefährdeten Haut- und Gewebestellen erfolgen. Daher sind Produkte mit Silikonrändern zu bevorzugen; sie erlauben es, den Verband anzuheben und wieder zu fixieren. Bei Inkontinenz kann Polyurethanfolie zum Schutz der Haut auf besonders gefährdeten Stellen angebracht werden.

Zusammenfassung

Bei nahezu allen Patient*innen in Palliative Care bestehen mehrere Risikofaktoren für die Entstehung eines Dekubitus. Pflegefachkräfte im Bereich von Palliative Care betrachten einen Dekubitus oft als nachrangiges Problem. Sie unterschätzen damit die Belastungen, die eine derartige Druckverletzung für die Patient*innen bedeutet. Ein Dekubitus beeinträchtigt die Lebensqualität der Patient*innen nachhaltig, er verursacht Schmerzen, erfordert häufige Verbandwechsel, und nicht zuletzt kann ein Dekubitus auch zu einer Sepsis mit Todesfolge führen. Daher besteht in der Palliative Care eine besonders hohe Verpflichtung zur bestmöglichen Prävention einer derartigen Druckverletzung.

8.7 Exulzerierende Wunden

Maligne, nicht heilbare Wunden, auch exulzerierende Tumorwunden genannt, entstehen entweder primär durch die Infiltration von Karzinomzellen (Hauttumor, Metastasen) in das Epithelgewebe oder sekundär nach dem Durchbruch eines Tumors aus tieferen Gewebeschichten durch die Epidermis.

Exulzerierende Tumorwunden stellen für die betroffenen Patient*innen eine enorme Belastung dar. Sie machen nicht nur das Fortschreiten der Erkrankung deutlich sichtbar, sie führen auch zu einer massiven Beeinträchtigung oder gar zu einer Zerstörung des Körperbildes. Weil diese Wunden meist nicht nur mit Schmerzen, sondern auch mit äußerst unangenehmen Gerüchen und starker Sekretbildung verbunden sind, löst dies bei den Patient*innen Gefühle von Scham und von Abneigung oder gar Ekel dem eigenen Körper gegenüber aus.

Menschen mit exulzerierenden Wunden berichten oftmals über Ängste wie „vom Tumor aufgefressen zu werden“ oder bei „lebendigem Leib zu verfaulen“. Diese Ängste teilen dann häufig auch ihre Angehörigen. Der Ekel vor sich selber und ablehnende und erschreckte Reaktionen der Umgebung können mitunter sogar einen Sterbewunsch bei den Patient*innen auslösen (Uebach 2012, S. 172 ff.).

Exkurs: Scham und Ekel

In der Pflege und Betreuung haben wir es häufig mit Patient*innen zu tun, die sich schämen. Eine achtsame, würdebewahrende Pflege und Pflegende, die sich des Schamempfindens der Patient*innen bewusst sind, können entscheidend zum Erhalt der Selbstachtung der Kranken beitragen. In der Pflege werden permanent Tabugrenzen überschritten, wie z. B. bei der Intimpflege oder wenn die Kranken ihre Ausscheidungen nicht mehr selbst kontrollieren können. Häufig wird unterschätzt, wie viel Scham die Patient*innen dabei erleben. Scham ist eine schmerzhafte Emotion, die häufig übersehen wird, und es liegt an den Pflegepersonen, die Patient*innen mit einer empathischen Haltung so weit wie möglich vor Beschämung zu schützen und dafür zu sorgen, dass ihre Selbstachtung erhalten bleiben kann.

Die häufigsten Abwehrstrategien bei Scham sind Rückzug und Selbstisolierung (Wurmser 1990). In Schamsituationen versuchen Patient*innen, jene Körperteile, die schambesetzt sind, zu bedecken. Deshalb ist ein wirksamer Schutz der Intimsphäre bei allen medizinischen und pflegerischen Maßnahmen selbstverständlich unverzichtbar. Ist es den Kranken nicht möglich, ihre Scham durch das Bedecken bloßgestellter Körperteile zu bewältigen, entziehen sie sich der für sie unerträglichen Situation oft auch durch das Schließen der Augen. Auch ein kompletter Rückzug des Patienten, der Patientin kann einen Versuch darstellen, die Scham zu bewältigen. Das erweist sich in vielen Fällen jedoch als fatal. Denn in einer Situation, in der die Kranken Zuwendung und Zuneigung brauchen und ein großes Bedürfnis nach Nähe haben, bedeutet der Rückzug oft weniger Entlastung als vielmehr absolute Einsamkeit. Daher ist es wichtig, mit den Patient*innen über vermutete Peinlichkeit und Scham zu sprechen. Taktvolles, diskretes Ansprechen vermuteter Schamgefühle reduziert dieses Isoliertsein und die Beziehung zwischen Patient, Patientin und Betreuungsperson bleibt damit erhalten. Schon allein das Sprechen über die erlebte Scham kann helfen, die Beschämung zu reduzieren. Über Scham hingegen zu schweigen, kann dazu führen, dass sie – gleichsam als Abwehrstrategie – in Wut oder Widerstand umschlägt. Das kann sich auch darin zeigen, dass die Kranken sämtliche Unterstützungsangebote brüsk ablehnen.

Mit Scham oder Ekel verbundene Situationen dürfen aber auch nicht verharmlost werden, wie z. B. durch Aussagen wie „Das macht mir nichts aus" oder „Ist ja nicht so schlimm“. Dies kann bei den Betroffenen zusätzliche, große Verletzungen verursachen.

Bei den Angehörigen der Patient*innen löst die Konfrontation mit einer exulzerierenden Tumorwunde häufig Ängste sowie Hilf- und Ratlosigkeit aus. Schon durch den Anblick der Wunde sind Menschen, die den Betroffenen nahestehen, oftmals überfordert und sie ekeln sich. Das Gefühl des Ekels führt dann oft zur Distanzierung vom Patienten, von der Patientin und damit verbunden aber auch zu Schuldgefühlen, denn die Angehörigen möchten den Kranken in dieser Zeit ja besonders nahe und für sie oder ihn da sein und ihn oder sie nach Kräften unterstützen. Von den Patient*innen wird diese Distanzierung der Angehörigen als zusätzlich belastend erlebt und oft fühlen sie sich in ihrer Annahme bestätigt, dass sie niemandem mehr zumutbar sind.

So erleben die Patient*innen und auch die Angehörigen auf ihre jeweils eigene Art und Weise eine persönliche Isolation. Oft werden sogar Besuche von Freund*innen, Nachbar*innen und weiteren Familienmitgliedern verhindert, weil sich die Angehörigen z. B. wegen des Geruchs schämen und die Integrität nach außen hin wahren wollen. Wichtig ist in solchen Situationen deshalb, auch mit den Angehörigen über vermutetes Erleben von Scham und Ekel zu sprechen, denn der unreflektierte Umgang mit Ekel führt unweigerlich zu Frustrationen, die im schlimmsten Fall zu Aggressionen den Kranken gegenüber führen können. Und um für die Angehörigen auch in scham- und ekelbesetzten Situationen die Zuwendung zu den Kranken zu erhalten, ist es von absoluter Wichtigkeit, bei exulzerierenden Wunden frühzeitig Strategien zur Geruchskontrolle einzusetzen. In der Palliativpflege stehen dafür viele wirksame Strategien zur Verfügung (siehe S. 154), die jedoch leider oft viel zu spät eingesetzt werden.

Charakteristisch für exulzerierende Wunden ist ihre Tendenz zum Wachstum. Eine Heilung ist fast immer unrealistisch und während Standardtherapien meist nicht zielführend sind, stellt eine kreative und oft auch unkonventionelle Wundversorgung eine besondere Entlastung für die Patient*innen, zugleich aber auch eine pflegerische Herausforderung dar.

Zu den **Zielen palliativer Wundversorgung** zählen:

- Schmerz- und Geruchsreduktion;
- Schutz der umgebenden Haut und Schutz der Wunde vor externer Infektion;
- Auffangen von Sekret;
- kosmetisch akzeptabler Verband;
- Vermeidung von Isolation und sozialer Ausgrenzung;
- Reduktion der Scham.

Im Bewusstsein, dass die Heilung einer Wunde in palliativen Situationen fast immer ein unrealistisches Ziel darstellt, gilt das Bemühen der Pflege, die Belastungen der Patient*innen durch die Wunde möglichst gering zu halten. Dafür sind ein professionelles Wundassessment und eine umfassende Wundanamnese entscheidend.

Wundassessment

Das Wundassessment ist die Beschreibung der lokalen Wundsituation anhand vorgegebener Parameter, wie z. B. der Größe der Wunde. Ein regelmäßiges Wundassessment ist zur Gewährleistung einer individuell angepassten Wundversorgung, zur Verlaufskontrolle und auch zur Beurteilung der Wirkung der getroffenen Maßnahmen unerlässlich.

Das Assessment der Wunde erfolgt bei jedem Verbandwechsel. In fortgeschrittenen palliativen Situationen, wenn sich die Wunde täglich verändert und kontinuierlich vergrößert, ist es jedoch nicht mehr sinnvoll, alle Veränderungen im Detail zu dokumentieren. Erwähnenswert sind jedoch

alle Veränderungen, die das Wohlbefinden der Patient*innen beeinflussen sowie Wundveränderungen, die eine Anpassung des Verbandmaterials oder eine vorausschauende Krisenplanung erforderlich machen, wie z. B. eine erhöhte Blutungsneigung (Feichtner & Kössler 2020, S. 61). Beurteilt werden die Wundlokalisation, die Wundgröße, der Wundgrund, der Wundrand und eventuell vorhandene Wundbeläge.
Für das Assessment wird zunächst die **Wundlokalisation** genau dokumentiert, z. B. in einer Grafik des Körperschemas. Mehrere, zeitgleich bestehende Wunden werden nummeriert.

Die **Wundgröße** wird mit einem Maßband in cm gemessen: Länge (cranial nach caudal), Breite (rechts – links lateral), Tiefe (an tiefster Stelle). Die Lokalisation von Fisteln, Wundtaschen und -höhlen wird nach dem Uhrzifferblattsystem angegeben.

Die Beschreibung des **Wundgrundes** erfolgt immer erst nach der Wundreinigung. Sind unterschiedliche Strukturen und Beläge sichtbar, kommt auch hier das Uhrziffernblattsystem zur Anwendung. Es können Knochen, Sehnen oder Faszien erkennbar sein. Gesundes Granulationsgewebe zeigt sich rosig und ist von körniger Struktur.

Die Farbe und Konsistenz von **Belägen** weist auf deren Zusammensetzung hin. Beläge können gelblich und mit dem Wundgrund verhaftet sein (Fibrinbelag); sie können aber auch gelblich bis braun, feucht, schmierig und nicht mit dem Wundgrund verbunden sein (feuchte Nekrose). Wundbeläge können auch eine bräunliche bis schwarze Färbung aufweisen, sie können trocken bis bröckelig zerfallend sein und sich vom Wundgrund abheben (trockene Nekrose oder verkrustetes Blut). Ist der Belag am Wundgrund weißlich bis gelblich oder zeigt sich eine grünlichblaue, glänzende Schleimschicht, so weist das auf einen Biofilm, eine kritische Kolonisation hin. (Ebd., S. 63)

Der **Wundrand**, etwa vier Millimeter, kann gut begrenzt, erhaben, unterhöhlt, zerklüftet oder mazeriert sein. Beim Wundrand und auch bei der Wundumgebung wird auf Entzündungszeichen geachtet, auf Rötung, Überwärmung, Schwellung, Schmerz, Ödematisierung oder livide Verfärbung.

Die Hautstruktur kann straff und elastisch, trocken oder feucht, schuppig oder glänzend sowie durch Exsudat mazeriert sein oder Kratzspuren aufweisen. Irritationen wie allergische Reaktionen, Infektionen oder Verletzungen zeigen sich durch Spannungsblasen, Dermatitis, Hyperpigmentierung oder -keratose.

Wie schon zuvor im Kapitel über Druckverletzungen beschrieben, kann die digitale und KI-gestützte Wunddokumentation auch bei exulzerierenden Wunden von Vorteil sein.

Assessment wundassoziierter Symptome

Zu einem fachgerechten Wundassessment gehört auch die Erfassung weiterer durch die Wunde bedingter Symptome, wie Exsudat- und Geruchsbildung, Schmerz, Pruritus und Blutungen. Auch mögliche Auswirkungen der Wunde auf den Schlaf und auf den Appetit sollten erhoben werden. Neben den bisher bewährten Einschätzungsbögen zur Verlaufsdokumentation, wie zum Beispiel WoSSAC[7] (Naylor 2001) und HOPE[8], stehen nun auch eine Reihe von digitalen Dokumentationssystemen zur Verfügung und zunehmend gewinnt auch eine durch künstliche Intelligenz unterstützte Wundbeurteilung an Bedeutung. Trotzdem sollen hier die wichtigsten Aspekte des Wundassessments beschrieben werden.

---

7 WoSSAC: Siehe Anhang, S. 283. Deutsche Übersetzung mit freundlicher Genehmigung des Autors durch A. Feichtner.

8 Download unter: https://www.dgpalliativmedizin.de/images/stories/HOPE2011Wundversorgung.pdf

Wundanamnese

Ebenso wichtig wie ein sorgfältiges Wundassessment ist die Wundanamnese. Dabei sind folgende Aspekte von Bedeutung:

- Grunderkrankung, Komorbiditäten, Allgemein- und Ernährungszustand;
- Krankheitsverständnis von Patient*in und Angehörigen;
- Wundart, Wunddauer, Rezidiv;
- Wissen der Betroffenen (Patient*in, Angehörige) über die Wundursache und über die Maßnahmen (z. B. Druckentlastung, Kompressionstherapie);
- bisherige Therapien, Medikation, insbesondere mit Auswirkungen auf Hautzustand und Wundheilung, Unverträglichkeiten und Allergien;
- bisheriges Verbandregime, Häufigkeit, Art und Folgen des Verbandwechsels, durchführende Person;
- Auswirkungen der Wunde auf die Lebensqualität;
- motorische oder funktionale Einschränkungen durch die Wunde oder durch den Verband, wie sprechen, schlucken, hören, sehen, Schonhaltung, Kontrakturen.
- Wie beeinflusst die Wunde die Beziehungen zu Familie, Freund*innen, Partner*in?
- Auswirkungen der Wunde auf das Körperbild, auf Partnerschaft, körperliche Nähe und Sexualität (Feichtner & Kössler 2020, S. 60).

Bei Fragen zu intimen Bereichen wie Partnerschaft und Sexualität ist die besondere Verletzlichkeit der Patient*innen zu beachten. Es versteht sich daher von selbst, dass die Anamnese mit Respekt und Behutsamkeit erfolgen muss, zugleich reagieren viele Patient*innen erleichtert, wenn sie die Möglichkeit haben, über Belastendes in diesem Bereich sprechen zu können. Es ist selbstverständlich zu respektieren, wenn Fragen zu diesen Themen als Eingriff in die Intimsphäre betrachtet und abgelehnt werden. (Ebd.)

Mögliche weitere Anamnese-Fragen:

- *Wie erleben Sie die Veränderung Ihres Körpers?*
- *Was belastet Sie momentan am meisten?*
- *Was hat sich für Sie durch die Wunde verändert?*
- *Was bedeutet es für Sie, mit den Konsequenzen der Wunde zu leben?*
- *Wie haben sich Ihre Kontakte zu Ihrem sozialen Umfeld, zu nahestehenden Menschen, Freund*innen, Bekannten verändert?*
- *Was denken Sie, was es für Ihren Partner bzw. für Ihre Partnerin bedeutet, Sie mit der Wunde zu erleben?* (Leitlinienprogramm Onkologie 2020, S. 315)

Verbandwechsel

Da der Wechsel des Verbandes nicht nur eine für die Patient*innen belastende pflegerische Maßnahme darstellt, sondern zugleich eine intensive Zuwendung, ist es wichtig, die Zeit des Verbandwechsels für die Patient*innen möglichst angenehm zu gestalten. Die einzelnen Handgriffe sollten erklärt werden und soweit möglich sollten die Patient*innen miteinbezogen werden. Bei länger dauerndem Verbandwechsel kann es hilfreich sein, dem Patienten, der Patientin anzubieten, dass auf Wunsch zwischendurch kurze Pausen eingelegt werden. Wenn die Betroffenen diese Pausen selbst bestimmen dürfen, trägt dies wesentlich zu einem angstfreien Verbandwechsel bei.

Da die Zeit des Verbandwechsels auch eine Zeit besonderer Nähe zwischen Patient, Patientin und Pflegeperson ist, könnte diese auch bewusst gestaltet und genutzt werden. Eine bequeme Positionierung der Patient*innen, der Einsatz von Musik und Düften und das Signal, dass die Pflegeperson sich Zeit für diesen Verbandwechsel nimmt, schaffen gute Voraussetzungen dafür, dass der Verbandwechsel für beide Seiten als positiv erlebt werden kann. Nicht selten ergeben sich dann während dem Verbinden besonders wertvolle Gespräche.

In der häuslichen Pflege bieten Angehörige manchmal an, die Wunden der Kranken selbst zu versorgen, damit der Hauskrankenpflegedienst nicht täglich zum Verbandwechsel kommen muss. Das ist kritisch zu betrachten. Auch wenn Angehörige diese Wundversorgung nach Anleitung durchaus fachgerecht durchführen können, sollte diese Aufgabe doch den professionellen Betreuer*innen überlassen bleiben. Angehörige sollten durch andere Maßnahmen zum Wohlbefinden des Patienten, der Patientin beitragen können. Denn sonst besteht die Gefahr, dass auch nach dem Tod des Patienten, der Patientin die Erinnerung an die Verstorbenen von Bildern der Wunde überschattet bleibt. Wie die Ehefrau eines verstorbenen Patienten berichtet: „Immer wenn ich an meinen Mann denke, dann erinnere ich mich zugleich auch an die schlimme Wunde und dann ist auch dieser fürchterliche Geruch wieder da."

Schmerzen beim Verbandwechsel: Bei exulzerierenden Wunden ist davon auszugehen, dass sie zunehmend schmerzhaft sind. Nicht nur die Wunde selbst, sondern ebenso die umgebende Haut wird meist sehr schmerzsensibel. Schon die geringste Berührung oder selbst schon die Luft, die an die Wunde gelangt, kann heftigen Schmerz auslösen. Vorherige negative Schmerzerfahrungen des Patienten, der Patientin im Zusammenhang mit der Wundversorgung können zu erhöhten Schmerzerwartungen führen. Bei chronischen Wunden ist davon auszugehen, dass sie schmerzhaft sind, bis der Patient, die Patientin das Gegenteil sagt (Woo 2008, S. 1 ff.).

Trotz geringer Evidenz wird in der S3-Leitlinie Palliativmedizin auch die Nutzung lokal eingesetzter Analgetika, z. B. Morphingel (Off-Label-Use), erwähnt (Leitlinienprogramm Onkologie 2020, S. 330). In der Praxis lässt sich damit eine Reduktion des Wundschmerzes erreichen. Allerdings ist die Wirkung von Morphingel auf periphere Schmerzrezeptoren bei bestimmten Wundsituationen, z.B. bei nekrotischem Gewebe, fraglich. Alternativ stehen zur lokalen Schmerzlinderung aber auch Lokalanästhetika, z.B. EMLA® Creme oder Anesderm® Creme, zur Verfügung. Der Einsatz bei malignen Wunden gilt als Off-Label-Use.

Wird der Verbandwechsel von den Patient*innen als schmerzhaft erlebt, so empfiehlt sich eine Analgetika-Gabe etwa 30 Minuten davor.

Weiters sollte der zu erneuernde Verband mit angewärmter Kochsalzlösung 0,9% abgelöst werden. Klebende Verbände sollten nur mittels Pflaster-Entferner abgelöst werden, um die Haut nicht zusätzlich zu belasten. Um die Schmerzen beim Ablösen des Verbandes möglichst gering zu halten, möchten manche Patient*innen ihren Verband lieber selbst ablösen. Oft ist auch der Zeitpunkt des Verbandwechsels maßgeblich: Das Schmerzempfinden vieler Patient*innen scheint in den Vormittagsstunden deutlich höher zu sein als nachmittags. Daher könnte es sinnvoll sein, größere Verbandwechsel in die Nachmittagsstunden zu verlegen.

Belastungen durch Geruch

Der unangenehme Geruch von Wunden entsteht durch Infektionen mit aeroben und anaeroben Bakterien und Zersetzungsprozesse im Gewebe (z.B. Tumorzerfall, Nekrosen). Es bilden sich Mischungen aus organischen Säuren wie z.B. Buttersäure, Aminen und Diaminen, die den typischen Geruch nach Fäulnis verursachen.

Für die betroffenen Patient*innen ist Wundgeruch mit intensiven Scham- und Ekelgefühlen verbunden. Wenn es nicht gelingt, rasch für eine entsprechende Geruchsreduktion zu sorgen, führt das zum Rückzug der Patient*innen bis hin zum Abbruch aller sozialen Kontakte. Aber auch für Angehörige und Pflegepersonen kann der Geruch einer malignen Wunde eine große Herausforderung bedeuten. Wenn keine wirksame Geruchsreduktion erfolgt, beginnen auch sie, sich zu distanzieren. In der Praxis ist dann häufig zu beobachten, dass die Betreuung dieser Patient*innen zunehmend ungern übernommen und ihr Zimmer seltener betreten wird und dass sich der Aufenthalt der Pflegepersonen im Zimmer auf das notwendige Minimum beschränkt. Eine möglichst frühzeitige und effektive Eindämmung des Wundgeruchs ist daher von größter Bedeutung, um den Patient*innen nicht noch mehr Einsamkeit, Isolation und Leid zuzumuten, als sie ohnehin schon zu tragen haben (Feichtner & Kössler 2020, S. 135).

Geruchsassessment: Die Intensität des Geruchs exulzerierender Wunden kann nach Grocott (2005, S. 8 ff.) anhand von fünf Stufen eingeschätzt werden:

Tabelle 3: Wundgeruch – 5 Stufen nach Grocott

0	Kein Geruch wahrnehmbar
1	Geruch wird nur von der Patientin, vom Patienten wahrgenommen
2	Wahrnehmbar in weniger als Armlänge von der Patientin, vom Patienten entfernt
3	Wahrnehmbar in Armlänge von der Patientin, vom Patienten entfernt
4	Im Raum wahrnehmbar
5	Wahrnehmbar im Haus, in der Abteilung

Diese Einschätzung dient nicht nur einer ersten Erfassung der Intensität des Geruches, sie ist auch ein nützlicher Indikator zur Evaluation der gesetzten Maßnahmen gegen die Geruchsentwicklung.

Pflegerische und komplementäre Maßnahmen zur Geruchsreduktion

Da bakterielle Infektionen die häufigste Ursache für unangenehmen Wundgeruch sind, gilt das Bemühen zunächst einer Reduktion der Keimbelastung. Aber auch Wundexsudat, das nicht zeitnah aus der Wunde entfernt wird, und der Zellverfall bei exulzerierenden Wunden können ausgeprägten Wundgeruch verursachen.

Keimreduktion

Wie zahlreiche Studien belegen, ist eine Keimreduktion die wirksamste Strategie gegen die Geruchsbildung bei exulzerierenden Wunden (Santos 2010, S. 1065ff.). Daher gilt trotz einiger Bedenken gegen den Einsatz antimikrobieller Substanzen (wie das schmale Wirkspektrum, die Schaffung von Resistenzen oder auch das Allergiepotenzial, z.B. bei Metronidazol) die Reduktion von anaeroben Keimen bei exulzerierenden Wunden als wirksamste Maßnahme.

Der Einsatz spezieller Mehrzweck-Verbände, wie z.B. Urgo-Clean®-Kompressen, sorgt für eine Reduktion des Wundgeruchs und verhindert die Mazeration der Wundumgebung. Die polyabsorbierenden Reinigungsfasern dieser Kompressen bilden durch Kontakt mit dem Wundexsudat ein Gel, das zu einer autolytischen Wundreinigung führt (Zhao et al. 2016). Zudem haben diese Kompressen auch einen moderaten schmerzlindernden Effekt (Probst & Saini 2024).

Möglichkeiten zur Keimreduktion:

- Spülen der Wunde mit antibiotischen Lösungen aus der Gruppe der Nitroimidazole (z.B. Metronidazol®) oder Polihexanid (z.B. Prontosan®, Lavasept®). Bei bestehenden Wundhöhlen können diese auch

in Gelform mittels einer Spritze in die Wundhöhle eingebracht werden. Beim Einsatz von Gelzubereitungen ist darauf zu achten, dass es zu keiner Mazeration des gesunden Gewebes am Wundrand kommt.
- Bei lokaler Anwendung von Antiseptika auf Octenidin- oder Polyhexanidbasis, wie z. B. Octenisept® und Lavasept®, muss das Antiseptikum mindestens einmal täglich aufgebracht werden.
- Bei stark exsudierenden Wunden kann es zu einer so starken Verdünnung der antibiotischen/antiseptischen Lösungen kommen, dass sie unwirksam werden können.

CAVE: Um Gewebeschädigungen zu vermeiden, dürfen octenidinbasierte Präparate nicht mittels Spritze in die Tiefe des Gewebes (und in Wundkanäle ohne Abflussmöglichkeit) eingebracht werden, da der Verbleib von Octenidin im Gewebe zu aseptischen Nekrosen führen kann (Kramer et al. 2018, S. 42).

- Spülungen mit Meersalzlösungen, z. B. ActiMaris®; bei übel riechenden Wunden wird vom Hersteller eine Einwirkzeit von 20 Minuten empfohlen.
- Lässt sich der Wundgeruch mit lokalen Maßnahmen nicht zufriedenstellend eindämmen, kann auch eine systemische Gabe von Antibiotika angezeigt sein.
- Chirurgisches Débridement von nekrotischem Gewebe zur Geruchsreduktion ist ebenfalls eine Option, wobei der Nutzen gegenüber den Risiken und Belastungen sorgfältig abzuwägen ist.

Neutralisation des Geruches

- Aktivkohle- und silberimprägnierte Hydropolymerverbände sind geruchsbindend, wie auch die verschiedenen Hydrobalance-Wundauflagen mit antimikrobiellen Zusätzen. Silberhaltige Verbände haben sich daher als sehr wirksam gegen Wundgeruch erwiesen (Kalemikerakis et al. 2012). Bei ihrem Einsatz sind die Angaben der Hersteller*innen zu beachten, denn einige dieser Verbände müssen angefeuchtet werden. Außerdem müssen sie so angebracht werden, dass sie nicht über den Wundrand reichen, um eine Schädigung des noch intakten Gewebes zu vermeiden. Zu beachten ist aber auch, dass die Wundauflagen die Wunde vollständig abdecken, um das Entweichen von Geruch zu vermeiden.

- Einsatz von in Apotheken zubereiteter 2–2,5 % Chlorophylllösung (Off-Label-Use!): Diese Lösung wird auf die wundabgewandte Kompressenseite geträufelt. Die Geruchsreduktion tritt allerdings erst nach 2–48 Stunden ein. Dabei ist zudem zu beachten, dass direkter Kontakt der Chlorophylllösung mit der Wunde zu einer grünlichen Verfärbung führen kann, wodurch die Wundbeurteilung erschwert wird.

CAVE: Die nicht konservierte Chlorophylllösung ist nach Anbruch rasch aufzubrauchen (je nach Zubereitung 1–3 Tage), da sich innerhalb kurzer Zeit Keime und Schimmel bilden können.

- Verwendung von medizinischem Honig (Medi-Honey®): Die im Honig enthaltenen Enzyme reduzieren das Wachstum von Keimen, aufgrund evtl. erhöhter Sekretproduktion kann jedoch ein häufigerer Verbandwechsel erforderlich sein.
- Wenige Tropfen von Lavendel-Zitrone- oder Minzöl auf die oberste Verbandschicht aufgeträufelt können ebenfalls zur Geruchsreduktion beitragen.
- Kurzfristig, z. B. vor Besuchen, sind Okklusivverbände, mit Haushaltsfolie und Zinkcreme fixiert, eine geeignete Möglichkeit zur Geruchsreduktion.

Bei ausgeprägtem Wundgeruch sind häufige Verbandwechsel zur Geruchsreduktion zu empfehlen, allerdings ist zu bedenken, dass jeder Verbandwechsel eine Belastung für den Patienten bzw. für die Patientin bedeutet. Hier ist Nutzen und Belastung für die Patient*innen sorgfältig abzuwägen.

Maßnahmen zur Geruchsreduktion im Raum

- Gemörserte Aktivkohle, Kaffeesatz oder Soda leicht angefeuchtet auf einem Teller im Raum platzieren;
- Rasierschaum oder Aceto Balsamico in einem Teller aufstellen;
- Essig und Wasser im Verhältnis 1:2 in einer Schale im Raum aufstellen, auch ein in Essig getränkter Schwamm hat einen geruchsbindenden Effekt;
- Backpulver/Natron in einer kleinen Schale Wasser aufstellen;
- Salbeibündel räuchern;
- Einsatz einer Duftlampe mit reinem, ätherischem Lavendel-, Minze- oder Zitronenöl (in Absprache mit dem Patienten, der Patientin);
- Raumspray aus ca. 300 ml Wasser mit 5–10 ml Weichspüler;
- Einsatz von handelsüblichen geruchsneutralisierenden Sprays und Gelen, z. B. Skywell®, wobei das Gel mit der natürlichen Luftzirkulation im Raum verteilt wird und so unangenehme Gerüche bindet.

Maßnahmen zur Verbesserung der Raumluft sind regelmäßig, bei Bedarf mehrmals täglich erforderlich. Wichtig ist in jedem Fall ein frühzeitiger Einsatz geruchsreduzierender Maßnahmen, um einer sozialen Isolierung der Patient*innen entgegenzuwirken und auch um die Pflege zu erleichtern.

Exsudat

Wenn Malignom-assoziierte Wunden größere Mengen an Exsudat bilden, ist das grundsätzlich ein physiologischer Prozess. Es ist der Versuch des Körpers, Zelltrümmer und avitales Gewebe aus der Wunde zu spülen. Die Exsudatbildung kann aber auch eine Reaktion auf mechanische Reize und Infektionen darstellen. Für die betroffenen Patient*innen kann sich durch eine übermäßige Bildung von Exsudaten, von mitunter mehr als einem Liter pro Tag, aber eine große Belastung ergeben (Alexander 2009). Denn dadurch wird die Haut in der Wundumgebung belastet, es kommt leicht zu Sekundärinfektionen und da der Verband rasch durchnässt ist, sind mehrere Verbandwechsel täglich erforderlich. Jeder Verbandwechsel bedeutet eine Belastung für die Patient*innen, deshalb ist ein gutes Exsudat-Management überaus wichtig.

Assessment der Exsudatmenge:

Klein = Verband bleibt trocken
Wenig = nur der Verband ist feucht
Moderat = nur der Verband ist nass
Mittel = Verband ist feucht, Kleidung an einigen Stellen verschmutzt
Stark = Verband und Kleidung sind feucht
Sehr stark = Verband und Kleidung sind nass
Massiv = Verband und Kleidung sind durchtränkt

Bei **geringer Wundsekretion** sind Wundauflagen mit geringer Sekretabsorption zu verwenden, um ein Trockenwerden der Wunde zu verhindern. Sind die Exsudatmengen aber größer, sind entsprechend saugfähige Verbandmaterialien zu verwenden und die umgebende Haut sorgfältig zu schützen. Bei **großen Exsudatmengen** eignen sich verschiedene Saug- und Vlieskompressen mit Superabsorbern und Verbandmaterialien mit Alginaten, Hydrofasern oder Hydropolymerstoffen.

Superabsorber nehmen ein Vielfaches ihres Eigengewichtes an Flüssigkeit auf. Polyacrylatgranulat bindet die Flüssigkeit in Form eines Hydrogels, damit können die Verbände bis zu vier Tage auf der Wunde verbleiben. Detaillierte Informationen bieten die Herstellerangaben.

CAVE: Für trockene oder schwach sezernierende Wunden sowie im Bereich von Schleimhäuten sind Superabsorber aufgrund der Austrocknungsgefahr ungeeignet.

Sekretansammlungen in **Wundhöhlen** und Wundtaschen begünstigen das Keimwachstum. Daher empfiehlt es sich, die Wundhöhlen mit absorbierendem Material behutsam zu tamponieren, damit das Sekret resorbiert wird. Es sind verschiedene Produkte erhältlich, in Form von Kompressen, Tamponaden oder Schaumstoffstreifen. Je nach Wundsituationen können Alginate, hydrophobe Fasern, Kollagen- oder auch Cavity-Schaumverbände zur Anwendung kommen, um die Wunde aufzufüllen. Dabei ist zu beachten, dass nicht zu fest austamponiert wird, da sich das Produkt je nach Exsudat-Bindungskapazität noch ausdehnt. Beim Verbandwechsel ist das Füllmaterial vollständig zu entfernen (Feichtner & Kössler 2020, S. 95).

Bei **sehr starker Exsudation** kann zusätzlich Inkontinenzmaterial als Sekundärverband eingesetzt werden, um die Frequenz der erforderlichen Verbandwechsel zu senken. Wenn die Wundfläche nicht sehr groß ist, kann sich das Anbringen von Drainage- oder Urostoma-Beuteln zum Auffangen größerer Exsudatmengen eignen, um die umgebende Haut trockenzuhalten und die Anzahl der notwendigen Verbandwechsel zu reduzieren.

Spezielle Transferschaumverbände (z. B. Mepilex® Transfer) ermöglichen den Wechsel der gesättigten Sekundärauflage bei gleichzeitigem Belassen der primären Wundauflage. Sie leiten das Wundexsudat nur vertikal in die Sekundärwundauflage (z. B. Vlieskompresse mit Superabsorber) weiter und schützen so Wundrand und -umgebung. Transferschäume können bis zu sieben Tage auf der Wunde verbleiben, gewährleisten so eine längere Wundruhe und reduzieren die Belastung durch häufige Verbandwechsel und Manipulation an der Wunde.

Eine weitere Möglichkeit bei stark sezernierenden Wunden bietet die VAC®-Therapie, wodurch Sekret kontinuierlich abgesaugt wird. In der Palliativbetreuung muss jedoch der Nutzen für die Patient*innen gegenüber den Belastungen durch diese Behandlungsform sorgfältig abgewogen werden (Banwell 2003). Zudem gilt diese Unterdrucktherapie vonseiten der Hersteller bei malignen Wunden als kontraindiziert und sie stellt somit eine Off-Label-Therapie dar. In Einzelfällen kann sie jedoch zu einer Verbesserung der Lebensqualität der Patient*innen beitragen.

Pruritus reduzieren

Durch die Reizung von Nervenendigungen und durch Infektionen kann im Bereich der Wundumgebung starker Pruritus auftreten. Auch Entzündungsreaktionen, Unverträglichkeiten oder Allergien auf Verbandmittel können Auslöser für quälendes Jucken sein.

Neben den im Kapitel über Pruritus auf Seite 192 beschriebenen Strategien können bei juckender Wundumgebung folgende Maßnahmen Linderung verschaffen:

- Kühlung des betroffenen Bereichs
- Einsatz von TENS (transkutane elektrische Nervenstimulation), allerdings nur auf intakter Haut
- Maßnahmen zur Entspannung oder Ablenkung
- Lokaler Einsatz von Anästhetika oder von Morphingel
- Eventuell dermatologische Abklärung

Schutz der umgebenden Haut

Die Haut der Wundumgebung kann durch Exsudat ebenso irritiert werden wie durch das wiederholte Entfernen und Befestigen von Verbandmaterial. Hautschutzfilme können diesen Hautreizungen vorbeugen.

Auch bei ausgedehnten malignen Wunden gibt es meist noch intakte Hautstege oder -inseln, diese sind besonders zu schützen:

- intensive Hautpflege und Abdecken gefährdeter Areale mit Zinkcreme oder Wundrandschutzspray;
- Silikonöl- oder Polyacrylatfilme verbleiben bis zu 72 Stunden auf den zu schützenden Hautstellen. Sie sind als Sprays oder als Auflagen erhältlich, können aber auch mittels Applikatoren aufgetragen werden. Wichtig ist dabei, dass der Hautschutz transparent ist, damit die Haut gut beobachtet werden kann. Zur schonenden Reinigung werden auch passende Hilfsmittel zur Entfernung angeboten.
- Aloe-vera-Mus, das durch Ausschaben und/oder Mixen des Inneren von Aloe-vera-Pflanzen gewonnen wird, oder handelsübliches Aloe-vera-Gel, stellen komplementäre Möglichkeiten dar, die intakte Haut der Wundumgebung mit einem hautschützenden und -pflegenden Film abzudecken. Obwohl keine entsprechende Evidenzbasierung vorliegt, erweist sich der Hautschutz durch Aloe-vera-Gel in der Praxis als sehr effektiv (Bryant & Nix 2016). Das Gel bildet einen zuverlässigen Schutz vor Hautschädigung durch das Exsudat und durch die Konsistenz des Gels haften Verbände, ohne an der Haut zu kleben.
- Möglichst Wundauflagen ohne Klebeflächen einsetzen; klebende Materialien stets mit Pflasterlöser ablösen.
- Auch Produkte aus der Stomaversorgung wie Pasten, Pulver, Hautschutzringe oder Modellierstreifen können zum Abdichten des Wundrandes und zum Schutz der intakten Haut eingesetzt werden.

- Als Hautschutz können auch dünne Hydrokolloidstreifen rahmenartig um das Wundareal angebracht werden (Probst et al. 2015, S. 18). Transparente Folienverbände eignen sich ebenfalls dafür.

  CAVE: Es ist darauf zu achten, dass keine Flüssigkeit unter das Hydrokolloid bzw. unter die Folie gelangt und dort eine oft erst spät entdeckte Hautschädigung verursacht.

Bei Patient*innen mit Harn- und Stuhlinkontinenz besteht zusätzlich zur Belastung der Haut durch Feuchtigkeit auch das Risiko, dass Stuhl die Wundauflage unterwandert und zu schmerzhaften Hautreizungen und Infektionen führt. Der Einsatz von Analtampons, Fäkalkollektoren oder Stuhldrainagesystemen kann in diesen Fällen hilfreich sein, vorausgesetzt, sie werden von den Patient*innen toleriert. In der Praxis zeigt sich aber, dass diese von vielen Patient*innen als äußerst unangenehm empfunden werden.

Blutungen

Maligne, insbesondere exulzerierende Wunden weisen eine hohe Blutungsneigung auf. Es kommt häufig zu Spontan- und Kontaktblutungen, die lokal und oberflächlich auftreten können. Durch die Eröffnung größerer Blutgefäße kann es aber auch zu großflächigen, massiven Blutungen aus der Wunde kommen und es entsteht rasch eine lebensbedrohende Situation. Es ist daher wichtig, dass ein mögliches Blutungsrisiko erfasst und dokumentiert wird, auch um einen vorausschauenden Notfall- und Krisenplan zu erstellen, in dem festgelegt wird, wie bei Blutungen vorzugehen ist.

Auftretende Blutungen werden von den Patient*innen als sehr bedrohlich wahrgenommen. Und bereits kleinere lokale Blutungen können bei den Betroffenen Panik auslösen, wobei die verlorene Blutmenge meist überschätzt wird.

Beim Auftreten von **kleinen, oberflächlichen Blutungen** kann versucht werden, eine lokale Kompression anzulegen. Diese kann für die Patient*innen jedoch sehr schmerzhaft sein, vor allem dann, wenn sie eher punktuell und nicht flächig erfolgt. Eine andere Möglichkeit zur Stillung von kleinen und oberflächlichen Blutungen ist das Auflegen von Eiswürfeln oder eines Kühlelements auf den alten Verband. Dabei darf das Gewebe aber nicht zu lange abgekühlt werden, da es sonst reaktiv zu einer Hyperämisierung und damit zu erneuten Blutungen kommen kann (Leitlinienprogramm Onkologie 2020, S. 349). Meist reichen bereits einige Minuten aus, um kleinere Blutungen zum Stillstand zu bringen.

Geringe Blutungen lassen sich auch durch das Auflegen von Kompressen, die mit adstringierenden Nasentropfen (0,1 %) getränkt sind, stillen (Kloke et al. 2005, S. 171). Als Off-Label-Use wird dafür meist Xylometazolin (Otriven®) oder Naphazolinnitrat (Privin®) verwendet.

Auch Alginate, wie sie bei stark exsudierenden Wunden eingesetzt werden, sind zur lokalen Blutstillung geeignet. Beim Einsatz von Calcium-Alginaten zur Stillung einer Blutung ist zu bedenken, dass sie stark an der Wunde haften und auf atraumatische Weise möglicherweise nur schwer wieder zu entfernen sind (Tilley, Lipson & Ramos 2016, S. 526).

Zur Stillung kleinerer Blutungen eignen sich neben Calcium-Alginaten auch Kollagene oder oxidierte Zellulose, die als Wundverband verfügbar sind. Aber auch Koagulantien wie z. B. Gelatine-Schwämme und Thrombin (Embolie-Risiko!) oder fibrinolytische Antagonisten wie die Tranexamsäure sind gute Möglichkeiten (Probst et al. 2015, S. 20).

Bis vor einigen Jahren galt auch das Auftragen von Sucralfat (Off-Label-Use) als geeignete Maßnahme zur Stillung kleinerer, lokal begrenzter Blutungen. In der S3-Leitlinie Palliativmedizin (2019) wird von dieser Praxis aufgrund mangelnder Evidenz jedoch ausdrücklich abgeraten. Der weiße Belag erschwert die Beurteilung der Wunde und zudem kann das Entfernen des Sucralfates neuerlich Blutungen begünstigen.

Eine nahezu in Vergessenheit geratene Möglichkeit zur Stillung kleinerer Blutungen ist die Anwendung von Salbeitee (Schnell 2019, S. 82–84). Salbei enthält Gerbstoffe, die blutstillend und desinfizierend wirken.

Zur Stillung **stärkerer Blutungen** wurde bis vor einigen Jahren noch die Anwendung von verdünntem Adrenalin empfohlen. Da es durch die starke Vasokonstriktion aber zu Nekrosen kommen kann, wird in der S3-Leitlinie Palliativmedizin empfohlen, eine Anwendung kritisch zu überdenken. (Leitlinienprogramm Onkologie 2020, S. 347)

Tranexamsäure (nach AVO) gilt bei stärkeren Blutungen als Mittel der Wahl. Zur lokalen Anwendung von Tranexamsäure (Off-Label-Use) werden Kompressen, die mit der Injektionslösung getränkt wurden, auf die Blutungsquelle aufgelegt; gegebenenfalls wird leichter Druck ausgeübt. Es kann aber auch eine systemische Gabe (i. v.) von Tranexamsäure angezeigt sein. (Ebd., S. 350)

Eine weitere Möglichkeit zur Stillung einer Blutung ist der Einsatz von Hämostatika. Sie verkleben mit der Wunde und werden meist resorbiert, daher sollen sie nicht aus der Wunde entfernt werden, weil das zu neuerlichen Blutungen führen kann (ebd., S. 349). Auch die in der Chirurgie und in der Militärmedizin verwendeten hämostatischen Schwämme haben sich zur Stillung größerer Blutungen bewährt. Einige dieser Produkte können vollständig resorbiert werden.

Vielen starken Blutungen sind im Zeitraum von 24 bis 48 Stunden davor kleinere lokale Blutungen vorausgegangen (Akinola et al. 2015, S. 1074). Es gilt daher, bereits kleinere, lokale Blutungen ernst zu nehmen, denn sie können Vorboten einer künftigen, größeren Blutung sein.

Terminale Blutung

Bei großen, meist **arteriellen Blutungen**, die durch Tumorinfiltrationen entstehen und somit zu spontanen Gefäßeröffnungen führen, kommt es innerhalb kürzester Zeit zu einem massiven Blutverlust. Damit kann jede größere Blutung zu einer terminalen Blutung werden, denn es ist kaum möglich, eine derart massive Blutung in tumorösem Gewebe zum Stillstand zu bringen. Daher ist es wichtig, dass das betreuende Team für eine derartige Krisensituation entsprechend vorbereitet ist.

Während die betroffenen Patient*innen innerhalb kürzester Zeit das Bewusstsein verlieren, kann das Erleben einer terminalen Blutung für die Angehörigen eine traumatische Erfahrung bedeuten. Es ist deshalb wichtig, nicht nur die Patient*innen, sondern vor allem auch ihre Angehörigen über das eventuelle Auftreten einer solchen massiven Blutung vorab zu informieren.

Besteht die Gefahr einer Blutung, ist in jedem Fall eine vorausschauende Notfall- und Krisenplanung mit klaren Handlungsanweisungen zu erstellen, damit im Falle einer Blutung chaotische Situationen vermieden werden.

Wichtig ist aber auch, dass das Pflegepersonal das absehbar gewordene Versterben des Patienten bzw. der Patientin anerkennt und keine unrealistischen lebensrettenden Maßnahmen setzt. Wenn es sich um eine arterielle Blutung handelt, muss von einer verbleibenden Zeitspanne von Minuten ausgegangen werden (Harris & Noble 2009, S. 914). Das Wichtigste ist, Beistand zu bieten und den sterbenden Menschen nicht alleine zu lassen!

Zusammenfassung

Für die Versorgung von exulzerierenden Wunden gilt, dass Verbandwechsel so häufig wie nötig, jedoch so selten wie möglich erfolgen sollen. Oberste Ziele sind die Schmerzreduktion, der Wundrandschutz und die Geruchseindämmung. Wichtig ist aber auch, die Gefühle der Patient*innen von Scham und Ekel zu berücksichtigen und sie entsprechend zu unterstützen. Ebenso sollte für eventuelle Blutungen vorausgeplant, ein Krisenplan erstellt und die dafür erforderliche AVO eingeholt werden.

8.8 Mundtrockenheit und Mundpflege

Patient*innen in palliativen Situationen einer Erkrankung leiden häufig unter ausgeprägter Xerostomie (Mundtrockenheit). Auch bei älteren Menschen ist Xerostomie ein häufig auftretendes Symptom. Durch die Mundtrockenheit wird nicht nur das Sprechen, Schlucken und Atmen erschwert, die trockene Mundschleimhaut beeinträchtigt das Wohlbefinden der Patient*innen insgesamt. Dieses belastende Symptom tritt bei nahezu allen Patient*innen in der Terminalphase auf.

Obwohl Mundtrockenheit also ein weit verbreitetes und folgenschweres Symptom ist, wird sie bei Patient*innen mit lebenslimitierenden Erkrankungen oder Gebrechlichkeit nach wie vor unterschätzt und nicht ausreichend behandelt. Die wichtigsten Faktoren dafür sind mangelndes Bewusstsein und Wissen sowohl bei den Angehörigen der Gesundheitsberufe als auch aufseiten der Patient*innen (Van Der Meulen et al. 2023).

Die Ursachen für Xerostomie liegen nicht nur in der verminderten Flüssigkeitsaufnahme, sondern auch in der reduzierten Speichelproduktion aufgrund von Medikamenten (z. B. Opioide, Anticholinergika, Antiemetika etc.), Fieber oder Mundatmung. Xerostomie kann aber auch eine unerwünschte Folge verschiedener Therapien, wie z. B. Strahlentherapie sein. Da die Mundtrockenheit nicht primär durch eine reduzierte Trinkmenge verursacht wird, kann eine parenterale Gabe von Flüssigkeit die Trockenheit der Mundschleimhaut nicht beeinflussen. Zielführender sind eine intensive Pflege des Mund-Rachen-Raumes und ein konsequentes Feuchthalten der Mundschleimhaut. Die Mundpflege wird nach Anleitung meist auch gerne von den Angehörigen übernommen.

Assessment

Regelmäßige, behutsame Inspektion des Mundraumes, sofern dies von der Patientin, vom Patienten toleriert wird. Dabei ist immer zu bedenken, dass der Mundraum als Intimzone gilt und eine Untersuchung dieses Bereiches daher besondere Achtsamkeit erfordert.

Als bewährte Assessment-Instrumente stehen das Oral Health Assessment Tool (OHAT) und die Oral mucositis assessment scale (OM) auch in deutscher Sprache zur Verfügung (Klotz et al. 2020).

Weitere Assessment-Fragen:

- Beurteilung der Lippen und der Zunge, sind sie trocken, bestehen Rhagaden?
- Aussehen der Mundschleimhaut: blass, trocken, belegt?
- Sind Schwellungen erkennbar?
- Sind „Speichelpools" vorhanden?
- Sind Ulzerationen, Bläschen, Leukoplakie (weiße Beläge), Gingivitis, Candidiasis (grau-weißer, fleckiger, haftender Belag) oder Blutungen sichtbar?
- Bestehen Schmerzen, Brennen oder Schluckbeschwerden?
- Erhält der Patient bzw. die Patientin Medikamente, die als Nebenwirkung zu Xerostomie führen? (Anticholinergika, Antihistaminika, Antihypertensiva, Antiparkinson-Medikamente, Antazida, Benzodiazepine, Diuretika, Hypnotika, Sedativa, Trizyklische Antidepressiva, Zytostatika) Bei ausgeprägter Mundtrockenheit sollten diese Medikamente, soweit möglich, reduziert oder abgesetzt werden.

Pflegerische und komplementäre Maßnahmen bei Mundtrockenheit

Eine kausale Therapie der Xerostomie ist meist kaum möglich, daher sind palliativpflegerische Maßnahmen von besonderer Bedeutung. Eine auf die individuellen Vorlieben der Patientin bzw. des Patienten abgestimmte und behutsam durchgeführte Mundpflege wird als angenehm und als Erleichterung empfunden. Glycerinhaltige Fertigprodukte sollten zur Mundpflege nicht eingesetzt werden, da Glycerin die Mundschleimhaut zusätzlich austrocknet.

Speziell während der Heizperiode ist auf eine entsprechende Befeuchtung der Raumluft zu achten. Als Richtwert gilt eine Luftfeuchtigkeit von 40–60 %.

Feuchthalten der Mundschleimhaut

- Anfeuchten der Mundschleimhaut mit Schaumstoff-Stäbchen (z. B. Polygon-Swabs®), Pipetten oder kleinen Sprühfläschchen, Flüssigkeiten nach Wunsch;
- kleine, gefrorene Fruchtstückchen lutschen (Ananas, Apfel, Kiwi) oder Halbgefrorenes aus Getränken wie Apfelsaft, Tonic Water, Bitter Orange oder Cider;
- Eislutscher: Labor-Monovetten mit Ananas-, Zitronen- oder Apfelsaft einfrieren, kann wie ein kleines Piper-Eis gelutscht werden;
- Sanddornfruchtfleischöl (Werner & Braunschweig 2020): da dieses Öl stark färbend ist, kann es bei Bedarf mit Mandelöl 1:10 verdünnt werden (1 Teil Sanddornfruchtfleischöl);
- mundgerechte gefrorene Honigwürfel oder Joghurtwürfel, evtl. etwas angetaut, falls die Kälte als unangenehm empfunden wird;
- Minze-Eiswürfel: Saft aus Minze-Sirup wird bei einer Konzentration

von 20 % zu kleinen Eiswürfeln gefroren. Durch die Kühlung kommt es zu einer Hemmung der durstfördernden Neuronen und damit auch zu einer raschen Linderung des Durstgefühls und der Mundtrockenheit (Phelan et al. 2023).

CAVE: Eiswürfel haben meist scharfe Kanten, daher sind runde oder herzförmige Formen besser geeignet. Kleine Pralinenbehälter (z. B. von Milka-Herzen) eignen sich ebenfalls gut zur Herstellung von kleinen, abgerundeten Eiswürfeln.
Um das Verschlucken bei wahrnehmungsbeeinträchtigten Patient*innen zu verhindern, können kleine gefrorene Stückchen in eine Kompresse gewickelt und so in den Mund gelegt werden, dass die Enden außerhalb des Mundes bleiben.

- Apfelmus oder Fruchtpüree, evtl. in kleinen Formen gefroren;
- Feuchtigkeitsgele, z. B. Gum Hydral® oder aldiamed Mundgel®, aber auch Hydrogele aus der Wundversorgung eignen sich zum Feuchthalten der Mundschleimhaut;
- Speichelersatzflüssigkeit in Sprayform, z. B. Saseem®, als Gel, z. B. bioXtra® oder als Lutschtabletten, z. B. Aldiamed®.
- Speichelersatzpräparate müssen sehr regelmäßig, auch während der Mahlzeiten, eingenommen werden.

CAVE: Einzelne dieser Produkte beinhalten Bestandteile aus Schweinemucosa, sie sind daher für muslimische Patient*innen nicht geeignet.

- Speichelstimulierende Mittel oder Sialogogene wie Pilocarpin, Bethanechol und Cevimelin verbessern den Speichelfluss durch eine agonistische Wirkung an muskarinischen cholinergen Rezeptoren (Fleming et al. 2020).

- Pilocarpin aktiviert Muscarinrezeptoren und erhöht damit die Speichelproduktion. Es kann in Form von Augentropfen nach AVO auf die Mundschleimhaut aufgebracht werden und zur Reduktion der Mundtrockenheit beitragen (Van Der Meulen et al. 2023).

Fettende Maßnahmen

Ein leichtes Fetten der Mundschleimhaut reduziert die Trockenheit und beugt Schleimhautläsionen vor. Zudem kann eine leicht gefettete Mundschleimhaut Feuchtigkeit besser speichern als eine trockene.

Je nach Vorlieben der Patient*innen eignen sich folgende Angebote:

- Eiscreme, bevorzugt Rahm-Eis;
- Süßes Mandelöl, Walnuss-, Kokos- oder Olivenöl, auf Wunsch mit 1–3 Tropfen ätherischem Öl, z. B. Pfefferminzöl;
- Sanddorn- oder Arganöl auftragen oder aufsprühen;
- Schlagrahm im Mund zergehen lassen, auch Butter wird häufig empfohlen und insbesondere von älteren Patient*innen gerne angenommen. Die Butter kann auch mit 2/3 Honig gemischt werden. Wegen der in Butter enthaltenen Buttersäure sollte sie jedoch nicht in größeren Mengen verabreicht werden.
- Streichwurst, Salami oder Landjägerstückchen kauen oder lutschen;
- Bouillon zum Trinken oder als Mundspülung verwenden;
- Ölziehen: 1 Esslöffel Kokos-Sesam- oder Leinöl in den Mund nehmen und wenn möglich 15 Minuten lang im Mund hin- und herbewegen, danach ausspucken.

Beispiel Mundpflegeöl

1 Esslöffel Sanddornfruchtfleischöl mit 1 Tropfen Bio-Orange oder 9 ml Mandelöl mit 1 ml Sanddornöl und 1–2 Tropfen Zitrone (Citrus limo-

num) mischen. In den Apotheken sind verschiedene gebrauchsfertige Mundpflegeölpräparate und -mischungen erhältlich.

Angebote zur Anregung des Speichelflusses

- Kaugummi (zuckerfrei, xylitolhaltig) kauen, wenn möglich;
- Kauen von säuerlichen, gedörrten Marillen oder Äpfeln;
- zuckerfreie, zitronensäure-, minze- oder zimthaltige Bonbons;
- Eibischteig-Bonbons kauen;
- Gummibärchen, evtl. gefroren;
- Brausepulver;
- Kardamom- oder Fenchelsamen oder kleine Stückchen Ingwerwurzel kauen;
- Massage der Speicheldrüsen;
- Einsatz von Aromalampen zur Raumbeduftung mit ätherischen Ölen (z. B. Zitronenöl, Limette);
- anstelle einer Dauerbeduftung erweist sich eine kurzzeitige Anwendung unterhalb der Geruchsschwelle als zielführend (Wöger 2020, S. 63).

Spüllösungen

- Eibischwurzel-Spüllösung, 2–3 Teelöffel in 1/4 l kaltem Wasser 1 Stunde ziehen lassen, dann abseihen und bei Bedarf auf Trinktemperatur erwärmen, nicht kochen
- Pfefferminzwasser, am besten mit frischer Minze

  CAVE: Hemmt die Wirkung von Metoclopramid (Paspertin®).

- Kardamom: 1 Teelöffel Kardamompulver in einem Glas Wasser verrühren, ca. 10 Minuten ziehen lassen, oder: Kardamomtee
- säuerliche Tees, z. B. Malventee oder Tee mit Zitrone
- Ringelblumentee, Thymiantee

CAVE: Tees zum Spülen müssen mit kochendem Wasser (nicht nur heißem Wasser) angegossen und alle 12 Std. neu zubereitet werden.

- Glandomed® Spülung oder bioXtra® als Spüllösung, Gel oder Sprühgel erhältlich
- Grapefruit-Milch-Mundspüllösung nach Gößnitzer: 10 ml Johanniskrautöl (Hypericum perforatum), 1 Tropfen Grapefruitöl (Citrus paradisi), 1 Tropfen Sanddornöl (Hippophae rhamnoides) und 90 ml kalte Milch. Johanniskraut- und Sanddornöl mit dem ätherischen Grapefruitöl und der Milch in einen Becher geben, diesen verschließen und gut schütteln, kühl aufbewahren (Gößnitzer 2014, S. 43).

Mundpflege bei Belägen und Borken

- fettende Maßnahmen wie Eiscreme, Butter, Schlagrahm, siehe oben;
- kohlensäurehaltige Getränke wie Mineralwasser, Bier, Coca Cola, Sekt;
- Ananas; falls zu sauer, Ananas aus der Dose verwenden;
- Erdbeeren, Himbeeren, Kiwi, Papaya in Stücken oder püriert;
- Rosenhonig – das Öl der Rose enthält ein borkenauflösendes Ferment und der Honig zieht aus den umgebenden Kapillaren Flüssigkeit in den Mundraum;
- Mundpflege mit Bouillon;
- Kauen oder Lutschen von Salamischeiben oder Landjäger;
- Helago®-Pflegeöl;
- Bombastus®-Mundwasser;
- Brausepulver oder kleine Stücke einer Vitamin C-Brause

CAVE: Kann bei wunder Mundschleimhaut schmerzhaft sein.

Mundpflege bei Halitosis (Mundgeruch)

- Mundspülung mit ätherischen Ölen wie Eukalyptus, Pfefferminze, 1–2-%-Lösung mit Wasser oder Mandelöl;
- Mundspüllösung aus Propylenglycol 15 ml, Bepanthen®-Lösung 20 ml, Eukamillat 2 ml, Aqua dest. ad. 100 ml (Kayser 2009, S. 425);
- Chlorophyll-Dragees oder -Tropfen (Tropfen färben die Mundschleimhaut, daher am besten unter der Zunge applizieren)

Mundpflege bei schmerzhafter Mundschleimhaut

- Einsatz anästhesierender Gels und Sprays
- 4 ml Sucralfat mit 5 ml Xylocain viscös und 100 ml Apfelsaft mischen, in Eiswürfelgefäße oder Laborröhrchen füllen und einfrieren. Das Lutschen dieser gefrorenen Mischung etwa 15 Minuten vor den Mahlzeiten erleichtert das Essen bei wunder Mundschleimhaut.

Eine intensive und kreative Mundpflege kann ganz wesentlich zum Wohlbefinden der Patient*innen beitragen, dabei ist jedoch zu beachten, dass sie häufig, mitunter halbstündlich, durchgeführt werden muss.

Photobiomodulation

Bei sehr ausgeprägter und schmerzhafter Muscositis, wie sie als Folge von Chemo- und Radiotherapien auftreten kann, kann der Einsatz von Photobiomudulation nach AVO Erleichterung bringen. Dieses nicht-invasive Verfahren zur Behandlung oder Vorbeugung von Mundschleimhautentzündungen wirkt durch Anregung der Heilung, Verringerung der Entzündung und Steigerung des Zellstoffwechsels (Lalla et al. 2021).

Die Photobiomodulation ist die Anwendung von Low-Level-Lasern oder Leuchtdioden im sichtbaren und nahen Infrarotspektrum über eine handgehaltene Sonde (Adnan et al. 2021). Das Verfahren kann entweder außerhalb oder innerhalb des Mundes oder in einer Kombination aus beidem durchgeführt werden. Bei der Anwendung außerhalb des Mundes wird die Sonde an die Wange oder in die Nähe der Wange der Patient*innen gehalten. Bei der Anwendung innerhalb des Mundes wird die Sonde, die etwa die Größe eines zahnärztlichen Lichthärtegeräts hat, im Mund positioniert (Adnan et al. 2021). Die Durchführung der Photobiomodulationstherapie nach AVO variiert in Bezug auf Dauer und Wellenlänge der Bestrahlung. Obwohl diese Behandlungsform der Mucositis nicht ganz billig ist, so bedeutet eine Linderung der Beschwerden durch eine defekte Mundschleimhaut für die Patient*innen doch eine deutliche Steigerung der Lebensqualität.

Mundpflege bei Soor-Infektionen (Candidose)

Neben dem Einsatz von Antimykotika können verschiedene pflegerische Maßnahmen zur Behandlung einer Soor-Infektion eingesetzt werden:

- Sanddornfruchtfleischöl;
- Bombastus®-Mundwasser, enthält u.a. Gewürznelken- und Chinarindenextrakt, Pfefferminz- und Melissenöl;
- Panthenol-Mundspüllösungen;
- häufiges Spülen mit Mineralwasser.

CAVE: Zuckerhaltige Flüssigkeiten zur Mundpflege begünstigen den Soorbefall.

Lippenpflege

Zu einer guten Mundpflege gehört auch die Pflege der Lippen. Dazu eignen sich handelsübliche Lippenpflege-Stifte, vorausgesetzt, sie enthalten keine Parabene und Mineralöl-Bestandteile, wie z.B. Vaseline.

Es eignen sich aber auch wasserlösliche, wachs- oder ölbasierte Salben und verschiedene Öle, je nach Vorlieben der Patient*innen, zur Lippenpflege.

Zusammenfassung

Die Mundtrockenheit ist ein häufig unterschätztes Symptom bei schwerkranken und sterbenden Patient*innen, ebenso unterschätzt wird daher auch die Bedeutung der Mundpflege. Eine intensive und auch kreative Mundpflege kann wesentlich zum Wohlbefinden der Patient*innen beitragen.

Noch wichtiger als die eingesetzten Mittel sind die Regelmäßigkeit und die Sorgfalt der Mundpflege sowie das konsequente Befeuchten der Mundschleimhaut. Dabei darf jedoch nie vergessen werden, dass der Mund eine ganz besondere Intimzone darstellt und die Mundpflege größte Behutsamkeit erfordert. Wird die Mundpflege von Patient*innen als wohltuend wahrgenommen und mit angenehmen Gefühlen verbunden, so werden sie den Mund bereitwillig öffnen. Eine generelle Ablehnung der Mundpflege-Maßnahmen ist meist in negativen Vorerfahrungen begründet.

8.9 Obstipation

Obstipation ist das vielleicht am häufigsten auftretende Symptom in der Palliative Care. Nicht nur die eingeschränkte Mobilität und die geringe Aufnahme von Ballaststoffen und Flüssigkeit führen zu Obstipation, auch verschiedene in der Palliativmedizin eingesetzte Medikamente haben Obstipation als unerwünschte Nebenwirkung zur Folge.

Assessment

Ermitteln von Frequenz, Stuhlbeschaffenheit, Farbe, Konsistenz, Beimengungen und früheren Erfahrungen des Patienten, der Patientin. Maßgeblich sind jedoch nicht eine bestimmte Stuhlfrequenz, sondern die individuellen Gewohnheiten der Patient*innen. Weiters sollen mögliche Schmerzen bei der Defäkation erfasst werden.

Eine ausgeprägte Obstipation, eventuell mit Kotsteinen, kann klinische Zeichen einer gastrointestinalen Obstruktion haben, ist aber von dieser zu unterscheiden.

Wichtige Fragen:
- Ist der Bauch gespannt, weich oder druckschmerzempfindlich?
- Sind Darmgeräusche im gesamten Bauchraum zu hören?

Pflegerische und komplementäre Maßnahmen bei Obstipation

Bei Patient*innen mit Opioidtherapie sind prophylaktische Gaben von Laxanzien meist unverzichtbar. Es stehen aber auch zahlreiche vorbeugende komplementäre Maßnahmen zur Verfügung.
- Schlehenblütentee trinken;
- Wickel mit Schafgarbe oder Heilerde;
- Kolonmassage, evtl. mit ätherischem Kreuzkümmel-Fenchel- oder Melissenöl;
- feucht-warme Kompressen mit ätherischem Melissen-Lemongrass- oder Neroliöl;
- zur Anregung der Verdauung haben sich auch Leinsamen-Kompressen bewährt: 100 Gramm ungeschroteter Leinsamen werden in 250 ml Wasser erhitzt und zu einem schleimigen Brei gekocht. Dieser Brei wird noch warm fingerdick auf eine Kompresse aufgetragen und auf den Bauch aufgelegt. Die Kompresse wird belassen, solange sie als angenehm empfunden wird.

Zur Prophylaxe einer Obstipation wären eine ausreichende Zufuhr von Flüssigkeit wie auch eine ballaststoffreiche Ernährung besonders wichtig, aber in palliativen Situationen ist beides meist nicht gewährleistet. Daher ist der Einsatz von Laxanzien oft unverzichtbar.

In der Praxis hat sich die Orientierung an einem Stufenschema, ähnlich wie es für Schmerz gilt, bewährt, zum Beispiel:

Stufe 1: Täglich Apfel-, Orangen-, Trauben-, Pflaumen-, Rhabarber- oder Sauerkrautsaft; Milchzucker zum Süßen von Kaffee oder Tee; Müsli mit Dörrobst, vorausgesetzt, dass eine ausreichende Trinkmenge gewährleistet ist;

Stufe 2: Stufe 1 + regelmäßig Macrogol (z. B. Movicol®) oder Lactitol Monohydrat (z. B. Importal®);

Stufe 3: Stufe 1 + Stufe 2 + Natriumpicosulfat (z. B. Guttalax®);

Stufe 4: Stufe 1 + Stufe 2 + Stufe 3 + Klysma oder Einlauf.

Ein bewährter Einlauf ist der **Milch-Honig-Einlauf**, er gilt als sehr mild und wird von den Patient*innen meist gut toleriert:

> ½ Liter Milch wird auf Körpertemperatur erwärmt, mit 1 Esslöffel Honig und etwas Olivenöl oder Rahm vermischt und als Einlauf verabreicht.

CAVE: Bei Erbrechen, Bauchschmerzen, Verdacht auf Darmverschluss und bei Blutungen im Verdauungstrakt dürfen keine Einläufe durchgeführt werden.

Bei den Laxanzien wird zwischen osmotisch wirksamen, antiresorptivhydragogen und stimulierenden Laxanzien und Gleitmitteln unterschieden. Gelegentlich werden auch Füll- und Quellstoffe wie Leinsamen oder Weizenkleie zur Obstipationsprophylaxe eingesetzt. Diese Substanzen sind in der Palliativmedizin jedoch nur bedingt geeignet, weil die erforderliche Trinkmenge häufig nicht gewährleistet ist und auch, weil viele der Patient*innen zu schwach für eine entsprechende Bauchpresse sind.

CAVE: Bei Verdacht auf Obstruktion sind stimulierende/propulsive Laxanzien und auch Bauchmassagen kontraindiziert.

Zusammenfassung

Anhaltende Obstipation kann die Lebensqualität der Patient*innen stark beeinträchtigen; sie kann nicht nur zu Appetitverlust, Übelkeit, Schmerzen und Unruhe führen, sondern auch zu einer kompletten intestinalen Obstruktion. Daher ist vor allem bei Patient*innen mit Opioid-Therapie durch prophylaktische Maßnahmen vorzubeugen, denn eine Obstipation bei Opiattherapie ist (fast) immer die Folge einer unzureichenden Prophylaxe!

8.10 Maligne intestinale Obstruktion

Bei intraabdominalen Tumoren und intraperitonealer Metastasierung kann es zu einer gastrointestinalen Obstruktion kommen. Dieser Verschluss kann komplett oder inkomplett sein. Im klinischen Alltag werden dafür auch die Begriffe Ileus bzw. Subileus verwendet.

Zu den Ursachen der Obstruktion zählen: äußerer Druck auf das Darmlumen durch den Primärtumor, durch Metastasen, Adhäsionen oder durch eine radiogene Fibrose. Es kann aber auch sein, dass der Tumor die intestinale Muskulatur infiltriert oder das Darmlumen als Ganzes verschließt. Und auch eine anhaltende, ausgeprägte Obstipation, z.B. durch motilitätshemmende Medikamente wie Opioide und Anticholinergika, kann zu einem gastrointestinalen Verschluss führen.

Patient*innen mit einer malignen intestinalen Obstruktion leiden unter Übelkeit und Erbrechen, Schmerzen und Obstipation. Die kontinuierli-

chen oder intermittierenden, oft auch kolikartigen Schmerzen können auch durch den Tumor, durch eine bestehende Hepatomegalie oder den ausgeprägten Meteorismus bedingt sein. Der Schweregrad der Hauptsymptome Schmerzen, Erbrechen und Meteorismus hängt von der Höhe der Obstruktion im Gastrointestinaltrakt des Abdomens ab (Leitlinienprogramm Onkologie 2020, S. 288).
Bei einer kompletten Obstruktion wird in der Regel kein oder wenig Stuhl abgesetzt, bei einem inkompletten Verschluss kann der Patient, die Patientin aber durchaus zeitweise noch Stuhlgang haben. Solange der Verschluss nicht komplett ist, können Winde abgehen, das Abdomen ist meist stark gebläht. Die Patient*innen leiden meist unter Sodbrennen, Mundtrockenheit und ausgeprägtem Appetit- und Gewichtsverlust.

CAVE: Bei einer gastrointestinalen Obstruktion kann es auch zu einer sogenannten Pseudo-Diarrhoe kommen, die fälschlich zur Annahme führt, die Obstruktion wäre inkomplett. Eine paradoxe Diarrhoe entsteht, wenn sich Stuhl proximal der Engstelle ansammelt und durch eine bakterielle Besiedelung verflüssigt wird. Dieser flüssige Stuhl kann dann die Engstelle leichter passieren und tritt als vermeintliche Diarrhoe in Erscheinung (Leitlinienprogramm Onkologie 2020, S. 288).

Das Auftreten einer malignen gastrointestinalen Obstruktion, besonders bei fortgeschrittener Tumorerkrankung, ist nicht nur für die Patient*innen, sondern auch für deren Bezugspersonen mit erheblichen Belastungen verbunden. Daher ist eine entsprechende Information über die Symptome, mögliche Therapieoptionen und auch über die Prognose ebenso wichtig wie eine vorausschauende Krisenplanung.

Pflegerische Maßnahmen zur Symptomlinderung bei gastro-intestinaler Obstruktion orientieren sich an den Empfehlungen für jene bei

Erbrechen, Schmerzen und Mundtrockenheit. Eine regelmäßige und sorgfältige Mundpflege ist bei Vorliegen einer gastrointestinalen Obstruktion besonders wichtig.

Bei inkompletter Obstruktion kann – allerdings nur nach Absprache mit den behandelnden Ärzt*innen – versucht werden, die Passage durch behutsame Hebe-Senk-Einläufe wieder herzustellen oder aufrechtzuerhalten. Eine Perforation durch Hebe-Senk-Einläufe ist bei behutsamer Anwendung und initial geringem Volumen nahezu auszuschließen (Leitlinienprogramm Onkologie 2020, S. 295).

Eine grundsätzliche Nahrungskarenz ist bei gastrointestinaler Obstruktion nicht erforderlich. (Ebd. S. 97) Viele Patient*innen nehmen das Erbrechen nach der Nahrungsaufnahme in Kauf, da sie auf den Genuss des Essens nicht verzichten wollen. Gutes Kauen oder passierte Kost sowie häufige kleine Mengen sind hilfreich. Besonders bevorzugt werden Eis, Sorbets, leicht gefrorenes Apfelmus oder Cremespeisen.

Nasogastrale Ablauf-Sonde: Kommt es häufig zum Erbrechen, so ist das nicht nur belastend für die Patient*innen, es ist auch mit einem erhöhten Aspirationsrisiko verbunden. Daher kann die Anlage einer nasogastralen Ablaufsonde bei häufigem Erbrechen nicht nur eine Erleichterung für die Betroffenen bedeuten, es wird auch das Risiko einer Aspirationspneumonie reduziert. Allerdings wird die Nasen-Magen-Sonde von vielen Patient*innen nicht gut oder nur kurzzeitig toleriert. Außerdem steigt bei einer längeren Liegezeit (> 2–3 Tage) der nasogastralen Sonde das Risiko von Komplikationen wie z. B. Pneumonie, Druckstellen und Ulzerationen in der Nasen- und/oder Magenschleimhaut, Pharyngitis, Ösophagitis oder Sinusitis (Franke et al. 2017, S. 429).

Hält das Erbrechen trotz medikamentöser Sekretionshemmung unvermindert an, stellt die Anlage einer Ablauf-PEG (perkutane endoskopische Gastrostomie) eine mögliche Alternative dar.

Ablauf-PEG: Vor allem für Patient*innen mit einer hohen Obstruktion im Bereich des Magens oder des Duodenums kann eine Ablauf-PEG eine wesentliche Erleichterung bedeuten. Nach Anlage dieser Entlastungssonde können die Patient*innen Flüssigkeit ganz nach Wunsch und meist auch kleine Mengen Nahrung zu sich nehmen, bevorzugt in pürierter Form, um ein Verstopfen der Sonde zu vermeiden.

Pharmakologische Maßnahmen nach AVO

Bei einer gastrointestinalen Obstruktion sind alle Medikamente parenteral, transdermal oder bukkal zu verabreichen.

- Schmerz: bei viszeralem Dauerschmerz Opioide, bei kolikartigen Schmerzen regelmäßig Butylscopolamin (Buscopan®)
- Übelkeit: antiemetische Therapie mit Haloperidol (Haldol®), Levomepromazin (Nozinan®), Dimenhydrinat (Vertirosan®) oder Dexamethason (Fortecortin®)
- Sekrethemmung: zur Hemmung der intestinalen Sekretion, um die Häufigkeit des Erbrechens zu verringern: Butylscopolamin (Buscopan®), Octreotid (Sandostatin®)

  CAVE: Bei Hinweisen auf eine komplette Obstruktion sind Prokinetika wie z.B. Metoclopramid (Paspertin®) oder Domperidon (Motilium®) kontraindiziert.

Interventionelle Verfahren: Ob eine Behebung der Obstruktion durch eine endoskopische Stent-Implantation oder durch eine Operation in Erwägung gezogen wird, wird von der Gesamtsituation des Patienten bzw.

der Patientin abhängen. Dabei ist zu berücksichtigen, dass ein größerer operativer Eingriff für Patient*innen in fortgeschrittenen Stadien einer Erkrankung mit einer hohen Mortalität verbunden ist. Hinzu kommt, dass die Operation für diese Patient*innen einen längeren Krankenhausaufenthalt erfordert, was angesichts einer begrenzten verbleibenden Lebenszeit ein bedeutender Nachteil sein kann. Daher sind Risiko und Nutzen chirurgischer Maßnahmen bei einer malignen intestinalen Obstruktion individuell abzuwägen.

Zusammenfassung

Bei Patient*innen mit fortgeschrittenen und terminalen Erkrankungen ist eine operative Behandlung der Obstruktion meist nicht indiziert. Daher ist eine exzellente medikamentöse und pflegerische Symptomlinderung von größter Bedeutung. Schmerztherapie, Antiemese, enterale Sekrethemmung und bei Bedarf auch eine Entlastungs-PEG reduzieren die Belastung der Patient*innen. Wie Praxiserfahrungen zeigen, kann durch eine optimale Palliation der mit der Obstruktion verbundenen Symptome oft ein, aus der Sicht der Patient*innen, akzeptables Maß an Wohlbefinden erreicht werden. Die verbleibende Lebenszeit, selbst bei kompletter Obstruktion, kann mehrere Wochen betragen.

8.11 Übelkeit und Erbrechen

Auch wenn Übelkeit und Erbrechen zwei eigenständige Symptome sind, so werden sie doch meist zusammen genannt und treten oft auch gemeinsam auf. Während die Übelkeit von den Patient*innen als eines der am meisten beeinträchtigenden Symptome wahrgenommen wird, empfinden Angehörige das Erbrechen häufig als wesentlich belastender. Patient*innen nehmen das Erbrechen hingegen manchmal als geradezu erleichternd wahr.

Die Ursachen für Übelkeit und Erbrechen sind vielfältig: toxische Substanzen wie Chemotherapie, metabolische, gastrointestinale und zentrale Störungen wie etwa erhöhter Hirndruck und gastrointestinaler Verschluss oder auch psychosoziale Faktoren. Häufig sind aber auch Medikamente oder Interaktionen von Medikamenten Ursache von Übelkeit und Erbrechen. So leiden z. B. einige der zuvor opioidnaiven Patient*innen unter Nebenwirkungen wie Übelkeit und Erbrechen. Daher empfiehlt es sich, für die erste Zeit einer Opioidtherapie vorbeugend ein Antiemetikum zu verordnen.

Assessment bei Übelkeit

Die folgenden Assessmentfragen orientieren sich weitgehend an den Empfehlungen der S3-Leitlinie Palliativmedizin (Leitlinienprogramm Onkologie 2020, S. 252):

- Intensität der Übelkeit: Einschätzung mittels VAS, NRS oder Edmonton Symptom Assessment Scale (ESAS)
- Seit wann besteht die Übelkeit?
- Ist die Übelkeit gleichbleibend oder gibt es Schwankungen in der Intensität?
- Gibt es Auslöser? (Gerüche, bestimmte Situationen)
- Besteht ein zeitlicher Zusammenhang mit Nahrungs-, Flüssigkeits- und Medikamentenaufnahme?
- Wie hoch ist die Belastung/Beeinträchtigung durch die Übelkeit?
- Welche Bedeutung misst der Patient, die Patientin der Übelkeit bei?
- Welche Vorstellungen bestehen hinsichtlich der Ursache?
- Gibt es lindernde Einflussfaktoren? Was hilft?
- In welchem Zusammenhang tritt die Übelkeit auf?
- Gibt es andere Symptome, die zusammen mit der Übelkeit auftreten, z. B. Schmerzen, Durst?

- Wenn es zum Erbrechen kommt, bringt das eine Erleichterung oder Besserung der Übelkeit? Die Frage nach einer eventuellen Linderung von Übelkeit nach erfolgtem Erbrechen ist eine der wichtigsten Fragen, um zwischen gastrointestinaler Stase und anderen Ursachen zu unterscheiden.

Assessment bei Erbrechen

- Frequenz – in welchen Intervallen tritt es auf?
- Menge, Geruch und Aussehen des Erbrochenen – ist das Erbrochene unverdaut?
- Sind Blutbeimengungen sichtbar?
- Wie ist das Erbrechen, z. B. schwallartig, würgend?
- Ist vor dem Erbrechen Übelkeit aufgetreten? Bessert sich die Übelkeit nach dem Erbrechen?
- Wann tritt Erbrechen auf? Abends? (Magenausgangsstenose) Morgens? (evtl. erhöhter intrakranieller Druck?)
- Gibt es auslösende Faktoren?
- Tritt das Erbrechen bewegungsabhängig auf?
- Hat Husten das Erbrechen ausgelöst?
- Gibt es Begleitsymptome wie Kopfschmerzen, Dysurie, Obstipation, Durst, Verwirrtheit?
- Ist das Abdomen weich oder gespannt?
- Besteht Druckempfindlichkeit?
- Sind Darmgeräusche hörbar?
- Gehen Winde ab?
- Welche Bedeutung hat das Erbrechen für den Patienten, für die Patientin? (Diese Frage kann wichtig sein, um bestehende Ängste im Zusammenhang mit diesem Symptom zu erfassen.)
- Als Assessment-Instrumente sind die Visuelle Analog-Skala (VAS), die

Numerische Rating-Skala (NRS) und auch die multidimensionalen Assessment-Instrumente MIDOS und IPOS geeignet.

Eine bedarfsgerechte Information der Patient*innen und ihrer Bezugspersonen über die Ursachen von Übelkeit und Erbrechen ist ebenso essenziell wie Beratung zur Prävention und Behandlung dieser Symptome. Bei ungenügender Information können die Patient*innen irrationale und ängstigende Vorstellungen über die Ursache ihrer Übelkeit bzw. ihres Erbrechens entwickeln.

Pflegerische und komplementäre Maßnahmen

Für Patient*innen mit Übelkeit ist eine möglichst entspannte und angenehme Atmosphäre wichtig wie auch das bewusste Gestalten von Mahlzeiten und die Vermeidung von unangenehmen Gerüchen und Stress.

Bei bestehender Übelkeit und vor allem nach dem Erbrechen sollte den Patient*innen eine Mundspülung oder eine andere Form der Mundpflege angeboten werden, ebenso ist für das Erfrischen von Händen und Gesicht und für frische Raumluft zu sorgen.

- Obstipation ausschließen;
- Aufklärung! Erbrechen kann Angst verursachen, Angst kann wiederum die Übelkeit verstärken;
- auf Hirndruckzeichen achten (Oberkörper 30° hochlagern);
- sicherstellen, dass die verabreichten Antiemetika auch aufgenommen werden können, evtl. parenterale Gabe;
- Angehörige entlasten, kein Druck wegen Essen, Kochgerüche vermeiden;
- Oberkörper höher positionieren, insbesondere nach dem Essen;

- kleine Mahlzeiten, nicht mehr als zwei Mundvoll pro Mahlzeit auf großem Teller serviert, wenn erwünscht; nach den Mahlzeiten liegenbleiben;
- häufig wird das Frühstück am ehesten vertragen – dieses zelebrieren;
- kalte, kohlensäurehaltige Getränke werden meist besser toleriert als warmer Tee;
- kleine Eiswürfel, z. B. aus Fruchtsaft, lutschen;
- Honig mit geriebenem Ingwer in kleinen Mengen anbieten;
- frischen Ingwer mit heißem Wasser überbrüht als Tee oder kandierter Ingwer (Shukla & Singh 2007);
- warmes Ginger Ale trinken;
- 100 % reine ätherische Öle wie z. B. Zitrone, Fenchel, Basilikum, Muskat, Rose, Nelke und Ingwer gelten als antiemetisch; aber auch Orange, Pfefferminze, Neroli, Lavendel oder Lemon, je nach Vorliebe des Patienten, der Patientin 1–2 Tropfen des jeweiligen Öls auf ein Duft-Tuch tropfen;
- Kompressen mit Pfefferminz- oder Lavendelöl, mit Neroli- oder Zitronenöl auf den Solarplexus auflegen, auf Wunsch auch zusätzlich mit einem erwärmten Kirschkernsäckchen;
- Wickel und Auflagen mit Kamille, Melisse, Pfefferminz oder Schafgarbe;
- Raumbeduftung nach Wunsch mit Zitrone, Orange, Grapefruit oder Minze;
- Druck auf den P6-Akupunkturpunkt (Neiguan-Punkt): Er liegt drei Fingerbreit unterhalb des Handgelenkansatzes zwischen zwei gut tastbaren Sehnen; oder Einsatz von Akupressur-Bändern mit Druckpunkt auf genannten P6-Punkt;
- Massagen, speziell atemstimulierende Einreibung oder Fußmassage;

- Fuß- oder Baucheinreibungen mit Pfefferminz-, Zitronen- oder Kümmelöl;
- Ablenkung, um Fixierung auf die Übelkeit zu durchbrechen, Phantasiereisen und andere Formen der Entspannung;
- eine Brechschale und Zellstoff sollten in Reichweite und rasch verfügbar, aber außer Sichtweite sein.

CAVE: Die Wirksamkeit der eingesetzten pflegerischen und medikamentösen Maßnahmen muss regelmäßig evaluiert und dokumentiert werden.

Pharmakologische Maßnahmen bei Übelkeit und Erbrechen laut AVO

Für die medikamentöse Therapie von Übelkeit und Erbrechen stehen Prokinetika, Antipsychotika, Antihistaminika, Anticholinergika, 5-HT3-Antagonisten, Corticosteroide, Cannabinoide, NK1-Rezeptor-Antagonisten und Phytotherapeutika zur Verfügung. Die Wahl des jeweiligen Medikamentes richtet sich nach der Ursache der Übelkeit bzw. des Erbrechens.

- Der erste Schritt ist die Behandlung der auslösenden Ursachen, soweit möglich und angemessen, wie z. B. Therapie von Infekten, Obstipation, Hirndruck.
- Verzichtbare Medikamente sollten abgesetzt werden.
- Bei oraler Medikation empfiehlt sich ein Wechsel der Applikationsform auf parenteral, denn eine bestehende Übelkeit führt zu Gastrostase und daher zu eingeschränkter intestinaler Absorption oraler Medikamente. Auch bei Erbrechen ist die Aufnahme oraler Medikation naturgemäß nicht gewährleistet.
- Antiemetika, rezeptorspezifisch und oft in Kombination, z. B. Metoclopramid + Haloperidol. Bei starker und persistierender Übelkeit evtl. als subkutane Infusion.

- Bei funktioneller Magenentleerungsstörung Prokinetika wie Metoclopramid (z. B. Paspertin®).

  CAVE: bei kompletter Obstruktion kontraindiziert!

- Bei chemisch-toxischer Ursache, wie Nierenversagen oder durch Medikamente, werden Substanzen mit Wirkung auf die Chemorezeptoren-Triggerzone eingesetzt, z. B. Navoban®.
- Bei Obstruktion oder bei chemisch-toxischer Ursache werden Antiemetika mit Wirkung auf periphere und zentrale Dopaminrezeptoren eingesetzt, z. B. Haloperidol, Levomepromazin (Nozinan®).
- Octreotid, z. B. Sandostatin®, vermindert die gastrointestinale Sekretion und Motilität und kann dadurch das Volumen des Erbrochenen und die Frequenz des Erbrechens reduzieren.
- Cortikosteroide, z. B. Fortecortin®, verstärken die Wirkung von Antiemetika, zusätzlich reduzieren sie erhöhten Hirndruck.
- Cannabinoide, z. B. Dronabinol ®, können eventuell eingesetzt werden (Mücke et al. 2018, S. 226), wenn mit anderen Therapien keine Besserung von Übelkeit und Erbrechen erreicht wird (Off-Label-Use).

  CAVE: zentralnervöse Nebenwirkungen wie Vigilanzminderung, kognitive Einschränkungen etc.

- Besteht der Verdacht, dass Übelkeit und Erbrechen opioidbedingt sind, wird zunächst eine Therapie mit Antiemetika wie Metoclopramid oder Haloperidol eingesetzt. Sollte damit keine Linderung von Übelkeit und Erbrechen erreicht werden, sind auch eine Opioidrotation oder eine Dosisreduktion in Erwägung zu ziehen.
- 5-HT3-Rezeptoren-Antagonisten wie Ondansetron, z. B. Zofran®, sind am Lebensende selten erforderlich, sie lindern Erbrechen, das über die Rezeptoren in der Chemorezeptor-Triggerzone mediiert ist (z. B. urämisches Erbrechen).

- Bei sehr häufigem Erbrechen, Elektrolytverlust und Durst ist eine intravenöse Zufuhr von Flüssigkeit und Elektrolyten zu erwägen.
- Bei anhaltendem, nicht durch andere Methoden beherrschbarem Erbrechen, z.B. bei hoher Obstruktion, sollte den Patient*innen eine nasogastrale Sonde zur Entlastung angeboten werden.
- Ähnlich wie bei Schmerz gibt es auch für die Behandlung von Übelkeit und Erbrechen ein Stufenschema (Kum & Unseld 2021). Hinzuzufügen sind die vielfältigen nicht-medikamentösen und komplementären Maßnahmen.

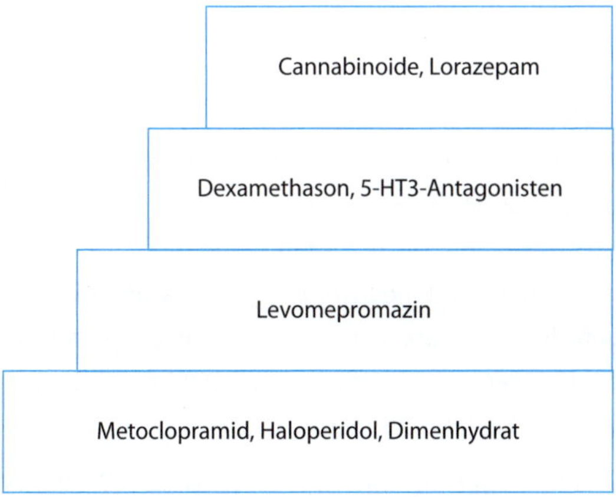

Abb. 3: Stufenschema für die Behandlung von Übelkeit und Erbrechen (eigene Darstellung, modifiziert nach Kum & Unseld 2021)

Zusammenfassung

Übelkeit und Erbrechen treten in palliativen Situationen einer Erkrankung nicht so häufig wie Schmerzen oder Atemnot auf, aber sie stellen für die Patient*innen und auch für ihre Angehörigen ebenso dominierende, die Lebensqualität massiv beeinträchtigende Symptome dar. Wie bei manchen anderen Symptomen kann es auch durch Übelkeit und Erbrechen zu einer Verstärkung bereits bestehender Schmerzen, von Angst, Schlaflosigkeit oder

Unruhe kommen. Die Behandlung von Übelkeit und Erbrechen richtet sich nach der jeweiligen Ursache. Die Therapie sollte sich nicht auf medikamentöse Maßnahmen beschränken, sondern immer auch pflegerische Interventionen miteinschließen.

Liegt eine intestinale Obstruktion als Auslöser von Übelkeit und Erbrechen vor, kann die Anlage einer Entlastungs-PEG zur Ableitung von Sekreten für die Patient*innen vorteilhaft sein. Die Patient*innen können dann trinken und z. B. auch Eis essen, ohne erbrechen zu müssen.

8.12 Pruritus (Juckreiz)

Die Ursachen für das Auftreten von Pruritus bei Patient*innen in der Palliative Care sind vielfältig, sie reichen von Hauttrockenheit über Medikamentennebenwirkungen (z. B. Opioide) bis hin zu Leber- und Nierenversagen. Pruritus zählt aber auch zu den paraneoplastischen Syndromen, er gilt als das häufigste kutane Symptom im Zusammenhang mit Tumorerkrankungen. Bereits Monate oder Jahre vor Diagnosestellung einer Tumorerkrankung kann ein generalisierter oder lokal begrenzter Pruritus auftreten (Seccareccia & Gebara 2011, S. 1011).

Im klinischen Alltag und auch in manchen wissenschaftlichen Publikationen wird der unpräzise und umgangssprachliche Begriff *Juckreiz* anstelle der korrekten Bezeichnungen *Pruritus* oder *Jucken* verwendet. In Anlehnung an die S2k-Leitlinie (Ständer et al. 2017, S. 9) werden im Folgenden die international üblichen Termini Pruritus bzw. Jucken beibehalten.

Pruritus ist ein äußerst belastendes Symptom, das lokalisiert oder generalisiert auftreten kann – am ganzen Körper, mit oder ohne sichtbare Hauterscheinungen. Das Jucken kann lokalisiert, auch im Epithel der Bindehaut, im Mund, im Pharynx, in der Nase und im Urogenitaltrakt auftreten.

Starke Juckempfindungen sind für die Betroffenen oft schwerer zu ertragen als Schmerz, anhaltendes Jucken kann zu beträchtlichen psychischen Belastungen, zu Schlafstörungen, Verzweiflung und Depression führen. Ähnlich wie bei Schmerz wird die Lebensqualität der Patient*innen durch Pruritus enorm beeinträchtigt.

Pruritus löst Kratzimpulse aus, starkes Kratzen verursacht Schmerz und reduziert so kurzfristig die Juckempfindung, fördert aber langfristig weiteres Kratzen. Durch prolongiertes oder starkes Kratzen wird die Haut geschädigt, mit der Folge einer Aufrechterhaltung oder Verstärkung von Entzündungsvorgängen, die wiederum Pruritus fördern. Es entsteht ein Circulus vitiosus, ein Juck-Kratz-Zirkel aus Pruritus und mechanischer Reizbeantwortung (Ständer et al. 2017, S. 12).

Eines der ersten Ziele pflegerischer Unterstützung von Patient*innen mit ausgeprägtem Kratzbedürfnis ist daher die Reduktion des individuellen Kratzverhaltens. Es wird aber wenig hilfreich sein, den Patient*innen zu empfehlen, bei Pruritus nicht zu kratzen, denn der Kratzreflex ist so stark, dass er kaum unterdrückt werden kann. Zielführender sind Hinweise auf Alternativen, wie z. B. die Kühlung der betroffenen Areale und der Einsatz pflegerischer Maßnahmen zur Linderung des Pruritus.

Assessment

Zur Erfassung und regelmäßigen Verlaufsbeurteilung der subjektiven Pruritusintensität sind die Visuelle Analogskala (VAS), die Numerische Ratingskala (NRS) oder die Verbale Ratingskala (VRS) zu empfehlen. Ein regelmäßiges Assessment, bei ausgeprägtem Pruritus in kurzen Intervallen, ist ebenso wichtig wie eine genaue Dokumentation. Dokumentiert werden nicht nur die Intensität des Symptoms, sondern auch die Lokalisation, eventuelle auslösende und/oder verstärkende Faktoren und das jeweilige Kratzverhalten.

Weitere mögliche Assessment-Fragen:

- Wann begann das Jucken? Plötzlicher oder allmählicher Beginn?
- Ist das Jucken generalisiert oder lokal begrenzt?
- Wie ist die Qualität der Juckempfindung? Brennend? Beißend? Prickelnd? Kribbelnd? Heiß?
- Bestehen Unterschiede bei Tag/Nacht?
- Wie beeinflusst das Jucken bzw. das Kratzbedürfnis den Schlaf?
- Was verstärkt den Pruritus? Was lindert ihn?

Prophylaxe bei Hauttrockenheit

Hauttrockenheit ist vor allem bei älteren, bettlägerigen Menschen die häufigste Ursache für Pruritus. Daher stellen Maßnahmen gegen eine generelle Hauttrockenheit eine wesentliche Prophylaxe dar. Wenn möglich, ist eine ausreichende Trinkmenge zu gewährleisten, dem durch Hauttrockenheit bedingten Jucken kann aber vor allem mit intensiven Hautpflege-Maßnahmen vorgebeugt werden:

- Mindestens zweimal täglich mit W-O-Emulsionen eincremen;
- harnstoffhältige, rückfettende Cremes und Lotionen verwenden;
- medizinische Ölbäder, Duschöle, Sojamilch im Badewasser, maximale Wassertemperatur 35°C, damit der Fettfilm der Haut erhalten bleibt. Nach dem Baden soll die Haut nicht abgetrocknet, sondern nur abgetupft werden.
- Hautpflege mit reinem Mandelöl, Sesam- oder Nachtkerzen-Öl oder mit Moor-Lavendel-Emulsion.

CAVE: Je trockener die Haut, desto fettreicher sollte das Pflegeprodukt sein.

Bewährte Ölmischung zur Pruritus-Prophylaxe: 20 Tropfen Sanddornfruchtfleischöl mit 100 ml Mandelöl ergeben ein gut geeignetes Hautöl zur Prophylaxe von Pruritus (Werner & von Braunschweig 2014).

Oder 8 Tropfen Atlaszeder, 8 Tropfen Lavendel, 8 Tropfen Cistrose und 10 Tropfen Sanddornfruchtfleisch-Öl in 100 ml Mandelöl mischen und zwei- bis dreimal täglich auf die betroffenen Hautstellen auftragen.

Pflegerische und komplementäre Maßnahmen zur Linderung von Pruritus

- Feuchte Umschläge mit einem Baumwolltuch und abgekochtem, erkaltetem Wasser;
- brennende Juckempfindungen können durch Auflegen von Kühlkompressen zumindest kurzfristig gelindert werden;
- kühle Waschungen mit Kamille- oder Lavendelzusätzen;
- Waschung mit dünnem Schwarztee;
- Minzöl-Waschungen: 5 Tropfen ätherisches Minzöl auf 1 l Wasser oder Minzöl-Spray: Wassermischung in eine Flasche mit Pumpspray-Aufsatz füllen und auf die juckenden Hautareale aufsprühen;
- Pfefferminzöl 0,5 % zur Einreibung der juckenden Hautareale;
- Milch-Öl-Waschungen: 50 ml Milch mit 2 EL Mandelöl vermischen, etwas Honig oder Rahm als Emulgator, bei Bedarf 1–2 Tropfen ätherisches Lavendelöl;
- Essigwaschungen: 1 Teil Essig mit 20 Teilen Wasser mischen und mit einem Schwamm auf die juckende Haut auftragen;
- W/O-Emulsionen (gekühlt) mit wenigen Tropfen Grapefruitöl;
- Auftragen gekühlter, fettender Hautlotionen und Cremes, bevorzugt mit Urea, z. B. Cetaphil® pro Urea 10 %;
- Umschläge mit gekühltem Magertopfen;
- Gurkenmus: Salatgurken pürieren, Saft abtropfen lassen, dann den Brei auf die juckenden Hautareale auftragen.

CAVE: Die juckenden Hautstellen nur drücken oder mit einem Schwamm leicht reiben, wenn möglich nicht kratzen!

Bewährte Hautpflege-Ölmischungen bei Pruritus

- 20 ml Nachtkerzen-, 20 ml Avocado- und 10 ml Hagebuttensamenöl mit 5 Tropfen Sanddornöl, 2 Tropfen Melissenöl, 1 Tropfen Rose, 7 Tropfen Lavendel und 1 Tropfen Vetiver oder Narde (Werner & von Braunschweig 2014, S. 256).
- 20 ml Hagebuttensamenöl, 30 ml Johanneskrautöl und 5 Tropfen Sanddornöl mit 2 Tropfen Cistrose, 3 Tropfen Bergamotte, 2 Tropfen Neroli, 1 Tropfen Immortelle und 2 Tropfen Rosenholz (Werner & von Braunschweig 2014, S. 266).
- 8 Tropfen Zedernöl, 8 Tropfen Lavendel, 8 Tropfen Cistrose und 10 Tropfen Sanddornfruchtfleischöl in 100 ml Mandelöl.

Pharmakologische Maßnahmen nach AVO

- Lokalanästhetika, z. B. EMLA®- oder Lidocain 2.5 % Creme, wirken auf verschiedene Rezeptoren in der Haut, sie helfen daher nicht nur bei Schmerz, sondern auch bei Pruritus, allerdings sollten sie nur kurzzeitig angewandt werden (Szepietowski & Twycross 2004, S. 156).
- Capsaicin (0,025–0.5 %): Topisch appliziert verursacht Capsaicin eine Desensibilisierung der sensorischen Nervenfasern und unterbricht damit die Weiterleitung von kutanem Pruritus und Brennschmerz (Alshammary et al. 2016). Zunächst entstehen ein Brennen und ein Wärmegefühl, bei kontinuierlicher Applikation werden Brennen, Schmerzen und Pruritus nach einigen Tagen unterdrückt (Ständer et al. 2017, S. 868).
- Steroidhaltige Cremes und Lotionen wie Methylprednisolon oder Prednisolon Hydrocortisonbutyrat; eine systemische Gabe von Glucocortikosteroiden kann laut Leitlinie (Ständer et al. 2017, S. 868) als Kurzzeittherapie bei schwerstem chronischem Pruritus und starkem Leidensdruck in Ausnahmefällen erwogen werden.
- Creme mit 2 % Menthol;

- antibiotische Salben/Cremes bei Superinfektionen;

CAVE: Keine Dauertherapie mit Antibiotika, Lokalanästhetika oder Antihistaminika!

- nichtsteroidale Antiphlogistika bei ulzerierenden, juckenden Hautmetastasen;
- Cannabinoide/topische Cannabinoidrezeptor-Agonisten (Eagleston et al. 2018, S. 6; Avila et al. 2020, S. 1206);
- Antihistaminika systemisch;
- 5-HT3-Antagonisten oder Mirtazapin bei cholestatischem Jucken;
- Naltrexon (Ständer et al. 2017, S. 869) bei hepatischem Pruritus (Off-Label-Use);
- Gabapentin und Pregabalin: bei nephrogenem und neuropathischem Pruritus (Off-Label-Use) (Ständer et al. 2017, S. 869);
- bei hartnäckigem, nächtlichem Jucken: Neuroleptika, Promethazin oder Hydroxyzin;
- eventuell Opioidwechsel diskutieren, z.B. von Morphin auf Hydromorphon oder Fentanyl.

Zusammenfassung

Pruritus kann für die betroffenen Patient*innen ebenso belastend sein wie starke Schmerzen, daher besteht bei diesem Symptom ein ebenso dringender Handlungsbedarf wie bei Schmerz. Jucken ist ein Symptom mit bio-psycho-sozialen Auslösern und Verstärkern. Der durch das Jucken ausgelöste Kratzreflex lässt sich nicht unterdrücken. Durch das Kratzen entstehen kleine Hautläsionen, die das Juckempfinden weiter verstärken. Anhaltender Pruritus führt zu Reizbarkeit und Schlafstörungen, zu psychiatrischen Symptomen wie Depressivität bis hin zu Suizidalität. Obwohl Pruritus zu den am schwierigsten zu behandelnden Symptomen zählt, gibt es zahlreiche wirksame pflegerische Maßnahmen zur Linderung, vorausgesetzt, sie werden konsequent angewendet.

8.13 Unruhe

Auch Unruhe zählt zu den häufigen Symptomen in der palliativen Betreuung, meist tritt sie im Rahmen eines deliranten Syndroms auf. Vor allem in der unmittelbaren Sterbephase ist Unruhe bzw. eine terminale Agitation zu beobachten. Dabei kann zwischen motorischer Unruhe mit und ohne kognitive/r Beeinträchtigung unterschieden werden (Bausewein et al. 2010, S. 439). Die Unruhe eines Patienten, einer Patientin kann sich sehr belastend auf die Umgebung auswirken, die Betroffenen selbst nehmen diese Unruhe jedoch nicht immer als Belastung wahr. Bei kommunikationsfähigen Patient*innen empfiehlt es sich daher, danach zu fragen. Schwieriger ist die Einschätzung bei Patient*innen, die sich nicht mehr mitteilen können, etwa aufgrund von Demenz, Schlaganfall oder anderen kognitiven Beeinträchtigungen.

Die häufigsten Ursachen von Unruhe sind unzureichend behandelte Symptome wie Schmerzen, Atemnot, Harnverhalten etc. Es ist daher überaus wichtig, diese zu erfassen und zu behandeln. Auch psychosoziale Ursachen (wie Unerledigtes) können Anspannung und Unruhe auslösen. Aber es kann auch eine paradoxe Reaktion auf Medikamente (z. B. Benzodiazepine) ursächlich für Unruhe verantwortlich sein.

Für die Angehörigen kann insbesondere die terminale Unruhe bei Sterbenden schwer zu ertragen sein. Häufig interpretieren sie Unruhe als Schmerzäußerung oder als sogenannten „Todeskampf“. Dabei scheint terminale Unruhe nicht in jedem Fall pathologisch und behandlungsbedürftig zu sein, denn oft besteht bei den betroffenen Patient*innen kein oder nur sehr geringer Leidensdruck. Vielmehr scheinen Phasen von Unruhe oft integraler Bestandteil des Sterbeprozesses zu sein. „Ob es sich um eine natürliche Unruhe vor dem letzten Durchgang aus dem Leben in den Tod hinein handelt oder ob andere Ursachen (…) Unruhe hervorrufen, bedarf deshalb immer wieder neu und bis zuletzt der aufmerksamen, patientenbezogenen Einschätzung der Gesamtsituation, der kontinuierlichen Symptomkontrolle sowie der kompetenten, gezielten Beachtung belastender Momente." (Knipping 2007, S. 468)

Daher lautet eine der wichtigsten Fragen: *Wer* hält die Unruhe nicht aus?

Assessment

RASS und die speziell für die Palliativbetreuung modifizierte RASS PAL (Bush et al. 2014).

RASS

Pflegerische und komplementäre Maßnahmen bei Unruhe

Unruhe kann sich rasch übertragen, daher sollte die Umgebung Ruhe vermitteln. Es gilt das Prinzip, dass Unruhe nur mit *Ruhe* begegnet werden kann. Daher ist die Schaffung einer ruhigen, Geborgenheit vermittelnden Atmosphäre wichtig. Die Anwesenheit von ruhigen Angehörigen oder anderen vertrauten Personen kann bei Patient*innen in Unruhezuständen sehr hilfreich sein.

Bei manchen Patient*innen kann **Körperkontakt** beruhigend wirken oder auch der Einsatz beruhigender Musik. Besonders geeignet dafür sind CDs mit Naturgeräuschen oder solche, die als Einschlafhilfen für Babys verwendet werden.

In der pflegerischen Praxis hat sich auch das sogenannte **Kangarooing** sehr bewährt. Dabei setzt sich eine Person, Angehörige oder Pflegeperson so (im Bett) hinter den Patienten, die Patientin, dass er bzw. sie sich mit dem Rücken an deren Brust anlehnen kann. Durch die körperliche Nähe kann Sicherheit und Geborgenheit vermittelt werden und zugleich wird damit ein ruhiger Atemrhythmus übertragen, was sich beruhigend auf die Patient*innen auswirkt.

Bei Unruhe haben sich auch atemstimulierende Einreibungen (ASE) sehr bewährt (siehe Kap. Dyspnoe, Seite 98).

Eine **Einreibung der Fußsohlen** mit einer Mischung von 40 Tropfen Weihrauch, 40 Tropfen Kamille und 40 Tropfen Rosenöl wirkt beruhigend auf Patient*innen in Unruhe. Manche Patient*innen bevorzugen jedoch eher eine sanfte **Massage** im Bereich des Nackens oder des Rückens.

Auch ätherisches Lavendelöl (Goepfert et al. 2017, S. 2128) als Einreibung oder im Rahmen einer Hand- oder Fußmassage wirkt beruhigend, vorausgesetzt der Patient, die Patientin empfindet den Duft als angenehm.

Besteht hoher Leidensdruck bei der Patientin, dem Patienten und erweisen sich pflegerische Maßnahmen als nicht zielführend, bedarf es pharmakologischer Interventionen.

Pharmakologische Maßnahmen laut AVO

Wenn Patient*innen in der Terminalphase unter starker Unruhe oder Agitation leiden, können medikamentöse Maßnahmen durchaus indiziert sein. Eingesetzt werden Benzodiazepine und Neuroleptika.

Besonders in der häuslichen Betreuung kann eine anhaltende Unruhe nicht nur die Patient*innen, sondern auch die pflegenden Angehörigen überfordern. Zugleich bestehen oft nur eingeschränkte Möglichkeiten zur Verabreichung von Medikamenten, etwa aufgrund von Schluckstörungen. In diesem Fall kann eine intranasale Gabe von z. B. Midazolam für Entlastung sorgen.

Studien haben gezeigt, dass die i.n.-Verabreichung von Arzneimitteln nach AVO eine bequeme und sichere Alternative in der Palliativversorgung darstellt (Simon et al. 2012). Zudem gewährleistet die intranasale Applikation durch die direkte nasale Aufnahme des Medikaments einen ähnlich raschen Wirkeintritt wie eine intravenöse Verabreichung (Hirschinger et al. 2024). Für die Applikation stehen Adaptoren aus weichem Schaumstoff zur Verfügung, z. B. MAD 300®, die einfach auf eine Spritze aufgesetzt werden können.

Unabhängig davon, ob medikamentöse oder pflegerische Maßnahmen zur Linderung der Unruhe eingesetzt werden, ist in jedem Fall eine sorgfältige Dokumentation aller Interventionen und ihrer Wirksamkeit wichtig.

Zusammenfassung

Die Unruhe, dieses „Nicht-zur-Ruhe-Finden" eines Patienten, einer Patientin, erzeugt bei Angehörigen und auch bei den Pflegepersonen Gefühle von Ohnmacht und Hilflosigkeit. Oft werden die Phasen intensiver Unruhe als Ausdruck von Leiden interpretiert und es wird die Gabe von Medikamenten zur Beruhigung bis hin zur Sedierung eingefordert. Aber nicht immer leiden die Betroffenen unter ihrer Unruhe. Sie kann Ausdruck einer veränderten Wahrnehmung, eines intensiven inneren Prozesses, aber auch ein Kommunikationsversuch sein. Es ist terminal erkrankten und sterbenden Menschen zu wünschen, dass ihre Pflegepersonen hinter einer massiven Unruhe und „verwirrten" Äußerungen die Not ihrer Patient*innen erkennen können und ein Bemühen um Verständnis (verbal wie nonverbal) aufrecht bleibt, auch wenn ihnen die wahren Beweggründe dieser inneren Unruhe unbekannt sind. In jedem Fall ist aber bestmöglich auszuschließen, dass Schmerz oder ein anderes quälendes Symptom die Ursache für die Unruhe ist. Daher sind hier eine genaue Beobachtung und ein sorgfältiges Assessment besonders wichtig.

8.14 Delir – Delirantes Syndrom

Wenn Patient*innen plötzlich Aufmerksamkeitsstörungen mit einer Störung des Bewusstseins, der Wahrnehmung und des Denkens zeigen, handelt es sich meist um ein delirantes Syndrom. Es zeigt sich durch kognitive Störungen, Unruhe, Bewusstseinsstörungen und Halluzinationen. Typischerweise tritt ein Delir innerhalb weniger Stunden oder Tage auf, es fluktuiert während des Tagesverlaufs (Hasemann et al. 2017) und eine Verschlechterung der Symptomatik in den Abend- und Nachtstunden ist typisch.

Delirante Syndrome sind potenziell reversibel und gut behandelbar, vorausgesetzt, sie werden rechtzeitig erkannt. Obwohl ein Delir, insbesondere im Bereich von Palliative Care, häufig vorkommt, wird es oft nicht gleich erkannt oder fehlgedeutet. Da ein Delir eine potenziell lebensbedrohliche und für die Betroffenen auch äußerst belastende Situation darstellt, muss die zugrundeliegende Ursache möglichst rasch identifiziert und behandelt werden.

Ein Delir kann vielfältige Ursachen haben, wie zum Beispiel Schmerzen, Dehydratation, Infektionen, Urämie, Herzinsuffizienz, Fieber oder Obstipation. Deliranz kann aber auch als Nebenwirkung verschiedener Medikamente auftreten. Dabei ist zu bedenken, dass es zur Entwicklung eines Delirs oft nur eine geringe zusätzliche Belastung braucht. Nach dem Schwellenkonzept gilt: Je vulnerabler die Patientin bzw. der Patient ist, desto eher kann bereits eine schwache Noxe ein Delir auslösen.

CAVE: Ein akut auftretendes Delir hat häufig einen identifizierbaren Auslöser, der in den 48 Stunden zuvor eintrat (Chabloz et al. 2015).

Im Wesentlichen lassen sich drei Subtypen eines Delirs unterscheiden:

- Hyperaktives Delir: ausgeprägte psychomotorische Unruhe, Erregung und Agitiertheit, erhöhte Irritabilität, Ängste, Halluzinationen

- Hypoaktives Delir: Bewegungsarmut, Lethargie, Somnolenz, wenig spontane Kontaktaufnahme. Die Patient*innen wirken ruhig und schläfrig, daher wird ein hypoaktives Delir häufig nicht erkannt. Dass Desorientierung und Halluzinationen bestehen, wird erst durch gezieltes Nachfragen erfasst.
- Mischform des hypo- und hyperaktiven Delirs: wechselnde hyperaktive und hypoaktive Phasen; tritt vor allem bei älteren Personen auf (Hasemann et al. 2016).

Während das hyperaktive Delir rasch auffällt, wird das deutlich häufigere hypoaktive Delir oft nicht erkannt. Patient*innen in palliativen Situationen einer Erkrankung leiden besonders häufig am meist unterschätzten hypoaktiven Subtyp des Delirs (Featherstone et al. 2023).

Assessment

Affektive Symptome wie emotionale Labilität, Reizbarkeit oder gesteigerte Ängstlichkeit können erste Hinweise auf ein beginnendes Delir sein. Die Hauptsymptome, wie der akute Beginn der Aufmerksamkeitsstörung, Denkstörungen und die Veränderung des Bewusstseinszustandes, fallen häufig zuerst den Angehörigen der Patient*innen auf. Daher gilt die Single Question in Delirium (SQID)-Frage an die Angehörigen als ein wichtiges erstes Einschätzungsinstrument: Haben Sie den Eindruck, dass der Patient, die Patientin in letzter Zeit verwirrter ist? (Sands et al. 2021)

Weil das rechtzeitige Erkennen von Verhaltensstörungen und Defiziten der kognitiven Fähigkeiten wichtig ist, sollte ein regelmäßiges Assessment erfolgen, insbesondere bei älteren Patient*innen. Besteht der Verdacht auf ein delirantes Syndrom, muss eine detaillierte Einschätzung mit einem geeigneten Assessment-Instrument erfolgen.

Bewährte Assessment-Instrumente:

- DOS-Skala (Screeninginstrument)
- CAM (Confusion Assessment Method)
- RASS-PAL (bei Sedierung)

RASS-PAL

CAVE: Fragen zum Delir bzw. zur Orientierung können von Patient*innen als beschämend wahrgenommen werden. Daher sollte immer eine Erklärung dazu erfolgen, z. B.: „Manche Erkrankungen und verschiedene Medikamente können die Funktion des Gehirns beeinträchtigen, daher stellen wir allen Patienten und Patientinnen bestimmte Fragen, um so eine Veränderung rasch zu erkennen. Sind Sie damit einverstanden, dass ich Ihnen jetzt einige dieser Fragen stelle?"

Pflegerische und komplementäre Maßnahmen

Für Patient*innen in deliranten Phasen ist eine Kontinuität in der Pflege von besonderer Bedeutung. Häufig wechselnde Pflegepersonen verstärken die Unsicherheit und erschweren die Orientierung. Bezugspflege ist daher die beste Betreuungsform für diese Patient*innen.

- Aufbau einer Vertrauensbasis
- Vermittlung einer ruhigen und sicheren Umgebung
- Erklärung aller pflegerischen Handlungen
- Pflegehandlungen bewusst in Ruhe durchführen
- unterstützende, orientierungsfördernde Kommunikation, einfache und kurze Sätze
- Orientierungshilfen wie Uhr, Kalender und vertraute Gegenstände oder bedeutsame Bilder im Blickfeld
- ausreichendes Tageslicht; nachts abgedämpftes Licht, auf Vermeidung von Schattenbildung achten
- Unterstützung des Schlaf-Wach-Rhythmus (z. B. mit entspannender Musik, Hand halten, Einreibungen)

- möglichst viel Präsenz (Angehörige oder Hospizbegleiter*innen)
- wiederholte Informierung über den Tagesablauf und die geplanten Maßnahmen
- sensorische Deprivation vermeiden – an Brille, Hörgeräte (Batterien) denken; aber auch Reizüberflutung vermeiden
- Schmerzen mit geeignetem Assessment-Instrument erfassen – auf nonverbale Äußerungen achten
- rechtzeitiges Erkennen und Befriedigen von Bedürfnissen wie Hunger, Durst, Sicherheit, Ausscheidung
- Stuhl- und Harn-Entleerungen kontrollieren (Obstipation, Harnverhalt!)
- Blasenkatheter möglichst vermeiden
- auf Infektionszeichen achten, Flüssigkeits- und Elektrolythaushalt und O_2-Versorgung beachten
- bei Bewegungsdrang Mobilität ermöglichen, evtl. Niederflurbett
- freiheitsbeschränkende Maßnahmen vermeiden
- Wechsel der Umgebung möglichst vermeiden
- Kontakte zu Bezugspersonen fördern
- Erklärungen und (schriftliche) Informationen für Angehörige

Atemstimulierende Einreibung (ASE): ist vor allem am Abend beruhigend und hilfreich (siehe Seite 98).

Basale Stimulation: beruhigende Körperwaschung; Nest-Lagerung, vorausgesetzt, sie wird toleriert.

Aromapad: 1 Tropfen 100 % naturreines ätherisches Aromaöl, z. B. Lavendel fein, Mandarine, Neroli, Rose, Rosengeranie oder Zitrone, auf ein Wattepad oder eine kleine Kompresse geben und in der Nähe des Kopfpolsters platzieren oder an der Kleidung fixieren.

Einreibung: Mandelöl oder Jojobaöl mit wenigen Tropfen eines ätherischen Öls, z. B. Lavendel fein, Zedernholz, Rose, Kamille oder Bergamotte, auf Brust- und Magenbereich mit ruhigen, kreisenden Bewegungen gleichmäßig auftragen. Auch langsame und behutsame Fuß- oder Armeinreibungen tragen zur Entspannung bei.

Pharmakologische Maßnahmen

Zunächst sind alle verordneten Medikamente auf ihr mögliches delirogenes Potenzial hin zu überprüfen, insbesondere Analgetika, Anticholinergika, Benzodiazepine, Barbiturate, Psychopharmaka, Neuroleptika, Antibiotika, Antiepileptika, Antihypertensiva, Antikonvulsiva, Antidepressiva, Diuretika, Kortikosteroide, Digoxin, Zytostatika und andere (Lorenzl et al. 2012).

CAVE: Benzodiazepine und Barbiturate, die seit Längerem eingesetzt wurden (z. B. als Schlafmedikation), dürfen nicht plötzlich abgesetzt werden. Es besteht die Gefahr von Entzugserscheinungen und einer weiteren Verschlechterung des Delirs.

Bei schwerkranken Patient*innen kommt es wiederholt zum Auftreten neuer Symptome, was meist zu einer Verordnung weiterer Medikamente führt. Um eine Polypharmazie zu vermeiden, ist sorgfältig darauf zu achten, dass sich die Anzahl der verschiedenen Medikamente auf die unbedingt erforderlichen Präparate beschränkt.

Da unzureichend behandelte Schmerzen zur Entwicklung eines deliranten Syndroms beitragen können, ist ein regelmäßiges Schmerz-Assessment und bei Bedarf eine Anpassung der Schmerztherapie wichtig.

Eine konkrete medikamentöse Therapie des deliranten Syndroms gibt es nicht, aber einige der ausgeprägten Symptome, insbesondere der hyperaktiven Form des Delirs, können durchaus eine Indikation für eine pharmakologische Intervention darstellen (Agar et al. 2017).

Allerdings sollte eine medikamentöse Behandlung der Delir-Symptomatik erst dann erfolgen, wenn sich pflegerische und andere nicht-medikamentöse Interventionen als erfolglos erwiesen haben (Page et al. 2013).

CAVE: Eine Psychopharmaka-Gabe bei organisch bedingtem Delir ist nur eine symptomatische Therapie, Symptome wie Desorientiertheit oder Denkstörungen können durch Medikamente nicht verbessert werden.

Eine durch die Medikation verursachte Sedierung kann das Delir maskieren und es besteht die Gefahr, dass ein hyperaktives in ein hypoaktives Delir umgewandelt wird (Pandharipande & Wesley 2017).

Für die Therapie eines hypoaktiven Delirs gibt es derzeit keine etablierte pharmakologische Behandlungsstrategie (Savaskan, Hafner & Kressig 2017). Da der Leidensdruck für die Patient*innen bei einem hypoaktiven Delir aber ebenso hoch sein kann wie bei der hyperaktiven Form, sind pflegerische Maßnahmen und ein möglichst frühzeitiges Erkennen wichtig.

Die Pflege und Betreuung von Patient*innen mit einem deliranten Syndrom ist sehr anspruchsvoll und personalintensiv. In ausgeprägten hyperaktiven Phasen brauchen die Patient*innen eine 1:1 Betreuung. Da das die personellen Ressourcen vieler Teams übersteigt, sind die Präsenz von Angehörigen und Bezugspersonen der Patient*innen und auch der Einsatz ehrenamtlicher Hospizhelfer*innen zu empfehlen.

Nicht in jedem Fall leiden die Patient*innen unter der Delir-bedingten Unruhe und dem oft starken Bewegungsdrang, sofern sie die Möglichkeit zur Bewegung haben. Auch wenn die Situation für das Umfeld durchaus herausfordernd sein kann, so besteht doch keine Indikation für den Einsatz von Benzodiazepinen (Şenel et al. 2017), zumindest solange die Patient*innen dadurch keinem wesentlichen Leidensdruck ausgesetzt sind.

Benzodiazepine sollen nur bei ausgeprägter Angst eingesetzt werden, wenn diese nicht durch andere (pflegerische) Maßnahmen gelindert werden kann. Bestehen psychotische Symptome, können Haloperidol oder atypische Neuroleptika in niedriger Dosierung für Entlastung sorgen (Frühwald et al. 2017).

Delirantes Syndrom in der Sterbephase

Bis zu 90 % der Patient*innen in Palliative Care entwickeln in ihren letzten Lebenstagen ein delirantes Syndrom (Lorenzl et al. 2012). Bewusstseinsstörungen wie reduzierte Klarheit, beeinträchtigte Aufmerksamkeit und ein veränderter Schlaf-Wach-Rhythmus gelten jedoch auch als typische Begleiterscheinungen im Sterbeprozess und sie sind nicht immer mit einem Delir gleichzusetzen. Zudem scheinen nicht alle Patient*innen unter dem, was sich als delirantes Syndrom manifestiert, zu leiden. Es könnte sich dabei auch um ein sogenanntes Sterbebett-Phänomen handeln.

Unter diesem Überbegriff werden verschiedene, bislang nur schwer zu erklärende Phänomene zusammengefasst. Am besten erforscht sind die luziden Träume. Wie auch andere Träume treten sie üblicherweise während der REM-Phase des Schlafes auf (La Berge at al. 1981). Sterbende scheinen luzide Träume jedoch nicht nur im Schlaf- sondern auch im Wachzustand zu erleben. Während gewöhnliche Träume auf einer reduzierten Aktivität des dorso-lateralen präfrontalen Cortex basieren (Maquet et al. 2005), sind luzide Träume mit einer relativen Erhöhung der funktionalen und physiologischen Aktivität dieser Hirnstrukturen, ähnlich wie im Wachzustand (Voss et al. 2009), verbunden.

Daraus erklärt sich auch die Tatsache, dass die Erinnerung an luzide Träume wesentlich klarer ist als an andere Träume. Die Erfahrung eines luziden Traums unterscheidet sich von anderen Traumzuständen, aber auch vom Wachzustand (Erlacher et al. 2014). Dies gilt in besonderer Weise für luzide Traumerfahrungen in der Zeit des Sterbens. Sterbende Menschen scheinen sich oft in einem Zwischenzustand zwischen Wachsein und

Schlaf zu befinden und sie wechseln oft ganz unvermittelt die Bewusstseinsebenen. Über luzide Träume wird manchmal Wochen vor Eintritt des Todes berichtet, am häufigsten treten sie aber wenige Tage oder Stunden vor dem Versterben ein (Fenwick et al. 2011). Die Inhalte dieser luziden Träume werden als real empfunden, zugleich scheinen die Träumenden um die Besonderheit dieser Erfahrung zu wissen. Es werden oft ganz außergewöhnliche, paradiesisch anmutende Orte beschrieben, Erfahrungen von Liebe, von Licht, von tiefem Frieden oder auch von sphärisch anmutenden Klängen. Die Patient*innen erklären häufig auch, dass ihre Sprache nicht ausreiche, um das Erlebte zu schildern.

Ein weiteres Sterbebett-Phänomen sind die sogenannten Visitationen oder auch „Deathbed-Communications" – eine Art Dialog der Sterbenden mit für andere unsichtbaren Dialogpartner*innen. Es scheint sich dabei meist um Visionen von bereits verstorbenen Bezugspersonen zu handeln. Was vielleicht skurril anmuten mag, ist eine Tatsache, die viele Pflegepersonen bestätigen. Diese Erfahrungen Sterbender sind aus allen Kulturen bekannt und unabhängig vom kulturellen Kontext gleichen sich die Beschreibungen (Mazzarino-Willet 2010).

Diese durchaus als real erlebten Visitationen lösen oft tiefe Freude bei den sterbenden Menschen aus und sie scheinen bestehende Ängste vor dem Tod deutlich zu reduzieren. Die Erfahrungen werden von den Sterbenden als äußerst bedeutungsvoll, tröstlich und entlastend erlebt und manchmal scheinen sie sogar ausgesprochen kathartisch zu wirken. Das Phänomen der Kommunikation mit bereits verstorbenen Bezugspersonen der Patient*innen tritt in seltenen Fällen bis zu vier Wochen vor dem Versterben auf, am häufigsten jedoch innerhalb der letzten Stunden des Lebens.

Als Abgrenzung von einem deliranten Syndrom oder von medikamenteninduzierten Halluzinationen kann die klare Wachheit der Patient*innen während dieser Erfahrungen gelten. Sie sind zeitlich und örtlich orientiert, sie wissen um die Außergewöhnlichkeit ihrer Wahrnehmung und häufig zögern sie, davon zu berichten, weil sie fürchten, nicht ernst genommen zu werden oder als psychiatrisch auffällig zu gelten.

Halluzinationen, oft Teil eines Delirs, beinhalten meist Insekten oder bedrohliche Zerrbilder und Schatten. Sie sind oft mit ausgeprägter Agitation verbunden und sehr furchterregend, für die Patient*innen die sie erleben ebenso wie für deren Angehörige. Im Unterschied dazu werden Sterbebett-Phänomene von den allermeisten Patient*innen als positiv erlebt.

Wenngleich ein delirantes Syndrom für die betreffenden Patient*innen äußerst belastend ist und ein akuter Handlungsbedarf besteht, so ist es doch wichtig, zwischen Deliranz und einem möglichen Sterbebett-Phänomen sorgfältig zu unterscheiden. Handlungsleitend dabei müssen die Symptomlast und der Leidensdruck der jeweiligen Patientin bzw. des Patienten sein und eine eventuelle Medikation ist in dieser Situation besonders genau zu prüfen.

Zusammenfassung

Delirante Syndrome treten insbesondere am Lebensende relativ häufig auf. Vorausgesetzt, sie werden rechtzeitig erkannt, sind sie aber potenziell reversibel. Daher ist ein gezieltes Assessment mit geeigneten Instrumenten wesentlich. Nicht in jedem Fall leiden die Patient*innen unter der Delir-bedingten Unruhe und dem oft starken Bewegungsdrang, sofern sie die Möglichkeit zur Bewegung haben. Sofern die Patient*innen durch das delirante Syndrom keinem wesentlichen Leidensdruck ausgesetzt sind, besteht keine Indikation für den Einsatz von Benzodiazepinen. Deliranz und Unruhe können jedoch eine beträchtliche Herausforderung für Betreuungssysteme und auch limitierende Faktoren für eine häusliche Betreuung darstellen. Vor dem Einsatz von Medikamenten sollten Bezugspflege sowie pflegerische und komplementäre Maßnahmen erfolgen.

8.15 Schmerz

Die Angst vor Schmerzen übersteigt bei vielen Patient*innen die Angst vor dem Sterben. In der Palliative Care stehen zahlreiche wirksame pharmakologische und auch nicht-medikamentöse Strategien zur Schmerzlinderung zur Verfügung. Wie bei anderen Symptomen ist auch beim Schmerz ein fachgerechtes Assessment die Voraussetzung für eine entsprechende Therapie.

Initiales Schmerz-Assessment: Bereits bei der Aufnahme werden die Erfahrungen der Patient*innen und ihre Einstellungen und Erwartungen hinsichtlich der Schmerztherapie ermittelt und eine erste Schmerzeinschätzung vorgenommen. Die Einschätzung der Schmerzintensität erfolgt wenn möglich durch die Patient*innen selbst, mittels VAS, NRS oder mithilfe eines Schmerztagebuches.

Ab einer Schmerzintensität von >3/10 (NRS) in Ruhe und einer Schmerzintensität von >5/10 in Belastung oder Bewegung muss eine Schmerzbehandlung erfolgen (Hellmann & Rößlein 2017, S. 449)

Für ein ausführlicheres Assessment, das detailliert auch das Schmerzerleben berücksichtigt, empfiehlt sich der Brief Pain Inventory, der auch in deutscher Sprache verfügbar ist[9] (Radbruch et al. 2012). Bei eingeschränkt kommunikationsfähigen Patient*innen, z. B. bei Menschen mit Demenz, empfehlen sich BISAD, Doloplus 2, PAIC[10] oder BESD.

BESD

Kontinuierliches Schmerz-Assessment erfolgt systematisch und regelmäßig mit einem geeigneten Assessment-Instrument, wie z. B. VAS, NRS, ESAS etc. Die wiederholte Schmerzerfassung und Dokumentation liegen

---

[9] Download unter: https://www.schmerzgesellschaft.de/fileadmin/pdf/LONTS_Praxiswerkzeug_03.pdf

[10] Download unter: https://paic15.com/wp-content/uploads/paic15_de.pdf

in der Verantwortung der Pflege und sie sind nicht nur eine wesentliche Voraussetzung für eine angemessene Therapie, sondern auch für die Überprüfung ihrer Wirksamkeit. Neben dem initialen Schmerz-Assessment bei der Aufnahme der Patient*innen und einer anlassbezogenen Verlaufskontrolle ist immer auch ein regelmäßiges und systematisches Schmerz-Assessment erforderlich.

Hinweis: Eine regelmäßige Einschätzung des Schmerzes mit geeigneten Assessment-Instrumenten ist laut GuKG § 22b verpflichtend.

Assessment-Fragen

- Lokalisation des Schmerzes: Wenn Patient*innen mehrere Orte angeben, nach der Lokalisation des Hauptschmerzes und nach möglicher Ausstrahlung fragen.
- Zeit: Wann ist der Schmerz erstmalig aufgetreten? Ist er permanent, intermittierend oder bewegungsabhängig?
- Qualität des Schmerzes: Ist er z.B. dumpf, drückend, stechend, brennend, schneidend, einschießend?
- Intensität: Bei Einsatz der Numerischen Rating-Skala (NRS; 0–10/10) sollten Patient*innen darauf aufmerksam gemacht werden, dass die Zahl 0 „kein Schmerz" und die Zahl 10 „der schlimmste vorstellbare Schmerz" bedeutet.

Bei Menschen mit Demenz sollte die Skala „Beurteilung von Schmerz bei Demenz" (BESD) eingesetzt werden. (Dasch et al. 2023)

Schmerzerfassungsinstrumente

Viele internationale Studien belegen, dass die Schmerzen alter und hochaltriger Menschen ganz besonders häufig unterschätzt werden. Eine adäquate Schmerzbehandlung ist jedoch ein ganz wesentlicher Beitrag zur Lebensqualität der Betroffenen. Voraussetzung dafür ist naturgemäß, dass die Schmerzen überhaupt erkannt und wahrgenommen werden. Entscheidend dabei ist nicht nur die eingeschätzte Schmerzintensität, sondern vor allem die Bewertung durch die Betroffenen selbst. Daher sollte die Selbstauskunft der Patient*innen handlungsleitend sein. Für die Einschätzung stehen verschiedene standardisierte Instrumente zur Verfügung.

Die **Numerische Ratingskala** und die **Visuelle Analogskala** sind die am häufigsten eingesetzten Assessment-Instrumente. Die meisten Patient*innen können ihre Schmerzen damit recht gut angeben – vorausgesetzt, sie sind kognitiv dazu in der Lage. Aber schon betagte und hochaltrige Menschen sind mit der Schmerzangabe auf einer 10-teiligen Skala oft überfordert. Bei dieser Gruppe von Patient*innen eignet sich eher eine überschaubarere, **vierteilige Skala:**

Tabelle 4: Vierteilige Skala

3	Unerträglicher Schmerz
2	Gerade noch erträglicher Schmerz
1	Gut erträglicher Schmerz
0	Kein Schmerz

Kognitiv beeinträchtigte Patient*innen können sich häufig nicht adäquat zu ihrem Schmerz äußern. Vorhandene Schmerzen können daher nicht immer eindeutig erkannt werden und notwendige Behandlungen bleiben aus. Mimik und Körpersprache sind keine zuverlässigen Indikatoren zur Erkennung und Einschätzung von Schmerz bei demenziellen Veränderungen. So kommt es nicht selten vor, dass bei fortgeschrittener Demenz sogar Frakturen übersehen werden, weil die Patient*innen ihren

Schmerz nicht verständlich mitteilen können. Wenn Menschen mit Demenz unter chronischen Schmerzen leiden müssen, dann deshalb, weil diese von den Pflegepersonen, den Ärzt*innen und Therapeut*innen zu selten erkannt und daher entweder gar nicht oder nur unzureichend behandelt werden (Kojer & Schmidl 2011, S. 213).

Oft reagieren **Menschen mit Demenz** auf Schmerzen mit verstärkter Unruhe, mit Rückzug oder mit sogenanntem herausforderndem Verhalten. Wird nicht erkannt, dass die Ursache einer Unruhe in unzureichend behandelten Schmerzen liegt, besteht die Gefahr, dass diese Patient*innen eher ein Neuroleptikum verordnet bekommen als eine angemessene Schmerztherapie. Wie Studien belegen, führen eine systematische Schmerzerfassung und Schmerztherapie zu einer signifikanten Reduktion von Agitation und aggressivem Verhalten bei Menschen mit mittelschwerer bis schwerer Demenz (Husebø et al. 2011; Ahn et al. 2013).

Daher ist bei Menschen mit Demenz ein systematisches und regelmäßiges Schmerz-Assessment mit speziellen Assessment-Instrumenten zur Schmerzerkennung unverzichtbar. Zu den bewährten Instrumenten für diese Patient*innen gehören Doloplus 2 oder auch BESD. Die häufig eingesetzte Gesichter- oder Smiley-Skala, wie sie für Kinder verwendet wird, hat sich für Menschen mit kognitiver Beeinträchtigung als nicht geeignet erwiesen.

Schmerzerfassungsinstrumente sind aber auch durchaus kritisch zu sehen: Sie verleiten zu der Annahme, dass Schmerz objektivierbar sei, messbar wie Blutdruck oder Herzfrequenz. Schmerz ist aber immer ein biopsychosoziales Gesamtphänomen, das eine Berücksichtigung nicht nur der biologischen, sondern auch der psychologischen und soziokulturellen Aspekte erfordert. Bei kognitiv nicht beeinträchtigten Patient*innen empfiehlt es sich daher, nicht nur explizit nach Schmerz zu fragen, sondern öfters auch nach den momentanen Belastungen des Patienten, der

Patientin. Die Frage „Was macht Ihnen Kummer?" öffnet den Raum für Antworten, die über körperlich empfundenen Schmerz hinausgehen. Jeder Schmerz hat neben den physischen Aspekten immer auch eine soziale, eine psychische und meist auch eine mehr oder weniger ausgeprägte spirituelle Dimension. Achtsamkeit für diese Schmerzquellen ist Teil der Schmerzerfassung. Wenn das Schmerz-Assessment nicht nur aus dem Abfragen mit einer Skala besteht, sondern auch das Erleben der Patient*innen miteinbezieht, dann besteht die Chance, mehr über die psychosozialen Aspekte dieses Schmerzes zu erfahren. Daher kann auch die Aufforderung „Erzählen Sie mir von Ihrem Schmerz" neue Perspektiven eröffnen. Die Erzählungen der Patient*innen handeln dann davon, wie die Menschen sich fühlen, was der Schmerz mit ihnen macht, was den Schmerz verstärkt und vielleicht auch, was ihn lindert. Sehr oft liefern diese Erzählungen wertvolle Anhaltspunkte für die Schmerztherapie.

Es soll hier noch einmal betont werden, dass eine regelmäßige und systematische Schmerzeinschätzung **in der Verantwortung der Pflege liegt.** Laut der American Pain Society sollte Schmerz als 5. Vitalzeichen anerkannt werden. Wenngleich diese Ansicht nicht unumstritten ist, so gilt doch: Würde Schmerz routinemäßig mit derselben Priorität beurteilt wie Blutdruck, Puls, Atmung und Körpertemperatur, ließe sich ein erhebliches Maß an unnötigem Leiden, Stress und Angst vermeiden (Carr & Mann 2014; Hall-Lord & Wilde-Larsson 2006; Mularski et al. 2006).

Jeder Schmerz, der analog zur Numerischen Ratingskala bei 3 oder höher liegt, gilt als behandlungsbedürftig.

Beispiel: Schmerzintensität aktuell, in Ruhe/bei Belastung

NRS bis 3/10: leichte Schmerzen

NRS ab oder über 3/10: deutliche Einschränkung der Lebensqualität → Handlungsbedarf!

NRS über 7/10: starke Schmerzen → dringender Handlungsbedarf!

Das erste Ziel der Schmerztherapie liegt im Erreichen eines NRS-Wertes von <3/10 in Ruhe.

Auch wenn es nicht in jedem Fall möglich sein wird, absolute Schmerzfreiheit zu erreichen, so ist es doch fast immer möglich, die Schmerzen der Patient*innen auf ein erträgliches Maß zu reduzieren. In einem ersten Schritt wird eine weitgehende Schmerzfreiheit in Ruhe angestrebt, der nächste Schritt ist dann die bestmögliche Schmerzreduktion auch bei Bewegung. Mit den vielfältigen pharmakologischen, pflegerischen und komplementären Möglichkeiten in der Behandlung ist auch bei chronischen Schmerzen meist eine zufriedenstellende Schmerzlinderung zu erreichen.

Aufgaben der Pflege in der Schmerztherapie

Pflegepersonen sind am Erfolg einer Schmerztherapie maßgeblich beteiligt. Zu den pflegerischen Aufgaben im Schmerzmanagement gehören zunächst die Erfassung und Einschätzung des Schmerzes sowie die wiederholte Überprüfung der Wirksamkeit der aktuellen Schmerztherapie. Nach Vorgaben des GuKG tragen Pflegepersonen die Verantwortung für folgende Aspekte der Schmerztherapie:

- Erfassung des Bedarfs einer Schmerzbehandlung;
- frühzeitige Information des Arztes bzw. der Ärztin über Schmerzen und veränderte Schmerzsituationen;
- Ausführung ärztlicher Anordnungen zur Einleitung oder Anpassung der Schmerztherapie;
- Sicherstellung einer zeit- und fachgerechten Applikation von Schmerzmitteln;
- Überwachung des Therapieerfolges;
- Prophylaxe und Erfassung von Nebenwirkungen.

Es liegt an der Pflege, den Arzt bzw. die Ärztin über die Schmerzen der Patient*innen zu informieren und die verordneten Medikamente zu verabreichen. Daher ist es nicht nur erforderlich, dass alle Pflegenden über **Grundwissen zur Schmerztherapie** verfügen, sie müssen auch über die Wirkweise, die Wirkdauer und über mögliche Nebenwirkungen der Analgetika Bescheid wissen.

Pflege muss auch sicherstellen, dass die verordneten Schmerzmittel zeit- und fachgerecht appliziert werden. Besonders häufig kommt es bei der transdermalen Verabreichung bei den sogenannten Schmerzpflastern zu Fehlern. Hier wird oft nicht berücksichtigt, dass durch den Mangel an Unterhaut-Fettgewebe, eine mangelhafte Durchblutung oder eine sehr reduzierte Herz-Kreislauf-Situation der Wirkstoff des Schmerzpflasters meist nur unzureichend resorbiert werden kann. Daher gilt eine transdermale Schmerztherapie in der unmittelbaren Sterbephase auch als unzuverlässig.

Die Erfassung der von den Betroffenen erfahrenen Schmerzintensität sowie der dadurch hervorgerufenen Beeinträchtigung der Alltagsaktivitäten, aber auch die Wirkung und Nebenwirkung einer Schmerztherapie müssen regelmäßig von den Pflegenden **dokumentiert werden** (Schwermann 2017, S. 55).

Selbst wenn die Schmerzen mit regelmäßiger Schmerztherapie im Allgemeinen gut unter Kontrolle sind, kann es immer wieder zu **Durchbruchschmerzen** kommen. Das können Belastungsschmerzen, also Schmerzspitzen aufgrund bestimmter Auslöser wie Husten, bestimmte Bewegungen, aber auch Umbetten oder Verbandwechsel sein. Spontan auftretende, gänzlich unvorhersehbare Schmerzen ohne erkennbare auslösende Faktoren sind jedoch die häufiger auftretende Form von Durchbruchschmerz (Svendsen 2005, S. 195 ff.). Diese spontan auftretenden Schmerzen ängstigen die Patient*innen. Sie erschüttern das Vertrauen in die Schmerztherapie und deshalb ist es wichtig, dass Pflegende vorab für diese Situationen die zusätzliche Verordnung eines rasch wirksamen Schmerzmittels einholen. In der Praxis sind diese situationsbezogenen und vorausschauenden Verordnungen jedoch leider noch nicht überall Standard.

Auch bei verschiedenen pflegerischen Handlungen, wie etwa bei der Körperpflege, bei der Mobilisation oder beim Verbandwechsel, können bei sonst gut kontrollierten Schmerzen Schmerzspitzen auftreten. Treten derartige belastungsabhängige Schmerzspitzen wiederholt auf, ist eine vorbeugende Analgetika-Gabe ca. 30 Minuten vor der geplanten Maßnahme erforderlich.

Eine weitere Aufgabe der Pflege im Rahmen der Schmerztherapie ist die Unterstützung der Patient*innen bei der **Entwicklung von individuellen Strategien** zur Schmerzbewältigung. Information, Aufklärung und Beratung gehören zu den grundlegenden Aufgaben professioneller Pflege.

Eine spezielle Herausforderung für die Pflege stellt Schmerz im Sinne des **Total-Pain-Konzeptes** dar. Die Erfahrung von Total Pain steht für die Summe der körperlichen, seelischen, sozialen und spirituellen Schmerzen schwer kranker Menschen. Es kann als unendlich sinnloses Leid erlebt werden, das Isolation und tiefste Verzweiflung zur Folge hat. Nichtkörperliche Schmerzanteile wie Sorgen, Angst, Einsamkeit, das Gefühl der Abhängigkeit, die Unlösbarkeit der Frage nach dem „Warum" oder das Infragestellen des Lebenssinns beeinflussen das Schmerzempfinden ganz wesentlich. Siehe auch das Kapitel Leid, Seite 64.

Die Unerträglichkeit dieses existenziellen Leidens lässt Menschen am Leben verzweifeln. In der Konfrontation mit existenziellem Leid erleben die Betreuenden oft große Hilflosigkeit und Ohnmacht. Wir sind gewohnt, auf Schmerzen – routinemäßig und fast reflexhaft – mit Medikamenten, also mit medizinischen Maßnahmen, zu reagieren. Angesichts existenzieller Leidenszustände erweisen sich diese Strategien aber meist als unwirksam. Es kann sehr belastend sein, für längere Zeit am Bett eines derart leidenden Menschen zu bleiben und zugleich ist es doch das, was in diesen existenziellen Leidenssituationen als heilsam erlebt wird. In der Erfahrung von Total Pain braucht es, wie bei jedem existenziellen Leid, weniger medizinisch-pharmakologische Maßnahmen, sondern vor allem diesen menschlichen Beistand. Es ist wichtig, alle Möglichkeiten psychosozialer und spiritueller Unterstützung auszuschöpfen, vor allem aber, sich nicht zu distanzieren. Pflegende, die die Konfrontation mit dem Leid aushalten, präsent bleiben und den Patient*innen Beistand bieten können, stellen eine wertvolle Unterstützung für die Patient*innen dar.

Ergebnisse der Spiegelneuronenforschung belegen, dass die Präsenz am Bett eines leidenden Menschen auch zu einer Aktivierung der Schmerzzentren der Betreuenden führt. Damit erklärt sich auch der besonders hohe Handlungsdruck, den Pflegende bei Patient*innen in Leidenssituationen empfinden. Hier dürfen Pflegende nicht allein gelassen werden, es ist die Kompetenz eines multiprofessionellen Teams gefragt und es wäre wünschenswert, wenn diese Expertise nicht nur in Palliative-Care-Settings zur Verfügung stehen würde, sondern auch in allen anderen Kontexten, in denen Menschen in existenziellen Leidenssituationen betreut werden.

Pflegerische und komplementäre Maßnahmen

Eine bestmögliche Schmerztherapie, wie sie die Patient*innen zu Recht erwarten können, ist immer multimodal. Unter *multimodaler Schmerztherapie* ist eine ganzheitlich orientierte, umfassende Behandlung von Schmerzpatient*innen zu verstehen. Dies ist ohne komplementäre Pflegemethoden nicht umsetzbar (Klee 2024). Auch wenn nicht bei allen komplementären Interventionen eine signifikante Veränderung der Schmerzwerte durch Studien belegt werden konnte, können nichtpharmakologische und pflegerische Maßnahmen durchaus klinisch relevant sein. Sie tragen zur Entspannung und Ablenkung und damit auch zum Wohlbefinden der Patient*innen bei, was letztlich auch zu einer Stimulierung der Endorphin-Ausschüttung führt (Van Veen et al. 2024).

Zudem sind pflegerische und komplementäre Maßnahmen immer auch mit einer intensiven Zuwendung zum Patienten bzw. zur Patientin verbunden, daher ist ihr Wert nicht zu unterschätzen. So zeigen etwa Studien über den Einsatz von Massagen, dass diese eine geradezu existenzielle Bedeutung für die Patient*innen haben können. Sie beschreiben ihr Erleben als körperliche und seelische Entspannung, als eine Erfahrung von achtsamer Aufmerksamkeit und als „Atempause" von den krankheitsbedingten Belastungen (Cronfalk et al. 2009).

Wenn Patient*innen über Schmerzen klagen, ist die erste Reaktion meist die Gabe eines Schmerzmittels. Aber eine optimale Versorgung der Schmerzpatient*innen erfordert nicht nur pharmakologische Interventionen, sondern auch den Einsatz von pflegerischen Interventionen – auch um das psychische Wohlbefinden der Patient*innen zu verbessern und um ihr Vertrauen in die Schmerztherapie zu fördern (Wang et al. 2016).

Massagen und Einreibungen

Schon eine kurze Massage oder eine rhythmische Einreibung kann zur Entspannung und damit auch zu einer Reduktion der Schmerzen führen:

- Massagen und Einreibungen, z. B. mit einem Schmerzöl, etwa 100 ml Mandelöl und 20 Tropfen Lavendelöl, 10 Tropfen Pfefferminzöl und 5 Tropfen Wacholderöl;
- 100 ml Mandel- oder Jojobaöl mit 8 Tropfen Grapefruit, 3 Tropfen Basilikum und 2 Tropfen Jasminöl (Steflitsch 2007, S. 393);

- 175 ml Johanniskrautöl und 25 ml Mandelöl mit 5 Tropfen Ingwer, 10 Tropfen Orange, 5 Tropfen Cajeput, 3 Tropfen Niaouli und 2 Tropfen Vetiver;
- 100 ml Mandel-Jojobaöl- oder Nachtkerzenöl mit 3 Tropfen Basilikum und 2 Tropfen Jasmin ergeben eine weitere, bewährte Ölmischung für Einreibungen zur Schmerzlinderung;
- Cajeput-Schmerzmischung aus 20 Tropfen Cajeput, 5 Tropfen Rosmarin cineol und 5 Tropfen Lavendel in 20 ml Johanniskrautöl und 30 ml Mandelöl (Wabner & Beier 2009, S. 473);
- Hand- oder Fußmassagen;
- atemstimulierende Einreibungen tragen zur Entspannung bei und damit oft auch zur Schmerzlinderung.

Wickel und Auflagen

Bei Schmerzen bringen auch verschiedene Wickel und Auflagen Erleichterung. Besonders bewährt haben sich Auflagen mit Topfen, Lavendel, Kartoffeln und auch mit Aconit® Schmerzöl.

Wärme- und Kälteanwendungen

Bei den Wärmeanwendungen wird zwischen trockener und feuchter Wärme unterschieden, wobei die feuchte Wärme oft als effektiver wahrgenommen wird. Für eine feuchte Wärmeanwendung eignen sich verschiedene Wickel, für die trockene Anwendung können zum Beispiel angewärmte Dinkel- oder Kirschkernsäckchen eingesetzt werden.

Als Kontraindikationen für eine Wärmeanwendung gelten maligne Prozesse an der Hautoberfläche, Bewusstseins- und Wahrnehmungsstörungen, Schwellungen und natürlich auch Blutungen.

Kälteanwendungen können die wahrgenommene Schmerzintensität reduzieren, vorausgesetzt, die Haut ist intakt und der Patient bzw. die Patientin empfindet die Anwendung nicht als unangenehm. Mentholgetränkte Auflagen oder sogenannte Coldpacks eignen sich dafür, sie sollten jedoch nicht länger als 15 Minuten aufgelegt werden. Zu den Kontraindikationen für eine Kälteanwendung zählen Bewusstseinseinschränkungen, Polyneuropathie, Durchblutungsstörungen und Morbus Raynaud.

Weitere nicht-medikamentöse Ansätze zur Schmerzlinderung

- Entlastende Positionierung;
- Maßnahmen zur Entspannung und Ablenkung;
- gezielter Einsatz von Musik;
- transkutane elektrische Nervenstimulation (TENS): durch elektrische Reize in der Körperperipherie wird das körpereigene schmerzhemmende System aktiviert, über Nervenbahnverknüpfungen wird die Schmerzweiterleitung auf Rückenmarksebene blockiert;
- Physiotherapie und Ergotherapie;
- Lymphdrainage;
- Strahlentherapie, vor allem bei Knochenmetastasen.

Bei manchen Patient*innen empfiehlt sich auch eine Kombination verschiedener nicht-medikamentöser Anwendungen. So kann zum Beispiel der Einsatz von Musik in Verbindung mit Aromapflege die schmerzlindernde Wirkung verstärken. An dieser Stelle sei noch einmal darauf hingewiesen, dass die Dokumentation der Wirksamkeit aller medikamentösen und nicht-medikamentösen Interventionen verpflichtend ist. Und unabhängig von der Art der Maßnahme gilt sie als wirksam, wenn der Patient bzw. die Patientin sie als lindernd und hilfreich erlebt. Die Wirkung kann auch durch ein verstärktes Kontrollgefühl, bessere Schlaf- und Lebensqualität, Veränderung der Einstellung sowie eine Abnahme der Erschöpfung erreicht werden (Schwermann 2016, S. 70).

Pharmakologische Maßnahmen

Die Schmerztherapie in der Palliativmedizin orientiert sich nach wie vor weitgehend an einem Stufenschema, wie es von der WHO seit 1986 empfohlen wird. In den letzten Jahren wurde das zuvor 3-stufige Schema um eine vierte Stufe ergänzt und zwischen Stufe 2 und 3 besteht nun kein Unterschied mehr, allenfalls in der Wahl der jeweiligen Opioide.

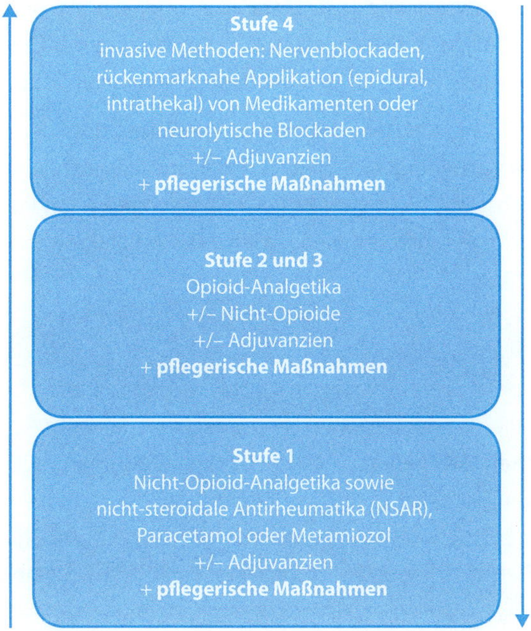

Abb. 4: Stufenschema (eigene Darstellung, modifiziert nach Vargas-Schaffer 2010 und WHO 2018)

Dieses aktualisierte WHO-Stufenschema ist als bidirektionaler Ansatz gedacht. Bei akuten Schmerzen ist das stärkste Analgetikum (für die jeweilige Schmerzintensität) die Anfangstherapie und wird später abgeschwächt, bei chronischen Schmerzen kann ein schrittweises Vorgehen von unten nach oben angewandt werden (Anekar et al. 2023).

Stufe 1: Nicht-Opioid-Analgetika: Dazu zählen nicht-steroidale Antirheumatika (NSAR), Salicylate (z. B. ASS), Carbonsäurederivate (z. B. Diclofenac, Ibuprofen, Naproxen), COX-2-Inhibitoren (z. B. Celecoxib, Valdecoxib) und Pyrazolone (z. B. Metamizol). Der Einsatz der bisher oft genannten Aniline (z. B. Paracetamol) in Verbindung mit Opioiden wird von einigen Autor*innen kritisch beurteilt (Chapman et al. 2020, S. 449).

In den WHO-Guidelines wird darauf hingewiesen, dass der Beginn der Therapie tumorbedingter Schmerzen bei Erwachsenen und Jugendlichen zunächst mit nicht-steroidalen Antirheumatika, Paracetamol und Opioiden erfolgen sollte, entweder allein oder in Kombination (WHO Guidelines 2018).

CAVE: Die Platzierung von NSARs/NSAIDs am unteren Ende der Rangliste könnte zu der falschen Annahme führen, dass sie die sicherste Behandlung darstellen. In der täglichen klinischen Praxis nehmen Patient*innen diese Medikamente häufig ein, auch über längere Zeiträume. Es ist jedoch zu bedenken, dass die langfristige Einnahme nicht-steroidaler Antirheumatika zur Behandlung mäßiger Schmerzen (in und ohne Kombination mit Opioiden) zu schwereren Nebenwirkungen führen kann, als sie für Opioide allein beschrieben sind (Szeto et al. 2020).

Auf **Stufe 2 und 3** werden **Opioide** wie z. B. Morphin, Fentanyl, Buprenorphin, Oxycodon oder Hydromorphon eingesetzt, meist in Kombination mit Analgetika der Stufe 1.

In der revidierten WHO-Leitlinie (2018) wird also nicht mehr zwischen Stufe 2 und 3 unterschieden und es wird empfohlen, bei starken Schmerzen von Beginn an stark wirksame Opioide, eventuell in niedrigerer Dosierung, einzusetzen.

Hinweis: Sowohl in den S3-Leitlinien Palliativmedizin (Leitlinienprogramm Onkologie 2020) als auch in der Leitlinie der European Association for Palliative Care (EAPC) von Caraceni et al. (2012) wird am früheren 3-Stufen-Schema festgehalten. Letztlich ist es jedoch nicht von Bedeutung, ob Tumorschmerzen nach einem 3- oder 4-Stufen-Schema behandelt werden. Entscheidend ist vielmehr der rasche Beginn der Therapie, die Wahl des geeigneten Analgetikums und die konsequente zeitgerechte Einhaltung der Verabreichung.

Die Hauptkriterien für die Auswahl eines Analgetikums sind Art und Intensität des Schmerzes. Ist die Indikation für ein starkes Opioid gegeben, darf dies dem Patienten, der Patientin nicht vorenthalten werden. Die Analgetika werden schrittweise gegen den Schmerz titriert, wobei die Dosis so weit gesteigert wird, bis der Schmerz ausreichend reduziert ist.

Darüber hinaus, so auch die Empfehlungen der WHO, der EAPC und der deutschsprachigen S3-Leitlinie Palliativmedizin, bedarf es in jedem Fall einer kontinuierlichen, ausreichenden Basismedikation und auch der Verordnung rasch wirksamer Opioide als Bedarfsmedikation für Schmerzattacken. Damit wird wieder die Bedeutung eines sorgfältigen Schmerz-Assessments und der Dokumentation deutlich.

Ein wichtiges Grundprinzip einer Opioidtherapie bei kontinuierlichen Tumorschmerzen ist die Kombination eines retardierten, lang wirksamen Opioids mit einem rasch wirksamen Opioid als Bedarfsmedikation bei episodischen Durchbruchschmerzen.

Stufe 4: Minimal-invasive oder invasive Methoden: Nervenblockaden, neurolytische Blockaden oder auch rückenmarknahe Applikation (epidural, intrathekal) von Medikamenten. So führt z. B. die intrathekale Therapie zu einer signifikanten und klinisch sehr relevanten Schmerzreduktion, die auch langfristig anhält. Zudem kann die Opioiddosis durch eine intrathekale Applikation stark reduziert werden (Perruchoud et al. 2023).

Adjuvanzien und Co-Analgetika: Je nach Schmerzursache können Adjuvanzien und Co-Analgetika, wie z. B. trizyklische Antidepressiva, Antikonvulsiva, Corticosteroide etc., auf jeder Stufe zum Einsatz kommen.

- Trizyklische Antidepressiva: neuropathischer Schmerz
- Antikonvulsiva: neuropathischer Schmerz, z. B. Gabapentin, Pregabalin
- Muskelrelaxanzien: krampfartiger, neuropathischer Schmerz, Phantomschmerz, schmerzhafte Spastik, z. B. Benzodiazepine
- Spasmolytika: krampfartige Schmerzen
- Bisphosphonate: Knochenschmerzen
- Corticosteroide: Reduktion von Ödemen
- Cannabinoide: Spastik
- Antiemetika: Übelkeit
- Laxanzien: Obstipation

Die Co-Medikation dient einerseits zur Unterstützung der Analgesie, z. B. bei neuropathischen Schmerzen, andererseits auch zur Behandlung der Nebenwirkungen der Analgetika. Eine individuell abgestimmte Co-Medikation kann und soll auf jeder Stufe des WHO-Schemas eingesetzt werden. Dabei ist es jedoch wichtig, die Patient*innen über den Einsatz und die beabsichtigte Wirkung dieser Medikamente zu informieren. Da die primäre Indikation vieler Co-Medikamente in anderen Bereichen liegt, wie z. B. bei den Antidepressiva und den Antikonvulsiva, kann bei den Patient*innen ohne entsprechende Aufklärung der Eindruck entstehen, dass ihre Schmerzen nicht ernst genommen werden.

Manche Autor*innen empfehlen auch Cannabinoide als Co-Medikation in der Schmerztherapie. Allerdings bestehen hinsichtlich der Cannabinoide unterschiedliche Haltungen. Wie Studien, z. B. von Chapman et al. (2020, S. 450) und Boland et al. (2020, S. 14) zeigen, haben Cannabinoide keinen oder nur einen geringen schmerzlindernden Effekt.

Zu den typischen Nebenwirkungen von Opioiden zählen vor allem in den ersten Tagen verstärkte Müdigkeit und Übelkeit. Daher wird zu Beginn der Opioidtherapie prophylaktisch auch ein Antiemetikum verordnet. Normalerweise klingt die Übelkeit nach einigen Tagen ab und das Antiemetikum kann wieder abgesetzt werden.

Eine anhaltende und oft unterschätzte Nebenwirkung von Opioiden ist die Obstipation. Daher ist eine dauerhafte Einnahme von Laxanzien erforderlich.

Schmerz ist stets das Ergebnis biologischer, psychologischer, sozialer, kultureller und spiritueller Umstände. Wenngleich pharmakologische Interventionen meist im Zentrum schmerztherapeutischer Bemühungen stehen, sind auch pflegerische und psychosoziale Interventionen wesentliche Aspekte einer effektiven Schmerztherapie. Pflegerische und komplementäre Maßnahmen zur Linderung der Schmerzen werden im WHO-Stufenschema aber nur unzureichend abgebildet. Zweifellos stellen sie jedoch einen wesentlichen Bestandteil einer effektiven Schmerztherapie dar. Daher könnte auch das Modell eines Trolley, wie es von Cuomo et al. (2019) vorgestellt wurde, die vielfältigen Möglichkeiten zur Schmerzlinderung veranschaulichen.

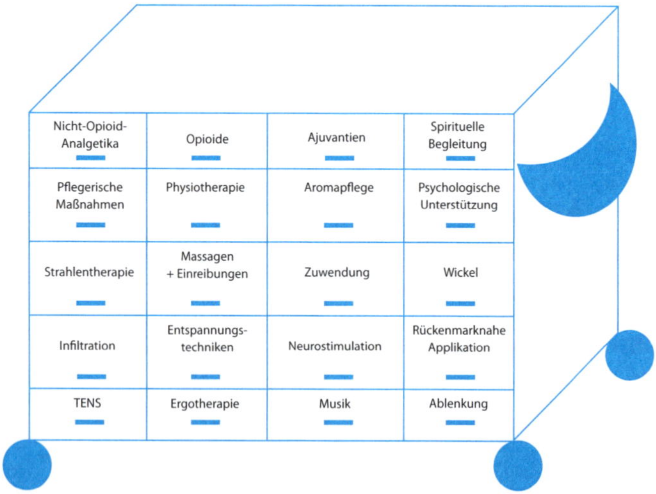

Abb. 5: Trolley-Modell (Grafik modifiziert nach Cuomo et al. 2019)

Applikation der Medikamente: Wenn möglich, ist die **orale** Gabe der Analgetika zu bevorzugen. Für manche Patient*innen kann jedoch ein **transdermales** Opioid eine geeignete Alternative sein. Dabei ist zu bedenken, dass es von der Erstanwendung bis zum Eintritt der vollen analgetischen Wirkung je nach Präparat mehr als 12 Stunden dauern kann. Diese Zeitspanne ist daher durch eine andere Verabreichungsform zu überbrücken.

Auch wenn die transdermale Applikationsform unkompliziert erscheint, ist doch zu bedenken, dass sie auch mit einigen Nachteilen verbunden sein kann. Bei Fieber ändert sich die Freisetzung des Opioids, eine Überdosierung kann die Folge sein. Eine reduzierte Durchblutung und eine bestehende Hautatrophie verändern die Resorption, es kann ebenso wie bei Kachexie zu einer mangelnden Lösbarkeit des Wirkstoffes und damit zu einer unsicheren Wirkung kommen.

CAVE: Bei ausgeprägter Kachexie, Durchblutungsstörungen, bei Herzinsuffizienz und bei Sterbenden ist die Resorption transdermaler Opioide unsicher.

Die **subkutane** Verabreichung ist eine weitere Möglichkeit der Applikation. Für eine kontinuierliche Verabreichung empfiehlt sich der Einsatz einer PCA-Pumpe mit Bolusfunktion (Patient-Controlled-Analgesia).

Durchbruchschmerz und vorhersehbare Schmerzspitzen

Bei vorhersehbaren Schmerzen (wie z.B. beim Verbandwechsel) sollte mindestens 30 Minuten zuvor eine ausreichende, rasch wirksame Schmerzmedikation nach AVO verabreicht werden. Auch bei ansonsten wirksam behandelten Schmerzen kann es gelegentlich zu Durchbruchschmerzen in Form von plötzlich auftretenden Schmerzspitzen kommen. Daher ist die vorausschauende Verordnung eines rasch wirksamen und ausreichend starken Analgetikums für den eventuellen Bedarf fixer Bestandteil jeder Schmerztherapie. Häufig werden dafür z.B. Vendal® orale Lösung, Vendal® s.c., Morapid®, Effentora® Bukkaltabletten oder der Fentanyl-Nasenspray Instanyl® verordnet.

Zusammenfassung

Ein regelmäßiges Schmerz-Assessment ist die Grundlage jeder Schmerztherapie. Vor allem bei kognitiv beeinträchtigten Patient*innen kann die Schmerzerfassung aber schwierig sein und ihr Schmerzausdruck wird häufig als sogenanntes herausforderndes Verhalten fehlinterpretiert. Menschen mit Demenz sind daher in besonderer Weise darauf angewiesen, dass ihre Pflegepersonen mögliche Schmerzen erkennen und richtig einschätzen.

Für die Behandlung der Schmerzen stehen sehr gut wirksame Medikamente und verschiedene pflegerische Strategien zur Verfügung. Im besten Falle beschränkt sich eine Schmerztherapie nicht nur auf die Gabe von Medikamenten, eine gelingende Schmerztherapie erfolgt immer multimodal unter Einbeziehung von nicht-medikamentösen und pflegerischen Maßnahmen. Die bestmögliche Linderung von Schmerzen ist nicht nur ein grundlegendes menschliches Bedürfnis, sie stellt auch ein Menschenrecht dar. Wenn Patient*innen eine standardmäßige Schmerzversorgung vorenthalten wird, so kann dies nach § 223 StGB als Körperverletzung geahndet werden oder es kann auch der Straftatbestand der unterlassenen Hilfeleistung (§ 323c StGB) vorliegen.

8.16 Terminale Rasselatmung

Bei Patient*innen in der Finalphase ist das Bewusstsein meist bereits stark eingetrübt. Das kann dazu führen, dass der Schluck- und Hustreflex verloren gehen. Wenn sich nun Sekrete im Hypopharynx und in der Trachea ansammeln, werden diese nicht mehr abgehustet und es entsteht eine geräuschvolle Atmung. Diese terminale Rasselatmung kann bereits bei geringen Sekretmengen auftreten.

Aufgrund der eingetrübten Bewusstseinslage scheint diese rasselnde Atmung für die Patient*innen nicht belastend zu sein (Campbell 2013; Moons et al. 2024). Sie kann jedoch von den Angehörigen als bedrohlich erlebt werden. Daher ist es wichtig, Angehörige der Patient*innen rechtzeitig darauf vorzubereiten, dass sich die Atmung verändern kann und dass im unmittelbaren Sterbeprozess Atempausen oder auch geräuschvolle Atmung auftreten können. Bei bestehender Rasselatmung ist es hilfreich, die Angehörigen auf den entspannten Gesichtsausdruck des Patienten, der Patientin hinzuweisen. Eine einfühlsame Kommunikation mit den Angehörigen und mitmenschliche Zuwendung gelten somit als die effektivsten Interventionen bei terminaler Rasselatmung (Bradley et al. 2010; van Esch 2020).

Es sind zwei Formen von terminaler Rasselatmung zu unterscheiden:

Terminale Rasselatmung Typ I (echte Rasselatmung)
- rasche Zunahme von Speichelsekretion
- Bewusstseinseintrübung oder Bewusstlosigkeit, Verlust des Schluckreflexes
- Ansprechbarkeit auf Anticholinergika

Terminale Rasselatmung Typ II (Pseudorasselatmung)
- meist durch bronchiale Sekrete als Folge einer Infektion oder Lungenerkrankung (Moons et al. 2024)
- bronchiale Schleimsekretion nimmt über mehrere Tage allmählich zu
- Patient*in ist wach, kann aufgrund von Schwäche nicht abhusten
- Ansprechbarkeit auf Anticholinergika ist gering

Assessment

Es ist wichtig, eine eventuell vorliegende Atemnot und die damit verbundene Belastung der Patient*innen auszuschließen. Hinweise auf eine bestehende Atemnot können eine angestrengte Mimik, motorische Unruhe und eine erhöhte Pulsfrequenz geben.

Die Victoria Respiratory Congestion Scale (VRCS) ist ein Instrument zur Einschätzung der Intensität der terminalen Rasselatmung. Sie wird jedoch nicht sehr häufig eingesetzt, denn die Ergebnisse können durch die Größe des Raumes und Umgebungsgeräusche beeinflusst werden.

0 = nicht hörbar
1 = ganz nahe beim Patienten, bei der Patientin hörbar
2 = am Ende des Bettes gut hörbar
3 = an der Zimmertüre hörbar

Pflegerische Interventionen bei terminaler Rasselatmung

- eine Halb-Seiten-Positionierung erweist sich meist als sehr wirksam;
- leichtes Höherlagern des Kopfes, Überstreckung vermeiden;
- Mund- und Lippenpflege;
- Unterstützung und wiederholte Information der Angehörigen mit Hinweisen auf das Fehlen von nonverbalen und verhaltensbezogenen Indikatoren, die auf Unbehagen hindeuten (Donesky 2019).

„Die Atemgeräusche sind nicht mehr belastend. Seit ich weiß, warum sie entstehen, ist das Hören sogar fast beruhigend. Ich sehe den entspannten Gesichtsausdruck meiner Frau und ich bin dankbar, dass sie so ruhig sterben kann." (Aussage eines Angehörigen)

Absaugen ist zu vermeiden, denn es ist selbst für komatöse Patient*innen belastend. Zudem würde es durch den Reiz zu weiterer Sekretproduktion kommen.

Pharmakologische Maßnahmen nach AVO

Der Einsatz von anti-sekretorisch wirksamen Substanzen, vor allem Anticholinergika, wird unterschiedlich beurteilt und es bestehen erhebliche Zweifel hinsichtlich ihrer Wirksamkeit bei terminaler Rasselatmung. Daher werden als Interventionen der ersten Wahl nicht-medikamentöse Maßnahmen empfohlen (Wee 2008; Pastrana 2012). Allerdings zeigen neuere, randomisiert-kontrollierte Studien durchaus die Wirksamkeit von Anticholinergika, vorausgesetzt, sie werden prophylaktisch verabreicht. In der Praxis werden Anticholinergika jedoch meist erst dann verabreicht, wenn die terminale Rasselatmung bereits deutlich ist, obwohl es derzeit keine Belege für ihre Wirksamkeit gibt, wenn sie erst nach dem Auftreten der Rasselatmung eingesetzt werden (van Esch et al. 2021).

Werden Anticholinergika in Betracht gezogen, um die rasselnden Atemgeräusche zu reduzieren, wird die Wahl des jeweiligen Mittels davon abhängen, ob gleichzeitig eine gewisse Sedierung erwünscht ist.

- Scopolamin – s.c. oder transdermal – Wirkung setzt nach ca. 12 Stunden ein, zentrale Wirkung, bei Kumulation Risiko paradoxer Wirkung mit Unruhe, Deliranz
- Butylscopolamin – antisekretorischer Effekt hält bei s.c.-Bolusgabe nur ca. 1 Stunde lang an
- Glycopyrronium – keine zentralen Nebenwirkungen, längere Wirkung als z. B. Butylscopolamin

Falls der Patient bzw. die Patientin mit einer terminalen Rasselatmung Infusionen erhält, sind diese abzusetzen, um die Sekretbildung nicht zu fördern.

Zusammenfassung

Die terminale Rasselatmung gilt als Anzeichen des nahen Todes. Angehörige interpretieren diese geräuschvolle Atmung häufig als Atemnot und sie fürchten, der Patient, die Patientin könnte unter Erstickungsgefühlen leiden. Da die terminale Rasselatmung aber fast immer bei deutlich eingetrübtem Bewusstsein auftritt, kann davon ausgegangen werden, dass sie von den Patient*innen nicht als belastend wahrgenommen wird. Die pflegerischen Aufgaben bei terminaler Rasselatmung liegen damit vor allem in der Unterstützung und Entlastung der besorgten Angehörigen.

9 Palliative Sedierung und die Rolle der Pflege

Palliative Sedierung als letzte Therapieoption bei refraktären Symptomen wird immer häufiger eingesetzt. Das bedeutet auch, dass Pflegende zunehmend mit speziellen Aufgaben im Zusammenhang mit Sedierung zu tun haben. Zu diesen Aufgaben gehören die aktive Beteiligung am Entscheidungsprozess zu einer palliativen Sedierung, die Pflege der Patient*innen während der Sedierung und die Unterstützung ihrer Angehörigen sowie die Verabreichung der verordneten Medikation und eine regelmäßige Überwachung des Patienten, der Patientin.

Die Gesamtverantwortung für die Durchführung der Sedierung liegt beim behandelnden Arzt bzw. bei der behandelnden Ärztin. Die Überwachung und das Assessment liegen aber in der Verantwortung der Pflegenden. Eine tiefe Sedierung hat schwerwiegende Konsequenzen für die Patient*innen. Die Unfähigkeit zu kommunizieren macht tief sedierte Menschen auf eine besondere Weise verletzbar und schutzbedürftig. Und auch eines der Grundprinzipien von Palliative Care, das Recht der Patient*innen auf Selbstbestimmung, wird durch eine tiefe Sedierung tangiert.

Für die Angehörigen bedeutet eine tiefe, kontinuierliche Sedierung des Patienten, der Patientin immer eine Zäsur. Wenngleich Angehörige oft mit großer Erleichterung reagieren, wenn tiefer Schlaf die Leidenssituation der Kranken beendet, so bedeutet eine Sedierung doch immer auch das Ende der Kommunikation für sie.

Vor der Sedierung

Die Aufgaben der Pflege im Rahmen einer palliativen Sedierung beginnen bereits im Vorfeld der Sedierungstherapie. So ist zunächst zu klären, wer um eine Sedierung anfragt. Meistens werden die Unerträglichkeit des Leidens und der Wunsch nach Sedierung vom Patienten, von der Patientin selbst geäußert. Manchmal kommt der erste Impuls zu einer Sedierung jedoch gar nicht vom Patienten oder der Patientin selbst, sondern von den Angehörigen, die von der Situation und dem aus ihrer Sicht unerträglichen Leiden überfordert sind.

Den internationalen Leitlinien entsprechend erfordert eine palliative Sedierung immer einen multiprofessionellen Entscheidungsprozess (Weixler et al. 2017). In dieser Entscheidungsfindung ist die pflegerische Sicht wesentlich, denn Pflegende haben nicht nur einen engen Kontakt zu den Patient*innen und ihren Angehörigen, sie haben meist auch einen guten Überblick über die Gesamtsituation. Gemeinsam wird im multiprofessionellen Team das Zielsymptom definiert. Es ist wichtig, sorgfältig zu klären und auch zu dokumentieren, *welches* Symptom durch eine Sedierung gelindert werden soll. Und es muss sichergestellt werden, dass zuvor wirklich alle anderen medizinischen, pflegerischen und psychosozialen Möglichkeiten zur Symptomlinderung ausgeschöpft wurden.

Eine umfassende Information des Patienten, der Patientin erfolgt am besten durch Medizin und Pflege gemeinsam. In diese ausführliche Information über den zu erwartenden Nutzen ebenso wie über die möglicherweise auftretenden Risiken einer Sedierung müssen auch die Angehörigen miteinbezogen werden, vorausgesetzt, der Patient, die Patientin ist damit einverstanden. Die Unterstützung der Angehörigen ist eine der wesentlichsten Aufgaben der Pflege im Kontext einer Sedierung. Es ist daher wichtig, dass Pflegende bei diesen Gesprächen präsent sind. Häufig werden Fragen, die sich danach vielleicht ergeben, an die Pflege gerichtet und es ist entscheidend, dass Angehörige einheitliche Erklärungen zu diesen Fragen bekommen.

Vor dem Beginn einer Sedierung sollten Angehörige dazu ermutigt werden, sich von dem Patienten, von der Patientin zu verabschieden, ihm oder ihr noch alles zu sagen, was ihnen wichtig ist, im Bewusstsein, dass es vielleicht die letzte Möglichkeit dazu ist:

„Es ist so schade, dass mir niemand gesagt hat, dass mein Mann nicht mehr aufwachen wird, mir kam diese Möglichkeit gar nicht in den Sinn. Ich war nur unendlich dankbar, dass er nicht mehr so leiden muss. Ich hätte ihm noch sagen wollen, wie sehr ich ihn liebe und ich habe das Gefühl, etwas Wichtiges versäumt zu haben." (Aussage einer Angehörigen)

Manche Teams bieten Angehörigen ein Informationsblatt über Sedierung an. Das hat sich als sehr hilfreich erwiesen, denn es trägt zur Sicherheit der Angehörigen bei, wenn sie die wichtigsten Informationen auch schriftlich erhalten.

Wenn sich das multiprofessionelle Team gemeinsam mit dem Patienten, mit der Patientin für eine palliative Sedierung entschieden hat, wird festgelegt, welche Form der Sedierungstherapie in der jeweiligen Situation angemessen ist und welche Sedierungstiefe angestrebt wird. Im nächsten Schritt werden die Form und die Häufigkeit des Monitorings festgelegt und auch, in welcher Form das refraktäre Symptom, das eine Sedierung erforderlich gemacht hat, evaluiert werden kann.

Die Frage, ob eine eventuelle künstliche Ernährung und Flüssigkeitszufuhr erfolgen soll, wird unabhängig von der Entscheidung zur Sedierung diskutiert und entschieden. Auch hier ist es wichtig, die pflegerische Perspektive miteinzubeziehen, denn letztlich sind es die Pflegenden, die die getroffenen Entscheidungen ausführen.

Vor einer möglichen Sedierung muss auch besprochen werden, welche medizinischen Therapien aufrechterhalten und welche Medikamente weiter verabreicht bzw. welche abgesetzt werden sollen. Zu den pflegerischen Fragen, die vor einer palliativen Sedierung zu klären sind, gehört, ob für die Dauer der Sedierung ein Blasenkatheter gelegt werden soll und welche Form der Mundpflege den Wünschen des Patienten, der Patientin entspricht.

Grundsätzlich ist es sinnvoll, individuelle Wünsche der Patient*innen für die Zeit während der Sedierung zu erfragen und zu erheben, ob es – aus Sicht der Betroffenen – vielleicht zu vermeidende Dinge gibt. Weiters ist festzulegen, welche Prophylaxen erforderlich sein könnten. Es empfiehlt sich z. B., bereits vor Beginn der Sedierung eine Anti-Dekubitus-Matratze einzusetzen.

Es bedarf klarer Absprachen, schriftlicher Verordnungen und eines detaillierten Sedierungsprotokolls, in dem auch der Entscheidungsprozess zur Sedierung dargestellt ist. In diesem Protokoll sollte auch festgehalten werden, wann eine neuerliche Beurteilung der Situation erfolgen soll.

Im nächsten Schritt werden Patient*innen und Angehörige durch den verantwortlichen Arzt, die verantwortliche Ärztin über den Ablauf der geplanten Sedierung informiert. Es kann bedeutsam sein, hier noch einmal das Ziel der Sedierung und die Konsequenzen explizit zu erklären, um Missverständnissen und Schuldgefühlen vorzubeugen. Die Sorge, dass die Sedierung direkt oder indirekt das Eintreten des Todes beschleunigt, beschäftigt viele Angehörige, oft auch lange im Nachhinein. Pflegende müssen sich deshalb vergewissern, dass die Angehörigen alles richtig verstanden haben und alle Fragen ausreichend beantwortet sind. So sollte z. B. geklärt werden, ob noch jemand informiert werden muss, ob es einen Abschied gibt, der noch wichtig ist, oder wer von den Angehörigen am Beginn der Sedierung beim Patienten, bei der Patientin bleiben soll.

Der Einsatz palliativer Sedierung mit dem Ziel der Leidenslinderung kann nicht nur für Familienangehörige, sondern auch für die Mitarbeiter*innen belastend sein. Besonders dann, wenn im Team Uneinigkeit über die Angemessenheit der Sedierung besteht, kann die palliative Sedierung auch von den professionell Betreuenden als problematisch erlebt werden. Daher ist es wichtig, dass alle im Team das Ziel der Sedierung und den Grund für die Wahl dieser Behandlungsoption verstehen können (siehe auch Leitlinie zur palliativen Sedierungstherapie, Weixler et al. 2017).

Beginn der Sedierung

Der Beginn einer palliativen Sedierung muss gut organisiert werden, um einen ruhigen Ablauf und damit auch Sicherheit für die Angehörigen zu gewährleisten. Die Einleitung einer palliativen Sedierung ist für die Patient*innen und auch für die anwesenden Angehörigen meist ein zutiefst emotionaler Moment mit aufbrechenden Gefühlen. Es ist wichtig, dem Raum zu geben. Begonnen wird die Sedierung am besten von Medizin und Pflege gemeinsam. Die Dosis des Sedativums wird vorsichtig titriert, sodass die Symptomkontrolle mit der geringstmöglichen Sedierungstiefe erreicht wird. Die Sedierung soll schließlich nicht tiefer sein, als es zur Linderung des Leidens zwingend erforderlich ist.

Weil eine Übersedierung ebenso vermieden werden sollte wie eine Untersedierung ist der Sedierungsgrad, vor allem in der ersten Zeit, intensiv zu überwachen. Initial werden die Sedierungstiefe, die Atemfrequenz und die Sauerstoffsättigung mindestens alle 20 Minuten eingeschätzt, bis die angestrebte Sedierungstiefe erreicht ist.

Für die Überwachung der Sedierungstiefe stehen verschiedene Skalen zur Verfügung:

- RAMSAY Sedation Scale (RSS);
- Sedation Agitation Scale (SAS);
- Vancouver Interaction and Calmness Scale (VICS);
- Richmond Agitation Sedation Score (RASS) und hier vor allem die speziell für die palliative Sedierung geeignete RASS-PAL-Skala.

RASS-PAL

Wenngleich die Bewusstseinslage mit diesen Skalen meist relativ gut eingeschätzt werden kann, so muss doch berücksichtigt werden, dass sie bei sterbenden Menschen nur bedingt aussagekräftig sind.

Während der Sedierung

Im weiteren Verlauf der Sedierung sind ein Assessment der Sedierungstiefe sowie der Atemfrequenz und auch die Überprüfung der Symptomlinderung idealerweise alle zwei Stunden, mindestens aber dreimal täglich erforderlich. Die Einschätzung der Intensität des Zielsymptoms bzw. der Symptombelastung gestaltet sich bei tiefer Sedierung oft schwierig. Parameter wie Atemfrequenz, Puls, Blutdruck oder Pupillometrie sind nicht ausreichend zuverlässig, um etwa bestehende Schmerzen einzuschätzen.

Es besteht die Gefahr, dass Pflegende sedierte Patient*innen als bewusstlos einschätzen, während diese durchaus noch unter Schmerzen leiden, aber durch die Sedierung nicht in der Lage sind, Schmerzreaktionen zu zeigen. Für das Schmerz-Assessment bei tief sedierten Patient*innen können subjektive Kriterien wie Mimik und physiologische Parameter wie Herz- und Atemfrequenz, Tränenfluss, Schweißsekretion, Körperspannung sowie die Veränderung dieser Faktoren unter analgetischer Therapie herangezogen werden, wenngleich die Zuverlässigkeit eingeschränkt ist.

Ergänzend kann hier auch die Behavioural Pain Scale (BPS) oder die Doloplus-2-Skala angewendet werden. Es ist jedoch sorgsam darauf zu achten, dass die Patient*innen durch das Assessment möglichst wenig gestört werden. Dies gilt ganz besonders für Menschen im unmittelbaren Sterbeprozess.

Wenn das Behandlungsziel der Sedierung eine Symptomlinderung bei unmittelbar sterbenden Patient*innen ist, richten sich die einzig relevanten Überwachungskriterien auf den Erhalt einer ausreichenden Symptomkontrolle. Zur Überwachung bei einer palliativen Sedierung gehört auch die regelmäßige Evaluation möglicher Nebenwirkungen und Komplikationen der Sedierung, wie Deliranz oder Agitation, Hypoventilation oder Aspiration. Es empfiehlt sich daher auch, entsprechende Antidote bereitzuhalten.

Während pflegerischer Maßnahmen sind die Patient*innen sorgfältig zu beobachten. Reaktionen auf Stimuli wie z. B. beim Positionswechsel, etwa Veränderungen der Mimik oder der Körperspannung, könnten ein Hinweis auf eine noch unzureichende Symptomkontrolle sein. Sind derartige Reaktionen zu beobachten, muss der zuständige Arzt bzw. die Ärztin unverzüglich darüber informiert werden. Erfolgt daraufhin eine Änderung in der Dosierung des Sedativums, so muss der Grund dafür und auch die Auswirkung der Dosisänderung genau dokumentiert werden.

Dass die pflegerischen Maßnahmen während der Sedierung, wie die Augenpflege bei inkomplettem Lidschluss und Dekubitus- und Aspirationsprophylaxe, mit aller Behutsamkeit und Langsamkeit durchgeführt werden müssen, versteht sich von selbst. Die Mundpflege übernehmen Angehörige nach entsprechender Anleitung meist gerne. Sie empfinden es als Entlastung, wenn sie etwas für den Patienten, für die Patientin tun können. Daher ist die Einbeziehung der Angehörigen in die Pflege – sofern sie das möchten – sehr zu empfehlen. Die Angehörigen von Patient*innen unter palliativer Sedierung bedürfen wiederholter Information und umfassender Unterstützung und Betreuung. Vielleicht muss ihnen auch mehrmals versichert werden, dass vor der Sedierung alle anderen Möglichkeiten zur Symptomlinderung ausgeschöpft wurden.

Für die Angehörigen ist eine angenehme, ruhige Atmosphäre im Zimmer des Patienten, der Patientin sehr wichtig. Sie brauchen einen geschützten Raum und wenn möglich sollte ihnen auch angeboten werden, über

Nacht zu bleiben, wenn sie das wünschen. Ähnlich wie wir es in der unmittelbaren Sterbephase auch tun, sollten die Angehörigen dazu ermutigt werden, den sedierten Patienten, die Patientin zu berühren und mit ihm bzw. mit ihr zu sprechen. Pflegepersonen sollten Angehörige darauf hinweisen, dass ihre Präsenz wichtig ist, auch wenn sie den Eindruck haben, vom Patienten, von der Patientin nicht mehr wahrgenommen zu werden. Offene Besuchszeiten, auch für Kinder, sind besonders wichtig. Angehörige fragen manchmal, wie lange es denn noch dauern wird, bis der Tod eintritt – zugleich empfinden sie häufig aber auch Schuldgefühle für diese Frage. Es ist wesentlich, dass Pflegende diese Frage als Ausdruck der Belastung der Angehörigen erkennen, ihre Trauer, ihre Angst wahrnehmen und sie entsprechend unterstützen.

Nach der Sedierung

Meist erfolgt eine palliative Sedierung vorübergehend, bis es gelingt, das bislang therapierefraktäre Symptom zu lindern. Erweist sich eine zufriedenstellende Symptomlinderung als nicht erreichbar, kann in einzelnen, besonderen Fällen auch eine kontinuierliche, tiefe Sedierung bis zum Eintritt des Todes erforderlich sein.

Wenn der Patient, die Patientin verstorben ist, bedarf es – wie in anderen Situationen auch – intensiver Unterstützung der Angehörigen. Möglicherweise ist die Gestaltung des Abschieds nach einer Sedierung noch bedeutsamer als sonst. Es hat sich bewährt, in einem Nachgespräch einige Tage nach dem Versterben des Patienten bzw. der Patientin mit den Angehörigen noch einmal darüber zu sprechen, wie sie die Sedierung erlebt haben. Dabei können auch eventuell im Nachhinein aufgetretene Fragen beantwortet werden.

Auch innerhalb des Teams braucht es eine Art von De-Briefing, eine gemeinsame Reflexion der Sedierung, und zwar ebenso über die positiven

Aspekte wie auch über die weniger positiven, vielleicht auch belastenden Aspekte.

Pflegende haben eine wichtige und aktive Rolle im Kontext einer palliativen Sedierung inne. Sie sind in den Entscheidungsprozess zu einer Sedierung eingebunden, sie überwachen die Medikation und sie führen die Assessments und die Sedierung durch. Nicht nur die Pflege der sedierten Patient*innen und die Unterstützung der Angehörigen vor, während und nach der Sedierung liegen im Verantwortungsbereich der Pflege, sondern auch die sorgfältige Dokumentation des gesamten Sedierungsprozesses. Im Rahmen einer palliativen Sedierung haben Pflegende darüber hinaus auch eine Art Brückenfunktion inne. Sie sind die verbindende Profession zwischen Patient bzw. Patientin, Angehörigen, dem Ärzteteam und den anderen Kolleg*innen im multiprofessionellen Team. Das Ziel einer palliativen Sedierung ist die weitgehende Dämpfung des Bewusstseins bei Patient*innen mit äußerst belastenden Symptomen, die nicht anders gelindert werden können. Die pflegerischen Aufgaben im Rahmen einer palliativen Sedierung sind ein wesentlicher Beitrag zur Leidenslinderung.

Zusammenfassung

Die palliative Sedierung ist eine wichtige und ethisch akzeptierte Therapie bei Patient*innen in für sie unerträglichen Leidenssituationen, wie sie etwa durch belastende, therapierefraktäre Symptome verursacht werden. Da vor allem eine tiefe Sedierung einen massiven Eingriff in das Selbstbestimmungsrecht der Patient*innen darstellt, muss die Indikationsstellung mit äußerster Sorgfalt und unter Einbeziehung der Pflege erfolgen. Patient*innen unter Sedierung bedürfen intensiver Pflege und Überwachung. Die Sedierungstiefe, die Vitalparameter und das Symptomassessment müssen laufend überwacht und dokumentiert werden. Eine weitere sehr wichtige Aufgabe der Pflege im Rahmen einer Sedierung ist die Unterstützung der Angehörigen.

10 Vorausschauende Krisen- und Notfallplanung

„Die einzige Katastrophe bei Krisen in Palliative Care ist ein unvorbereitetes Team."

(Twycross 1993)

Akutsituationen, Symptomexazerbationen und krisenhafte Entwicklungen sind in der Palliative Care keine Seltenheit. Für die Patient*innen und auch für deren Angehörige sind diese Situationen mit hohen Belastungen, Ängsten und auch mit dem Verlust jeglicher Sicherheit verbunden, vor allem dann, wenn sie nicht entsprechend darauf vorbereitet wurden.

Die Krisen und Notfälle können medizinisch, pflegerisch oder auch psychosozial bedingt sein. Unabhängig von den zugrundeliegenden Ursachen werden diese Situationen als bedrohlich empfunden und führen zu hohem Handlungsdruck. Dabei kann unterschieden werden, für wen eine bestimmte Situation einen Notfall darstellt. Was sich für Angehörige als Notfall darstellt, kann für das professionelle Betreuungsteam eine Alltagssituation sein. Und auch die Patient*innen selbst nehmen Krisensituationen mitunter anders wahr als ihre Angehörigen oder die professionell Betreuenden. Während es für die Patient*innen und ihre Angehörigen meist Situationen mit einem hohen Leidensdruck sind – wie bei Schmerzen, Atemnot, starker Unruhe oder Panik – sind es für Pflegende und Ärzt*innen eher massive, unstillbare Blutungen oder ausgeprägte Atemnot, die als Notfall erlebt werden. Allen gemeinsam ist jedoch die Erfahrung von Handlungsunfähigkeit und Kontrollverlust (Feichtner 2018, S. 243).

In der Palliative Care besteht daher eine Verpflichtung zu einer vorausschauenden Planung für mögliche auftretende Krisensituationen. Dieser Krisen- und Notfallplan wird bei komplexen Betreuungssituationen aufgrund eines äußeren Anlasses individuell für jeden Patienten bzw. jede Patientin erstellt.

Die meisten krisenhaften Entwicklungen in palliativen Situationen zeichnen sich schon im Vorfeld ab und treten daher nur selten überraschend auf. Entscheidend ist aber, dass das professionelle Betreuungsteam auf diese Situationen entsprechend vorbereitet ist und bereits Handlungsanweisungen im Vorfeld erstellt (siehe Anhang). Dafür wird gemeinsam mit den behandelnden Ärzt*innen besprochen, welche potenziellen Krisen beim jeweiligen Patienten bzw. bei der Patientin auftreten könnten und welche Vorab-Verordnungen für diese Situation erforderlich sind. Damit sind Pflegende in einer Krisensituation rasch handlungsfähig und es gelingt fast immer, die aufgetretenen, belastenden Symptome der Patient*innen rasch und zufriedenstellend zu lindern.

Auch in der häuslichen Betreuung trägt eine derartige vorausschauende Krisenplanung zur Sicherheit der Patient*innen und besonders auch der pflegenden Angehörigen bei. Ein gemeinsam mit dem behandelnden Hausarzt oder der Hausärztin und mit den Angehörigen erstellter Notfall- oder Krisenplan kann entscheidend dazu beitragen, die Handlungsfähigkeit der Angehörigen in Krisensituationen zu erhalten und damit auch eine Krankenhauseinweisung des Patienten bzw. der Patientin zu vermeiden (Lederer, Feichtner & Medicus 2011).

Empfohlene Medikamente zur Symptomlinderung Sterbender in Pflegeheimen und der mobilen Pflege und Betreuung zu Hause

Möglicherweise sind diese Krisen aber auch Anzeichen des begonnenen Sterbeprozesses. Dann ist es besonders wichtig, auf auftretende krisenhafte Situationen unverzüglich und angemessen reagieren zu können.
Und selbst wenn die Krisensituation mit dem Tod des Patienten bzw. der Patientin endet, bleibt für Angehörige und auch für das betreuende Team die Gewissheit, angemessen und rasch gehandelt zu haben.

11 Die Sterbephase – Pflegerische Besonderheiten in der Finalphase

Zu den bekannten Merkmalen des begonnenen, unmittelbaren Sterbeprozesses zählen die zunehmende Schwäche, Bettlägerigkeit und meist auch ein deutlich wahrnehmbarer Rückzug der Patient*innen. Im Verlauf dieses Prozesses kommt es auch zum Verlust des Interesses an Essen und Trinken und es ist wichtig, dass die sterbenden Menschen keinesfalls dazu gedrängt werden, etwas zu essen, wenn sie dies nicht möchten. Die Verdauung ist die erste Körperfunktion, die im Sterben versagt. Daher kann ein Zuviel an Nahrung oder Flüssigkeit in dieser Phase nicht nur belastend für die Patient*innen sein und ihr Wohlbefinden wesentlich beeinträchtigen, eine künstliche Ernährung kann den Sterbeprozess möglicherweise stören und erschweren.

Eine gewisse Dehydratation kann für Sterbende durchaus vorteilhaft sein. Sie führt zu einer Elektrolyt-Verschiebung und zu einer vermehrten Ausschüttung von Endorphinen. Damit sind eine Erhöhung der Schmerzschwelle und oft auch ein erkennbar höheres Wohlbefinden verbunden. Die aufgrund des Flüssigkeitsmangels und auch durch Mundatmung auftretende Mundtrockenheit und mögliche Durstgefühle können durch eine intensive Mundpflege nach palliativpflegerischen Richtlinien nahezu immer wirksam gelindert werden.

CAVE: Eine sorgfältige und intensive Mundpflege ist die wichtigste pflegerische Maßnahme bei Sterbenden, aber sie darf natürlich keinesfalls gegen den Willen der Patient*innen durchgeführt werden.

Sterbende Menschen scheinen veränderte Bewusstseinszustände und Erfahrungen von Transzendenz zu erleben. In der Praxis ist immer wieder zu beobachten, dass sie mit Unsichtbaren kommunizieren. (Siehe

Kap. Delir S. 202) Diese Phänomene dürfen nicht vorschnell pathologisiert, als „Deliranz" und behandlungsbedürftig beurteilt werden, zumal diese Wahrnehmungen offenbar keinen Leidensdruck für die sterbenden Menschen bedeuten. Im Sinne einer metaphorischen Kommunikation sprechen sterbende Patient*innen häufig von Reisevorbereitungen, vom Heimgehen und gelegentlich drängen sie auf die Möglichkeit, sich von bestimmten Personen verabschieden zu können. Es scheint also ein mehr oder weniger klares Wissen um den bevorstehenden Tod zu bestehen. Im Sterben müssen soziale Bindungen gelöst werden und trotz aller Bemühungen der Betreuenden wird das Sterben immer auch eine einsame Erfahrung sein. Zugleich ist es auch ein spiritueller Prozess, in dem durchaus Entwicklung und Reifung möglich sind.

In der Pflege von sterbenden Patient*innen sind eine veränderte Durchblutung, meist mit marmorierter Haut an den Extremitäten, und auch eine veränderte Atmung auffallend. Die bestehende katabole Stoffwechsellage begünstigt die Ausschüttung körpereigener Endorphine und sorgt damit für eine Reduktion von Schmerzen und für ein erhöhtes Wohlbefinden der Patient*innen. Daher kann in dieser Phase bei einigen Patient*innen die Dosis der Schmerzmedikation etwas reduziert werden.

Die Schlafphasen werden länger. Die fortschreitende Einschränkung der Organfunktionen betrifft auch das Gehirn und so kommt es zu einer zunehmenden Eintrübung des Bewusstseins, daher sind etwa 75 % der Sterbenden in den letzten 48 Stunden komatös, in der letzten Stunde sind sogar mehr als 90 % der sterbenden Patient*innen nicht mehr bei Bewusstsein. Im Zusammenhang mit dieser Bewusstseinseintrübung kann es bei Sekretansammlungen im Pharynx zu terminaler Rasselatmung kommen (siehe auch Kapitel 8.16, S. 230).

Für die Pflege von sterbenden Patient*innen ist es wichtig, dass alle Maßnahmen strikt bedürfnisorientiert, mit größter Behutsamkeit und auch mit Langsamkeit erfolgen. Inadäquate Maßnahmen sind zu unterlassen, dazu zählen etwa eine belastende Diagnostik, häufige Positionswechsel, Ganzkörperpflege, Vitalzeichenkontrolle oder abführende Maßnahmen. Weiters ist zu beachten, dass bei sterbenden Menschen offenbar eine besonders intensive Licht-, Geräusch- und Geruchsempfindlichkeit besteht. Es ist in dieser Phase also besondere Vorsicht beim Einsatz von Musik und Düften geboten.

Manche der sterbenden Patient*innen haben ein gesteigertes Bedürfnis nach Hautkontakt, danach, an der Hand oder in den Armen gehalten zu werden, andere wiederum können Berührung aber auch als unangenehm empfinden.

Ein häufig zu beobachtendes Symptom im unmittelbaren Sterbeprozess ist die **terminale Unruhe**. Sie wird mitunter auch als „Agitiertes Delirium" im Sterbeprozess bezeichnet und weist klinisch Ähnlichkeiten mit einem Delir auf (White et al. 2007, S. 346). Zu den Symptomen terminaler Unruhe zählen unter anderem Reizbarkeit, Angst, Abwehr, motorische Unruhe, zwecklose und doch koordinierte Bewegungen, Stöhnen, Grimassieren, das Zupfen an der Bettdecke oder auch wiederholte Versuche, das Bett zu verlassen.

Es sind viele mögliche Ursachen für eine terminale Unruhe bekannt, wie zum Beispiel cerebrale oder metabolische Veränderungen oder auch verschiedene Medikamente. Aber auch Atembeschwerden, unzureichend behandelte Schmerzen oder eine unbequeme Lagerung können zu Unruhe bei Sterbenden führen. Die Unruhe kann durch Angst ausgelöst oder verstärkt werden. Daher sollten Patient*innen in terminalen Unruhezuständen möglichst nicht alleine gelassen werden.

Wie sehr terminale Unruhe mit einer veränderten Wahrnehmung oder mit Halluzinationen verbunden ist, ist nicht bekannt. Äußerungen von sterbenden Menschen in Phasen terminaler Unruhe legen aber die Vermutung nahe, dass diese Unruhe mit intensiven körperlichen Empfindungen einhergeht.

Unruhe im Sterben ist nicht zwingend als Pathologie zu werten. Das zeigen auch Äußerungen mancher Patient*innen, die klar zum Ausdruck bringen, dass sie sich durch die Unruhe nicht belastet fühlen und sich selbst auch gar nicht als unruhig wahrnehmen. Es ist durchaus vorstellbar, dass die terminale Unruhe Ausdruck intrapsychischer Vorgänge ist. Möglicherweise hat sie auch eine klärende und ordnende Funktion; so könnten Phasen terminaler Unruhe für einen sterbenden Menschen möglicherweise auch notwendig und konstruktiv sein. Sie kann aber auch Ausdruck der Auseinandersetzung mit dem unmittelbar bevorstehenden Tod sein oder den schwierigen Prozess des Abschiednehmens deutlich machen.

Bei all diesen Erklärungsversuchen und Mutmaßungen darf jedoch nicht übersehen werden, dass die Unruhe für die betroffenen Patient*innen mit hohem Leidensdruck verbunden sein kann. Es bedarf einiger pflegerischer Erfahrung, dies einzuschätzen, vor allem, wenn die Patient*innen selbst nicht mehr in der Lage sind, ihre Belastung mitzuteilen. Entsteht der Eindruck, dass der Patient bzw. die Patientin unter der Unruhe leidet, muss zunächst durch verstärkte Präsenz und Zuwendung und mit pflegerischen Maßnahmen für Entlastung gesorgt werden. Führen diese nicht zu einer Entlastung der Patient*innen, ist der Einsatz von Medikamenten (z. B. Lorazepam) nach AVO zu erwägen.

CAVE: Vor einer medikamentösen Intervention bei terminaler Unruhe sind behebbare Ursachen wie Schmerz, Atembeschwerden oder eine unangenehme Positionierung auszuschließen. In der Betreuung von unruhigen Patient*innen ist es wichtig, dass für ein ruhiges Umfeld gesorgt wird. Die stille Präsenz vertrauter Personen erweist sich dabei als hilfreich und unterstützend für die Sterbenden.

Das Sterben eines Menschen betrifft nicht nur ihn selbst, sondern ebenso seine engen Vertrauten. Während unmittelbar sterbende Menschen zunehmend weniger pflegerische Betreuung brauchen, bedürfen ihre An- und Zugehörigen in dieser Zeit deutlich mehr Aufmerksamkeit und Zuwendung. Sie brauchen Erklärungen, auf Wunsch auch Miteinbeziehung in die Pflege und Beistand in dieser für sie oft extrem belastenden Zeit. Und zugleich kann sich das, was sich in den letzten Lebensstunden des sterbenden Menschen ereignet, entweder als belastendes und oft schwer zu überwindendes Trauma manifestieren oder sich als heilende Quelle für den anschließenden Trauerprozess erschließen (Knipping 2007, S. 466).

Für die Angehörigen ist es die letzte gemeinsame Zeit mit dem sterbenden Patienten, mit der sterbenden Patientin und es gehört zu den Aufgaben der Pflege, die Angehörigen darin zu unterstützen, dass sie diese verbleibende Zeit entsprechend nutzen und den Abschied individuell gestalten können.

„Das Sterben eines Menschen bleibt als wichtige Erinnerung zurück bei denen, die weiterleben. Aus Rücksicht auf sie, aber auch aus Rücksicht auf den Sterbenden ist es unsere Aufgabe, einerseits zu wissen, was Schmerz und Leiden verursacht, andererseits zu wissen, wie wir diese Beschwerden effektiv behandeln können. Was immer in den letzten Stunden geschieht, kann viele Wunden heilen, aber auch in unerträglicher Erinnerung verbleiben."

Cicely Saunders (1994, S. 861)

12 Pflege Verstorbener

Solange ein Patient, eine Patientin lebt, wird von *Pflege* gesprochen. Ist er bzw. sie verstorben, so findet rasch eine Ablösung dieser Begrifflichkeit statt. Nun sprechen die Pflegenden von *Versorgung* (assoziiert mit Entsorgung), vom Richten, vom Herrichten der Verstorbenen. Dabei hört Pflege nicht mit dem letzten Atemzug, mit dem fehlenden Herzschlag, mit der erloschenen interagierenden Kommunikations- und Beziehungsfähigkeit des verstorbenen Menschen auf. Die pflegerische Zuwendung, der Respekt und die Achtsamkeit der pflegerischen Handlungen, auch nach Eintritt des Todes, sind Teil eines letzten Aktes der Mitmenschlichkeit. Die postmortale Pflege ist von demselben Respekt geprägt, der auch dem lebenden Patienten, der lebenden Patientin galt. Zugleich ist dieser letzte Dienst am verstorbenen Menschen auch eine Art Abschiedsritual für die Pflegepersonen und die pflegerischen Handlungen sind Ausdruck einer letzten Würdigung.

Für die Angehörigen kann die unmittelbare postmortale Phase ein zutiefst erschütterndes, krisenhaftes Erleben darstellen. Auch wenn sie sich bereits über längere Zeit hinweg mit dem bevorstehenden Tod auseinandergesetzt haben, erleben sie im Moment des Todes einen heftigen Trennungsschmerz, denn mit dem Tod eines geliebten Menschen schließt sich gleichsam die Tür zwischen den Angehörigen und der Verstorbenen für immer. Die Betroffenen beschreiben diese Zeit im Rückblick oft „wie einen Tunnel oder eine Schleuse (...) durch die sie wie ferngesteuert" gehen mussten (Smeding et al. 2005). Es gehört daher zu den wichtigsten Aufgaben der Pflege, die Angehörigen in dieser letzten Phase des Abschiedes zu begleiten und zu unterstützen, was hohe Anforderungen an die Pflegepersonen stellt. Denn wie der Abschied gestaltet wird, alles was gesagt und getan oder unterlassen wird, kann Auswirkungen auf die Bewältigung der Trauer der Angehörigen haben.

Im Trauermodell nach Smeding (ebd.) ist die Schleusenzeit, die Zeit vom Eintritt des Todes bis zur Bestattung, eine besonders bedeutsame Zeit für die Trauer. In dieser Zeit werden „Trittsteine" für die folgende Trauer gelegt. Einer der ersten und zugleich auch wichtigsten Trittsteine kann durch eine achtsame Gestaltung des Abschiedes gelegt werden.

Der letzte Anblick einer Verstorbenen prägt sich in der Regel tief in das Gedächtnis der Angehörigen ein. Noch Jahre später sind sie in der Lage, sich dieses Bild jederzeit in allen Einzelheiten in Erinnerung zu rufen. Daher kann die Bedeutung dieses Augenblicks gar nicht hoch genug eingeschätzt werden.

Manchen Angehörigen fällt es schwer, die Verstorbene noch einmal zu sehen oder zu berühren. Aber vielfach wird der Tod eines geliebten Menschen erst durch das optische und auch taktile Erleben von den Angehörigen als real erfahren. Manche Angehörigen wagen es erst dann, den toten Menschen zu berühren, nachdem die Pflegeperson ihn mit derselben Selbstverständlichkeit berührt wie vor Eintritt des Todes. Angehörige sollen die Einzigartigkeit und Individualität der Situation erfahren dürfen, daher braucht dieser Abschied Raum und Zeit für Intimität und die Möglichkeit, diese letzte Zeit mit der Verstorbenen auf eine persönliche Weise zu gestalten.

Es ist daher auch wichtig, den Angehörigen zu vermitteln, dass sie sich für den Abschied Zeit lassen dürfen und dass sie sich bewusst und auf ihre ganz persönliche Weise verabschieden können. Dazu kann es wichtig sein, dass alle Familienmitglieder auch die Gelegenheit haben, mit der Verstorbenen alleine zu sein, wenn sie das wünschen. Angehörige benötigen ein unterschiedliches Maß an Zeit für diesen endgültigen Abschied. Es ist daher wichtig, die jeweils erforderliche Zeit dafür zu gewährleisten.

Es hat sich auch als hilfreich erwiesen, wenn Pflegende nachfragen, ob es noch jemanden gibt, für den es bedeutsam sein könnte, sich persönlich zu verabschieden. Oft werden Freund*innen oder gute Bekannte vergessen und dieser Abschied ist in der Form nie mehr nachzuholen.

Kinder als Angehörige

Häufig denken die Angehörigen in dieser Situation nicht an die Kinder in der Familie, für die es ebenso wichtig ist, sich verabschieden zu können. Kinder leiden sehr darunter, wenn ihnen der Abschied verwehrt wird, denn der Tod eines nahen Angehörigen bedeutet auch für sie Verlust und Trauer. Ebenso wie die Erwachsenen brauchen sie die Möglichkeit, sich verabschieden zu können, und auch für sie kann es wichtig sein, den Verstorbenen oder die Verstorbene noch einmal sehen und berühren zu dürfen.

Die Erfahrung zeigt, dass Kinder sehr gut in der Lage sind, selbst zu entscheiden, ob und wie lange sie im Zimmer bei dem oder der Verstorbenen bleiben möchten. Kinder haben meist eine gute Wahrnehmung für eigene Grenzen, vorausgesetzt, es wird ihnen ausdrücklich erlaubt, den Raum zu verlassen, wenn sie dies möchten, und ebenso, wieder hineinzugehen, wenn sie das wünschen.

Pflegerische Maßnahmen nach dem Versterben

Unmittelbar nach Eintritt des Todes sollte den anwesenden Angehörigen angeboten werden, dass sie für einige Zeit allein mit der Verstorbenen sein können. Etwas später wird der verstorbene Patient, die verstorbene Patientin ein letztes Mal gepflegt. Manche Angehörige möchten sich gerne daran beteiligen, andere ziehen es vor, währenddessen das Zimmer zu verlassen.

- Positionierungshilfen entfernen;
- alle Zugänge, Ableitungen und Katheter entfernen, Stoma-Beutel und PEG-Sonde werden belassen;

CAVE: Ist der Patient bzw. die Patientin im häuslichen Umfeld verstorben, sind alle Zugänge und Ableitungen bis nach der erfolgten Totenbeschau zu belassen.

- sichtbare Verunreinigungen abwaschen, eventuell auch den ganzen Körper waschen und salben, wenn Angehörige dies wünschen. (Religiöse Riten beachten!) Die Körperpflege der Verstorbenen ist jedoch keine verpflichtende Hygienemaßnahme, sie dient ausschließlich der Gestaltung einer würdigen Abschiedssituation.
- Verbände und Körperöffnungen vorausschauend auf evtl. Flüssigkeitsaustritt versorgen (Inkontinenz-Materialien);
- Haare kämmen, Männer bei Bedarf rasieren;
- wenn möglich und gewünscht, Zahnprothese einsetzen;
- Augen des bzw. der Verstorbenen schließen;
- Nachthemd oder Kleidung nach Wunsch anziehen (erst nach erfolgter Totenbeschau);
- Mund schließen – evtl. kleine Handtuchrolle unter dem Kinn platzieren;
- den Verstorbenen, die Verstorbene flach in Rückenlage positionieren;
- Hände übereinanderlegen (nur auf Wunsch falten);
- Zimmer aufräumen, lüften und sichtbare Pflegeartikel entfernen;
- bedeutsame Gegenstände wie Bilder, Blumen, Kerzen und religiöse Gegenstände können für den persönlichen Rahmen sorgen;
- kulturelle und religiöse Abschiedsrituale der, des Verstorbenen und der An- und Zugehörigen berücksichtigen (z. B. Verwendung gewünschter Symbole);
- bleibt der, die Verstorbene über längere Zeit im Zimmer, Heizung abschalten, im Sommer bei hohen Temperaturen evtl. Klimagerät einsetzen;
- Zimmer gut lüften, eventuell Duftlampe einsetzen.

- Wenn Angehörige nicht im Zimmer bleiben, Zimmertüre abschließen oder Hinweisschild an der Türe anbringen, damit noch nicht informierte Besucher*innen nicht unvorbereitet das Zimmer betreten.
- Andere in die Betreuung eingebundene Personen wie Physiotherapeut*innen, Seelsorger*innen und ehrenamtliche Betreuer*innen über das Versterben des Patienten, der Patientin informieren, um ihnen so die Möglichkeit zu einem persönlichen Abschied zu bieten.

Schlusswort

In der palliativen Pflege manifestieren sich pflegerisches Können, umfassendes Wissen, Erfahrung und Mitgefühl. Palliativpflege schützt die Integrität der schwerkranken und sterbenden Menschen, sie gewährleistet die Erhaltung von Würde und Selbstachtung der Patient*innen, selbst in größter Angewiesenheit, bei Inkontinenz, bei entstellenden Wunden und Verfall. Sterbende Menschen sind äußerst verletzlich und in besonderer Weise auf die Fürsorge der Pflege angewiesen.

In einer Befragung von Steinhauser (2000) zu den wichtigsten Aspekten der Betreuung am Lebensende machten terminal kranke Patient*innen folgende Angaben:

- Eine gute Schmerz- und Symptomkontrolle;
- die Möglichkeit zu haben, sich auf den Tod vorbereiten zu können;
- in Entscheidungen über die Pflege und Therapie miteinbezogen zu werden;
- als „ganze Person" behandelt und ernst genommen zu werden.

Die persönliche Würde eines sterbenden Menschen kann meist nur durch andere Menschen gewahrt werden. Würde zeigt sich dann auch darin, dass die Pflege sich ganz nach den individuellen Bedürfnissen der Patient*innen richtet, dass ihnen auch in dieser abhängigen Situation Selbstbestimmung und Selbstachtung erhalten bleiben und dass nichts gegen den Willen des Patienten, der Patientin geschieht.

Die Zeit des Sterbens ist eine besonders wichtige Phase im Leben. Dieser von großer Verletzlichkeit und Bedürftigkeit geprägte Prozess bedarf umfassender Unterstützung und Begleitung. Pflegepersonen sorgen nicht nur während einer schweren Erkrankung bis hin zum Lebensende für den Erhalt größtmöglichen Wohlbefindens und der Würde der kranken

Menschen, würdebewahrende Fürsorge und Pflege wird auch in der respektvollen Pflege verstorbener Menschen sichtbar. Mit Eintritt des Todes des Patienten, der Patientin endet das Engagement der Pflegenden nicht. Sie bemühen sich bestmöglich um würdige Bedingungen, auch in der postmortalen Zeit.

Pflegende tun das, indem sie den Verstorbenen in einer letzten, achtsamen Pflege Würdigung erweisen. Die personale Würdigung, die der Lebenden galt, gilt jetzt auch gegenüber dem Leichnam als Richtschnur pflegerischen Handelns.

Kleine, individuelle Abschiedsrituale sind zudem Ausdruck der eigenen Trauer und dienen auch dem Abschließen einer Betreuung. Pflegende haben wie keine andere Berufsgruppe mit so vielen Toten zu tun, zu denen ein persönlicher, oft im wahrsten Sinne des Wortes auch hautnaher Kontakt bestanden hat. Daher ist ein würdiger Abschied von Verstorbenen oft auch ein persönliches Bedürfnis der Pflegenden.

In der Pflege wird es meist als Privileg empfunden, sterbende Menschen pflegen und betreuen zu dürfen. Die Patient*innen sind unsere Lehrer*innen, von ihnen lernen wir für unser eigenes Leben und auch für unser eigenes Sterben. Dafür ist ihnen zu danken.

Jeder der geht,
belehrt uns ein wenig
über uns selber.
Kostbarster Unterricht
an den Sterbebetten.
Alle Spiegel so klar
wie ein See nach großem Regen,
ehe der dunstige Tag
die Bilder wieder verwischt.
Nur einmal sterben sie für uns,
nie wieder.
Was wüssten wir je
ohne sie?
Ohne die sicheren Waagen
auf die wir gelegt sind
wenn wir verlassen werden.
Diese Waagen ohne die nichts
sein Gewicht hat.
Wir, deren Worte sich verfehlen,
wir vergessen es.
Und sie?
Sie können die Lehre
nicht wiederholen.
Dein Tod oder meiner
der nächste Unterricht:
so hell, so deutlich,
dass es gleich dunkel wird.

Hilde Domin (1987)

Literaturverzeichnis

Abernethy, A. P., McDonald, C. F., Firth P. A. et al. (2010): Effect of palliative oxygen versus room air in relief of breathlessness in patients with refractory dyspnoea: a double-blind, randomized controlled trial. Lancet 2010; 376:784–93.

Ackley, B. & Ladwig, G. (2008): Nursing Diagnosis Handbook: An evidence-based guide to planning care. St. Louis: Mosby/Elsevier.

Adnan, A., Yaroslavsky, A. N., Carroll, J. D. et al. (2021): The path to an evidence-based treatment protocol for extraoral photobiomodulation therapy for the prevention of oral mucositis. Frontiers in Oral Health. 2: 689386. doi: https://doi.org/10.3389/froh.2021.689386

Afshar, K., Feichtner, A., Boyd, K., Murray, S., Jünger, S., Wiese, B., Schneider, N. & Müller-Mundt, G. (2018): Systematic development and adjustment of the German version of the Supportive and Palliative Care Indicators Tool (SPICT-DE). BMC Palliative Care, 17(1), 27. https://doi.org/10.1186/s12904-018-0283-7

Agar, M. R., Lawlor, P. G., Quinn, S., Draper, B., Caplan, G. A., Rowett, D., Sanderson, C., Hardy, J., Le, B., Eckermann, S., McCaffrey, N., Devilee, L., Fazekas, B., Hill, M. & Currow, D. C. (2017): Efficacy of Oral Risperidone, Haloperidol, or Placebo for Symptoms of Delirium Among Patients in Palliative Care: A Randomized Clinical Trial. JAMA Internal Medicine, 177(1), 34–42. https://doi.org/10.1001/jamainternmed.2016.7491

Ahn, H. & Horgas, A. (2013): The relationship between pain and disruptive behaviors in nursing home resident with dementia; BMC Geriatrics (2013) 13:14.

Akinola, O., Baru, J. & Marks, S. (2015): Terminal Hemorrhage Preparation and Management #297. Journal of Palliative Medicine 18, 1074–1075.

Albert, N., Matzker, E.M. & Muhle, A. (2016): Brauchen wir noch Lagerungsprotokolle? Die Schwester Der Pfleger 3, 34–40.

Alexander, S. (2009): Malignant fungating wounds: key symptoms and psychosocial issues. J Wound Care 18 (8): 325–329.

Almack, K., Cox, K., Moghaddam, N. et al. (2012): After you: conversations between patients and healthcare professionals in planning for end of life care. BMC Palliat Care 11:15.

Alshammary, S., Duraisamy, B. & Alsuhail, A. (2016): Review of management of pruritus in palliative care. Journal of Health Specialties, *4*(1), 17. https://doi.org/10.4103/1658-600X.173844

Anekar, A. A., Hendrix, J. M. & Cascella, M. (2023): WHO Analgesic Ladder. In: StatPearls [Internet]. Treasure Island (FL): StatPearls Publishing: https://www.ncbi.nlm.nih.gov/books/NBK554435/

Anthony, D., Parboteeah, S. & Saleh, M. (2008): Waterlow and Braden scores: a review of the literature and a comparison between the scores and clinical judgement. Journal of Clinical Nursing 17, 646–653.

Aulbert, E., Nauck, F. & Radbruch, L. (Hrsg.) (2012): Lehrbuch der Palliativmedizin. (3. Auflage) Stuttgart: Schattauer.

Avila, C., Massick, S., Kaffenberger, B. H., Kwatra, S. G. & Bechtel, M. (2020): Cannabinoids for the treatment of chronic pruritus: A review. Journal of the American Academy of Dermatology, *82*(5), 1205–1212. https://doi.org/10.1016/j.jaad.2020.01.036

Baker, K. M., DeSanto-Madeya, S. & Banzett, R. B. (2017): Routine dyspnea assessment and documentation: Nurses' experience yields wide acceptance. BMC Nursing, 16(1). https://doi.org/10.1186/s12912-016-0196-9

Balzer, K. & Martens, E. (2011): Dekubitusrisiko-Assessment. In: Reuschenbach, B. & Mahler, C. (ed.): Pflegebezogene Assessmentinstrumente. Internationales Handbuch für Pflegeforschung und –praxis. Bern: Hans Huber, S. 291–325.

Banwell, P. E. & Teot, L. (2009): Topical negative pressure (TNP): the evolution of a novel wound therapy. J Wound Care 2003, 12 (1): 22–28.

Bauman, Z. (1994): Tod, Unsterblichkeit und andere Lebensstrategien (Deutsche Erstausgabe). Fischer Taschenbuch Verlag.

Baumeister, R.G. (2017): Management des Lymphödems, Dtsch Med Wochenschr 2017; 142: 1790–1794.

Bausewein, C., Roller, S. & Voltz, R. (2010): Leitfaden Palliative Care. Palliativmedizin und Hospizbetreuung. München: Urban & Fischer.

Bausewein, C., Roller, S., Voltz, R. et al. (Hg.) (2007): Leitfaden Palliativmedizin – Palliative Care. (3. Auflage) München: Elsevier.

Becker, G., Jaroslawski, K., Momm, F. & Deibert, P. (2009): Maligner Aszites. Zeitschrift für Palliativmedizin. September 2009; 10 (03):141–53.

Bergner, T. (2009): Wie geht's uns denn? Ärztliche Kommunikation optimieren. Stuttgart: Schattauer.

Berlowitz, D.R. & Brienza, D.M. (2007): Are all pressure ulcers the result of deep tissue injury? A review of the literature. Ostomy Wound Manage 53, 34–38.

Boland, E. G., Bennett, M. I., Allgar, V. & Boland, J. W. (2020): Cannabinoids for adult cancer-related pain: Systematic review and meta-analysis. BMJ Supportive & Palliative Care, 10(1), 1424. https://doi.org/10.1136/bmjspcare-2019-002032

Bozzaro, C. (2015): Der Leidensbegriff im medizinischen Kontext: Ein Problemaufriss am Beispiel der tiefen palliativen Sedierung am Lebensende. Ethik in der Medizin 2015; 27: 93–106.

Bradley, K., Wee, B. & Aoun, S. (2010): Management of death rattle: what influences the decision making of palliative medicine doctors and clinical nurse specialists? Prog Palliat Care. 18 (5): 270–274.

Brenke, R. (2019): Prophylaxe und Therapie des Arm-Lymphödems. zkm 2019; 2: 38–41.

Bringman, H., Giesecke, K., Thörne, A. & Bringman, S. (2009): Relaxing music as pre-medication before surgery: A randomised controlled trial. Acta Anaesthesiologica Scandinavica. 2009; 53(6):759–64. https://doi.org/10.1111/j.1399-6576.2009.01969.x PMID: 19388893

Brisch, K.H. (2009): „Schütze mich, damit ich mich finde". Bindungspädagogik und Neuerfahrung nach Traumata. In: Bausum, J., Besser, L., Kühn, M. & Weiß, W.: Traumapädagogik. Grundlagen, Arbeitsfelder und Methoden für die pädagogische Praxis. Weinheim: Juventa, S. 139–155.

Brumm, V. & Ducommun-Capponi, M. (2011): Wickel und Kompressen – Alles Wissenswerte für die Selbstanwendung und Pflegepraxis. Aarau: AT.

Bryant, R.A. & Nix, D.P. (2016): Acute & chronic wounds: current management concepts. St. Louis: Elsevier.

Buchmayr, B., Deutsch, E. & Fink, M. (2007): Aromapflege-Handbuch. Leitfaden für den Einsatz ätherischer Öle in Gesundheits-, Krankenpflege- und Sozialberufen. Aromapflege.com: Pflach.

Büscher, A., Blumenberg, P., Krebs, M. et al. (Hg.) (2017): Expertenstandard Dekubitusprophylaxe in der Pflege. (2. Auflage) Osnabrück: Hochschule Osnabrück, Fakultät für Wirtschafts- und Sozialwissenschaften.

Bush, S., Grassau, P., Yarmo, M., Zhang, T., Zinkie, S. & Pereira, J. (2014): The Richmond Agitation-Sedation Scale modified for palliative care inpatients (RASS-PAL): a pilot study exploring validity and feasibility in clinical practice. BMC Palliative Care 13: 17.

Campbell, M.L. (2010): A Respiratory Distress Observation Scale for patients unable to self-report dyspnea. Journal of Palliative Medicine 13: 285–290.

Campbell, M. L. & Yarandi, H. N. (2013): Death rattle is not associated with patient respiratory distress: is pharmacologic treatment indicated? J Palliat Med. 2013;16(10):1255–1259

Caraceni, A., Hanks, G., Kaasa, S., Bennett, M. I., Brunelli, C., Cherny, N., Dale, O., De Conno, F., Fallon, M., Hanna, M., Haugen, D. F., Juhl, G., King, S., Klepstad, P.,

Laugsand, E. A., Maltoni, M., Mercadante, S., Nabal, M., Pigni, A., … Zeppetella, G. (2012): Use of opioid analgesics in the treatment of cancer pain: Evidence-based recommendations from the EAPC. The Lancet Oncology, 13(2), e58–e68. https://doi.org/10.1016/S1470-2045(12)70040-2

Carr, E. & Mann, E. (2014): Schmerz und Schmerzmanagement. Praxishandbuch für Pflegeberufe. (3. Auflage) Bern: Hans Huber.

Cassell, E.J. (2004): The nature of suffering and the goals of Medicine. Oxford: Oxford University Press.

Cassidy, S. (1990): Sharing the darkness – the spirituality of caring. Darton: Longman & Todd.

Chabloz, C., Gerber, A. & Lehmann, N. (2015): Akuter Verwirrtheitszustand am Lebensende. Ars Medici, 7, 377–380.

Chanda, M. L. & Levitin, D. J. (2013): The neurochemistry of music. Trends in Cognitive Sciences. 2013; 17(4):179– 93. https://doi.org/10.1016/j.tics.2013.02.007 PMID: 23541122

Chapman, E. J., Edwards, Z., Boland, J. W., Maddocks, M., Fettes, L., Malia, C., Mulvey, M. R. & Bennett, M. I. (2020): Practice review: Evidence-based and effective management of pain in patients with advanced cancer. Palliative Medicine, 34(4), 444–453. https://doi.org/10.1177/0269216319896955

Clemens, K.E. & Klaschik, E. (2012): Respiratorische Symptome. In: Aulbert, E., Nauck, F. & Radbruch, L. (Hrsg.) (2012): Lehrbuch der Palliativmedizin. (3., aktualisierte Auflage) Stuttgart: Schattauer.

Crombeen, A. M. & Lilly, E. J. (2020): Management of dyspnea in palliative care. Current Oncology, *27*(3). https://doi.org/10.3747/co.27.6413

Cronfalk, B. S., Strang, P., Ternestedt, B.-M. & Friedrichsen, M. (2009): The existential experiences of receiving soft tissue massage in palliative home care – An intervention. Supportive Care in Cancer, 17(9), 1203–1211. https://doi.org/10.1007/s00520-008-0575-1

Cuomo, A., Bimonte, S., Forte, C. A., Botti, G. & Cascella, M. (2019): Multimodal approaches and tailored therapies for pain management: The trolley analgesic model. Journal of Pain Research, 12, 711–714. https://doi.org/10.2147/JPR.S178910

Dasch, B., Wedding, U., Villalobos, M., Gärtner, J., Schlisio, B., Schuler, U., Pogatzki-Zahn, E. & Meißner, W. (2023): SOP – Schmerztherapie bei Patienten mit einer Tumorerkrankung in Palliativsituation. Die Onkologie, 29(11), 991–1003. https://doi.org/10.1007/s00761-023-01410-0

Deutsch-Grasl, E., Buchmayr, B., Eberle, M. (2015): Aromapflege Handbuch. (3. Auflage) Pflach: Aromapflege.com.

Dissemond, J., Bültemann, A., Gerber, V., Motzkus, M., Münter, K. C. & Erfurt-Berge, C. (2022): Positionspapier der Initiative Chronische Wunde (ICW) e. V. zur Nomenklatur des Débridements chronischer Wunden. Der Hautarzt, 73(5), 369–375. https://doi.org/10.1007/s00105-022-04944-3

Doenges, M. E., Moorhouse, M. F. & Geissler-Murr, A. C. (2002): Pflegediagnosen und Maßnahmen. Bern: Hans Huber.

Domin, H., Herweg, N. & Reinhold, M. (Hrsg.) (2009): Hilde Domin. Sämtliche Gedichte. Frankfurt/Main: S. Fischer.

Donesky, D. (2019): Dyspnea, cough, and terminal secretions. In: Ferrell, B. & Paice, J., eds. Oxford Textbook of Palliative Nursing. 5th ed. New York, NY: Oxford University Press.

Downar, J., Goldman, R., Pinto, R., Englesakis, M., & Adhikari, N. K. J. (2017): The "surprise question" for predicting death in seriously ill patients: A systematic review and meta-analysis. Canadian Medical Association Journal, *189*(13), E484–E493. https://doi.org/10.1503/cmaj.160775

Doyle, D. (1998): Oxford Textbook of Palliative Medicine. (2. Auflage) Oxford: Oxford University Press.

Eagleston, L. R. M., Kalani, N. K., Patel, R. R., Flaten, H. K., Dunnick, C. A. & Dellavalle, R. P. (2018): Cannabinoids in dermatology: A scoping review. Dermatology Online Journal, *24*(6).

EAPC – European Association for Palliative Care, Annual Report (2022). https://eapcnet.eu/annual-report/

East, M. & Moberg, K. U. (2014): The Oxytocin Factor – Tapping the hormone of calm, love and healing. By Kerstin Uvnas Moberg Published by Pinter and Martin. British Journal of Midwifery, 22(12), 905–905. https://doi.org/10.12968/bjom.2014.22.12.905

Egger, J.-W. (2005): Das biopsychosoziale Krankheitsmodell. Grundzüge eines wissenschaftlich begründeten Verständnisses von Krankheit. Psychologische Medizin 16 (2): 3–12.

Eibl-Eibesfeldt, I. (1995): Die Biologie des menschlichen Verhaltens. Grundriss der Humanethologie. (3. Auflage.) München: Seehamer.

Einhorn, S. (2007): Die Kunst, ein freundlicher Mensch zu sein. Hamburg: Hoffmann & Campe.

Eriksson, K. (2006): The suffering human being. Chicago: Nordic Studies Press.

Elzer, M. & Sciborski, C. (2007): Kommunikative Kompetenzen in der Pflege. Theorie und Praxis der verbalen und nonverbalen Interaktion. Bern: Hans Huber.

EPUAP/NPIAP/PPPIA – European Pressure Ulcer Advisory Panel, National Pressure Injury Advisory Panel and Pan Pacific Pressure Injury Alliance (2019): Prevention and Treatment of Pressure Ulcers/Injuries: Quick Reference Guide, ed. By Emily Haesler.

Erlacher, D., Schädlich, M., Stumbrys, T. & Schredl, M. (2013): Time for Actions in Lucid Dreams: Effects of Task Modality, Length, and Complexity. Frontiers in Psychology 2013;4:1013.

Fahlberg, B. & Rousch, T. (2016): Mindful presence: being "with" in our nursing care. Nursing; 46: 3, 14-15.

Featherstone, I., Siddiqi, N., Jones, L., Coppo, E., Sheldon, T., Hosie, A., Wolkowski, A., Bush, S. H., Taylor, J., Teodorczuk, A. & Johnson, M. J. (2023): 'It's tough. It is hard': A qualitative interview study of staff and volunteers caring for hospice in-patients with delirium. Palliative Medicine, 37(7), 993–1005. https://doi.org/10.1177/02692163231170655

Feichtner, A. (2018): Palliativpflege für Pflege- und andere Gesundheitsberufe (5. Auflage) Wien: Facultas.

Feichtner, A. & Kössler, H. (2020): Palliative Wundversorgung in der Praxis. Wien: Facultas.

Feichtner, A. (2022): Palliativpflege für Pflege- und andere Gesundheitsberufe (6., überarbeitete und erweiterte Auflage). Wien: Facultas.

Feichtner, A. & Pußwald, B. (2024): Angehörige in der Palliative Care. Unterstützung, Begleitung und Beratung. (3. Auflage) Wien: Facultas.

Feichtner, A. & Pußwald, B. (2017): Angehörige in der Palliative Care. Unterstützung, Begleitung und Beratung. (2. Auflage) Wien: Facultas.

Fenwick, P. & Brayne, S. (2011): End-of-life Experiences: Reaching Out for Compassion, Communication, and Connection – Meaning of Deathbed Visions and Coincidences. American Journal of Hospice and Palliative Medicine, 2011; 28(1):7–15.

Fingado, M. (2012): Therapeutische Wickel und Kompressen. Dornach: Verlag am Goetheanum.

Fleming, M., Craigs, C. L. & Bennett, M. I. (2020): Palliative care assessment of dry mouth: What matters most to patients with advanced disease? Supportive Care in Cancer: Official Journal of the Multinational Association of Supportive Care in Cancer, 28(3), 1121–1129. https://doi.org/10.1007/s00520-019-04908-9

Franke, A. J., Iqbal, A., Starr, J. S., Nair, R. M., & George, T. J. (2017): Management of Malignant Bowel Obstruction Associated With GI Cancers. Journal of Oncology Practice, 13(7), 426–434. https://doi.org/10.1200/JOP.2017.022210

Frühwald, T., Böhmdorfer, B., Iglseder, B., Jagsch, C., Lorenzl, S. & Weissenberger-Leduc, M. (2017): Delir. (2. überarbeitete und ergänzte Auflage), Österreichische Gesellschaft für Geriatrie und Gerontologie. Wien: Facultas.

Fumasoli A., Häner G., Egger A., Probst M.T. & Hirter K. (2012): Angst professionell erfassen und lindern; Krankenpflege 1/2012.

Gabl, C. & Feichtner, A. (2015): Ernährung am Lebensende. Unveröffentlichtes Skript.

Gabl, C., Feichtner, A. & Weixler, D. (2023): Sedation indicated? Rethinking existential suffering: A narrative review. Annals of Palliative Medicine, 0(0), 0–0. https://doi.org/10.21037/apm-23-474

Galbraith, S., Fagan, P., Perkins, P., Lynch, A. & Booth, S. (2010): Does the use of a handheld fan improve chronic dyspnea? A randomized, controlled, crossover trial. Journal of pain and symptom management, 39(5):831–838.

Galvin, J. (2002): An audit of pressure ulcer incidence in a palliative care setting. International Journal of Palliative Nursing 8, 214–221.

Gaspar, M. & Weber, M. (2010): Kommunikation in der Palliativmedizin. Zeitschrift für Palliativmedizin 11 (4): 167–179.

Gesellschaft Deutschsprachiger Lymphologen (GDL) (Hrsg.) (2017): S2k Leitlinie Diagnostik und Therapie der Lymphödeme, AWMF Reg.-Nr. 058-001. Abgerufen 11. Juli 2022, von http://www.awmf.org/uploads/tx_szleitlinien/058001l_S2k_Diagnostik_und_Therapie_der_Lymphoedeme_2017-05.pdf

Gnatta, J.R., Piason, P.P., Lopes, C.L.B.C., Rogenski, N.M.B. & Silva, M.J.P. (2014): Aromatherapy with ylang ylang for anxiety and self-esteem: a pilot study. Rev Esc Enferm USP 2014; 48(3):492-9.

Godette, K., Mondry, T.E. & Johnstone, P.A.S. (2006): Can manual treatment of lymphedema promote metastasis? Journal of the Society for Integrative Oncology 4, 8–12.

Goepfert et al. (2017): Aroma oil therapy in palliative care: a pilot study with physiological parameters in conscious as well as unconscious patients. Journal of Cancer Research and Clinical Oncology 2017, 143:10.

Goes, T.C., Antunes, F.D., Alves, P.B. & Teixeira-Silva, F. (2012): Effect of Sweet Orange Aroma on Experimental Anxiety in Humans. J Altern Complement Med.

Goes, T.C., Ursulino, F.R., Almeida-Souza, T.H., Alves, P.B. & Teixeira-Silva, F. (2015): Effect of Lemongrass Aroma on Experimental Anxiety in Humans. J Altern Complement Med. 2015 21(12):766–73.

Gramm, J. (2016): Angst vor Veränderungen. pflegen: palliativ – Für die professionelle Pflege unheilbar kranker und sterbender Menschen, 29, 22–25. Friedrich Verlag.

Grocott, P., Browne, N. & Cowley S. (2005): Quality of life: Assessing the Impact and Benefits of Care to Patients with Fungating Wounds. Wounds 17 (1): 8–15.

Grossmann-Schnyder, M. (2000): Berühren. Praktischer Leitfaden zur Psychotonik in Pflege und Therapie. Stuttgart: Hippokrates.

Gößnitzer, E. (2014): Aromapflege bei Xerostomie. Riga: Akademiker Verlag.

Haesler, E. (Hrsg.). (2019): Prevention and treatment of pressure ulcers/injuries: Clinical practice guideline: the international guideline (3. edition). Epuap, European Pressure Ulcer Advisory Panel.

Hall-Lord, M.L. & Wilde-Larsson, B. (2006): Registered nurses' and student nurses' assessment of pain and distress related to specific patient and nurse characteristics. Nurse Education Today 26(5):377–87.

Harris, D.G. & Noble, S.I.R. (2009): Management of Terminal Hemorrhage in Patients With Advanced Cancer: A Systematic Literature Review. Journal of Pain and Symptom Management 38, 913–927

Hasemann, W., Savaskan, E. & Baumgartner, M. (Hrsg.). (2017): Leitlinie Delir: Empfehlungen zur Prävention, Diagnostik und Therapie des Delirs im Alter. (1. Auflage) Hogrefe.

Heller, A. (2014): Das perimortale Omnikompetenzsyndrom. In: Müller, M. & Pfister, D. (Hrsg.) (2014): Wie viel Tod verträgt das Team. Göttingen: Vandenhoeck & Rupprecht.

Heller, A. (2007): Palliative Versorgung und ihre Prinzipien. In: Heller, A., Heimerl, K. & Husebo, S. (2007): Wenn nichts mehr zu machen ist, ist noch viel zu tun. Wie alte Menschen würdig sterben können. Freiburg/Br.: Lambertus.

Hellmann S. & Rößlein R. (2017): Expertenstandard Schmerzmanagement in der Pflege. Schlütersche Verlagsgesellschaft mbH & Co.KG; Hannover.

Herrmann, I. (2011): Kommunikation mit Sterbenden: Symbolsprache – Zumutung oder Geschenk? In: Kränzle, S., Schmid, U. & Seeger, Ch. (Hrsg.) (2011): Palliative Care. Handbuch für Pflege und Begleitung. (4. Auflage) Berlin: Springer.

Hirschinger, H., Jaeger, E., Nittka, S., Hetjens, S., Lorenz, C., Remi, C., Saussele, S., Hofmann, W.-K., Gencer, D. & Boch, T. (2024): Treatment of agitation in terminally ill patients with intranasal midazolam versus subcutaneous midazolam: Study protocol for a randomised controlled open-label monocentric trial (MinTU Study). BMC Palliative Care, 23(1), 8. https://doi.org/10.1186/s12904-023-01330-1

Hloucal, T.-M., Petersen, Y., Frick, E., Buchheim, A. & Bettenbrock, B. (2012): Bindungstheorie in der Palliativmedizin – Auswirkungen standardisierter Bindungsdiagnostik mit dem Adult Attachment Picture System auf die psychische Befindlichkeit der Patienten. Zeitschrift für Palliativmedizin, 13(03), 142–148. https://doi.org/10.1055/s-0032-1304857

Horn, K. (2008): Instrumentalisierte oder kommunikative Berührung. Vorschläge zur Perspektivenerweiterung in der Pflegepraxis. Saarbrücken: VDM.

Huang, L., Woo, K.Y., Liu, L.-B. et al. (2015): Dressings for Preventing Pressure Ulcers: A Meta-analysis. Advances in Skin & Wound Care 28, 267–273.

Hudson, P., Girgis, A., Thomas, K., Philip, J., Currow, D. C., Mitchell, G., Parker, D., Liew, D., Brand, C., Le, B. & Moran, J. (2020): Do family meetings for hospitalised palliative care patients improve outcomes and reduce health care costs? A cluster randomised trial. Palliative Medicine, 026921632096728. https://doi.org/10.1177/0269216320967282

Hui, D., Morgado, M., Vidal, M. et al. (2013): Dyspnea in hospitalized advanced cancer patients: subjective and physiologic correlates. J Palliat Med 2013;16:274–80.

Husebø, S. (1999): Was bei Schmerzen hilft. Freiburg: Herder.

Husebø, B.S., Ballard, C., Sandvik, R., Nilsen, O.B. & Aarsland, D. (2011): Efficacy of treating pain to reduce behavioural disturbances in residents of nursing homes with dementia: cluster randomised clinical trial. BMJ. (2011) 343; 4065–4065.

Jaspers, K. (1994): Philosophie II: Existenzerhellung. München: Piper.

Jaspers, K. (1971): Einführung in die Philosophie. Fünf Vorlesungen. München: Piper.

Jenner, N. (2015). Das Nicht-Aushaltbare aushalten. pflegen: palliativ, Jg. 25, S. 38–40.

Johnson, M. J., Yorke J., Hansen-Flaschen, J. et al. Towards an expert consensus to delineate a clinical syndrome of chronic breathlessness. Eur Respir J 2017; 49: 1602277.

Johnson, M. J., Yorke, J., Hansen-Flaschen, J., Lansing, R., Ekström, M. & Currow, D. C. (2018): Chronic breathlessness: Re-thinking the symptom. European Respiratory Journal, 51(1), 1702326. https://doi.org/10.1183/13993003.02326-2017

Kaasa, S., Loge, J. H., Aapro, M. et al. (2018): Integration of oncology and palliative care: a Lancet Oncology Commission. Lancet Oncol. 2018;19(11):e588-e653. doi:10.1016/S1470-2045(18)30415-7

Kalemikerakis, J., Vardaki, Z., Fouka, G. et al. (2012): Comparison of foam dressings with silver versus foam dressings without silver in the care of malodorous malignant fungating wounds. J BUON 17, 560–564.

Kako, J., Kobayashi, M., Oosono, Y., Kajiwara, K. & Miyashita, M. (2020): Immediate Effect of Fan Therapy in Terminal Cancer With Dyspnea at Rest: A Meta-Analysis. American Journal of Hospice and Palliative Medicine, 37(4), 294–299. https://doi.org/10.1177/1049909119873626

Karl, T. & Storck, M. (Hrsg.). (2023): Ärztliches Wundmanagement im interprofessionellen Team. Springer.

Kaschdailewitsch, E. & Liebscher-Koch, S. (2024): Borago-Wickel – ein Einstieg in die komplementäre Pflege. Zeitschrift für Palliativmedizin, 25(02), 79–83. https://doi.org/10.1055/a-2205-8209

Kayser, H. (Hrsg.) (2009): Kursbuch Palliative Care – Angewandte Palliativmedizin und Pflege. Bremen: Uni-Med-Verlag.

Kierkegaard, S. (2010): Die Krankheit zum Tode. Furcht und Zittern. Die Wiederholung. Der Begriff der Angst. München: DTV.

Kirman, C. N. & Geibel, J. (2022): Pressure Injuries (Pressure Ulcers) and Wound Care: Practice Essentials, Background, Anatomy. Medscape Reference. Retrieved April 1, 2023; https://emedicine.medscape.com/article/190115-overview#showall

Kissane, D. W. (2014): Demoralization: a life-preserving diagnosis to make for the severely medically ill. J Palliat Care 2014;30:255-8.

Klee, M. (2024): Erkenntnisse der Schmerzversorgung umsetzen. https://www.pains.at/schmerzmedizin/erkenntnisse-der-schmerzversorgung-umsetzen-pain-nurses-perspektive-2024/ (letzter Zugriff 26.03.2024).

Klotz, A.-L., Zajac, M., Ehret, J., Hassel, A. J., Rammelsberg, P. & Zenthöfer, A. (2020): Development of a German version of the Oral Health Assessment Tool. *Aging Clinical and Experimental Research*, *32*(1), 165–172. https://doi.org/10.1007/s40520-019-01158-x

Koepp, J., Baron, M. V., Hernandes Martins, P. R., Brandenburg, C., Kira, A. T. F., Trindade, V. D., Ley Dominguez, L. M., Carneiro, M., Frozza, R., Possuelo, L. G., De Mello Pinto, M. V., Mahlmann Kipper, L. & Pinheiro Da Costa, B. E. (2020): The Quality of Mobile Apps Used for the Identification of Pressure Ulcers in Adults: Systematic Survey and Review of Apps in App Stores. JMIR mHealth and uHealth, 8(6), e14266. https://doi.org/10.2196/14266

Kolbig, N. (2022): Digitale Wunddokumentation. WUNDmanagement, 16, 141–147. https://shop.mhpverlag.de/media/pdf/f1/35/57/wm202203_Kolbig_Digitale_Wunddokumentation.pdf

Kleis, C. (2013): Sterben Sie bloß nicht im Sommer und andere Wahrheiten, die Sie über Ihr Ende wissen sollten. Köln: DuMont.

Kloke, M. & de Stoutz, N. (2005): Symptomorientierte onkologische Therapie: ein Leitfaden zur pharmakologischen Behandlung. (3. Auflage) Heidelberg: Springer.

Kloke, M. & Cherny, N. (2015): Treatment of dyspnoea in advanced cancer patients: ESMO Clinical Practice Guidelines. Annals of Oncology, 26, v169–v173. https://doi.org/10.1093/annonc/mdv306

Knipping, C. (Hrsg.) (2007): Lehrbuch Palliative Care. (2. Auflage) Bern: Hans Huber.

Kojer, M. & Schmidl, M. (Hrsg.). (2011): Demenz und palliative Geriatrie in der Praxis: Heilsame Betreuung unheilbar demenzkranker Menschen. Springer.

Kottner, J., Kröger, K., Gerber, V. et al. (2018): Dekubitus erkennen und richtig klassifizieren: ein Positionspapier. Der Hautarzt 69, 839–847.

Kramer, A., Dissemond, J., Kim, S. et al. (2018): Consensus on Wound Antisepsis: Update 2018. Skin Pharmacology and Physiology 31, 28–58.

Kränzle, S. (2010): Professionelle Distanz? Streichen! In: Praxis Palliative Care. Für ein gutes Leben bis zuletzt (Thema: Trauern kann dauern) 9: 48. Hannover: Brinkmann Meyhöfer.

Kränzle, S., Schmid, U. & Seeger, C. (Hrsg.) (2011): Palliative Care. Handbuch für Pflege und Begleitung. Berlin: Springer.

Krähmer, B. (2015): Ätherische Öle kompakt: Die 50 wichtigsten Öle für die praktische Anwendung. München: Irisiana Verlag, Kindle Edition.

Kreye, G., Heim, M., Adamidis, F. & Masel, E. (2022): Management von Atemnot bei Patient*innen mit fortgeschrittener Krebserkrankung. Anästhesie Nachrichten, 4(3), 226–229. https://doi.org/10.1007/s44179-022-00082-2

Krishnamurti, J. (2013): On Fear. Kindle Edition.

Kristjanson, L. J. & Aoun, S. (2004): Palliative Care for Families: Remembering the Hidden Patients. The Canadian Journal of Psychiatry, 49(6), 359–365. https://doi.org/10.1177/070674370404900604

Kulbe, A. (2008): Sterbebegleitung: Hilfen zur Pflege Sterbender. München: Elsevier.

Kum, L. & Unseld, M. (2021): Gastrointestinale Symptome bei PalliativpatientInnen. Universum Innere Medizin, 3. https://www.medmedia.at/univ-innere-medizin/gastrointestinale-symptome-bei-palliativpatientinnen/

La Berge, S. P., Nagel, L. E., Dement, W. C. & Zarcone, V. P. (1981): Lucid Dreaming Verified by Volitional Communication during Rem Sleep. Perceptual and Motor Skills. 1981;52(3):727–3.

Lalla, R. V., Nicolatou-Galitis, O. & Tsoukalas, N. (2021): Oral mucositis. BMJ Best Practice. Available at: https://bestpractice.bmj.com/topics/en-gb/1135 [gesehen am 25. März 2023].

Langemo, D.K. & Black, J. (2010): Pressure Ulcers in Individuals Receiving Palliative Care: A National Pressure Ulcer Advisory Panel White Paper. Advances in Skin & Wound Care 23, 59–72.

Langemo, D. K. & Brown, G. (2006): Skin fails too: acute, chronic, and end-stage skin failure. Advances in Skin & Wound Care 19, 206–211.

Lazar, R.A. (1993): „Container-Contained" und die helfende Beziehung. In: Ermann, M. (Hrsg.) (1993): Die hilfreiche Beziehung in der Psychoanalyse. Göttingen: Vandenhoeck & Ruprecht, 68–91.

Lederer W., Feichtner A. & Medicus E. (2011): Der palliative Behandlungsplan als Entscheidungsbasis zwischen palliativer und notfallmedizinischer Behandlung. Wien Med Wochenschr (2011) 161/21–22: 543–547. Wien: Springer.

Leitlinienprogramm Onkologie (Deutsche Krebsgesellschaft, Deutsche Krebshilfe, AWMF) (2020): Palliativmedizin für Patienten mit einer nicht-heilbaren Krebserkrankung, Langversion 2.1, 2020, AWMF-Registernummer: 128/001OL, https://www.leitlinienprogramm-onkologie.de/leitlinien/palliativmedizin/ (abgerufen: April 2024).

Levy, A., Frank, M.B.-O. & Gefen, A. (2015): The biomechanical efficacy of dressings in preventing heel ulcers. Journal of Tissue Viability 24, 1–11.

Liu, Y., Su, L., Wang, Y., Liu, S. & Dong, B. (2018): The application of the palliative prognostic index in predicting the life expectancy of patients in palliative care: A systematic review and meta-analysis. Aging Clinical and Experimental Research, 30(12), 1417–1428. https://doi.org/10.1007/s40520-018-0928-7

Loetz, C. & Müller, J.J., in: Frick, E., Vogel, T. (Hrsg) (2016): Den Abschied vom Leben verstehen: Psychoanalyse und Palliative Care. Münchner Reihe palliative care, Band 8. Stuttgart: Kohlhammer.

Lorenzl, S., Füsgen, I. & Noachtar, S. (2012): Acute confusional states in the elderly-diagnosis and treatment. Dtsch Arztebl Int; 109(21): 391–400.

Lundström, S., Axelsson, B., Heedman, P.-A. et al. (2012): Developing a national quality register in end-of-life care: The Swedish experience. Palliative Medicine 26, 313–321.

Mallik, A. & Russo, F. A. (2022): The effects of music & auditory beat stimulation on anxiety: A randomized clinical trial. PLOS ONE, 17(3), e0259312. https://doi.org/10.1371/journal.pone.0259312

Maquet, P., Ruby, P., Maudoux, A., Albouy, G., Sterpenich, V., Dang-Vu, T., Boly, M., Perrin, F., Peigneux, P. & Laureys, S. (2005): Human Cognition during REM Sleep and the Activity Profile within frontal and parietal Cortices: a Reappraisal of functional Neuroimaging data. In: Progress in brain research, 150, 219-27.

Marijanović, D. & Filko, D. (2020): A Systematic Overview of Recent Methods for Non-Contact Chronic Wound Analysis. Applied Sciences, 10(21), 7613. https://doi.org/10.3390/app10217613

Mazzarino-Wille, A. (2010): Deathbed Phenomena: Its Role in Peaceful Death and Terminal Restlessness. American Journal of Hospice and Palliative Medicine, 2010; 27(2):127–33.

Moons, L., De Roo, M. L., Deschodt, M. & Oldenburger, E. (2024): Death rattle: Current experiences and non-pharmacological management – a narrative review. Annals of Palliative Medicine, 13(1), 150–161. https://doi.org/10.21037/apm-23-507

Masel, E. K. & Watzke, H. H. (2017): Palliativmedizin: Grundlagen und Symptommanagement. Wiener klinische Wochenschrift Education, 12(1–4), 49–62. https://doi.org/10.1007/s11812-017-0087-3

Meier, M., Mortensen, F. V. & Madsen, H. H. T. (2015): Malignant ascites in patients with terminal cancer is effectively treated with permanent peritoneal catheter. Acta Radiologica Open, 4(7)205846011557993. https://doi.org/10.1177/2058460115579934

Mendoza, M. J. L., Ting, F. I. L., Vergara, J. P. B., Sacdalan, D. B. L. & Sandoval-Tan, J. (2020): Fan-on-Face Therapy in Relieving Dyspnea of Adult Terminally Ill Cancer Patients: A Meta-Analysis. Asian Journal of Oncology, 6(02), 88–93. https://doi.org/10.1055/s-0040-1713332

Mularski, R. A., White-Chu, F., Overbay, D., Miller, L., Asch, S. M. & Ganzini, L. (2006): Measuring Pain as the 5th Vital Sign Does Not Improve Quality of Pain Management. Journal of General Internal Medicine, 21(6), 607–612.

Mücke, M., Weier, M., Carter, C., Copeland, J., Degenhardt, L., Cuhls, H., Radbruch, L., Häuser, W. & Conrad, R. (2018): Systematic review and meta-analysis of cannabinoids in palliative medicine: Cannabinoids in palliative medicine. Journal of Cachexia, Sarcopenia and Muscle, 9(2), 220–234. https://doi.org/10.1002/jcsm.12273

Müller-Busch, C. (2012): Tod und Sterben kommunizieren. In: Anderheiden, M. & Eckart, W. (Hrsg.) (2012): Handbuch Sterben und Menschenwürde. Berlin: De Gruyter.

Naylor, W. (2001): Wound Symptoms Self-Assessment Chart (WoSSAC). In: Naylor, W., Laverty, D. & Mallett, J. (2001): Wound Management in Cancer Care. Oxford: Blackwell Science: 33–43.

NPUAP/EPUAP/PPPIA – National Pressure Ulcer Advisory Panel, European Pressure Ulcer Advisory Panel and Pan Pacific Pressure Injury Alliance (2019): Prevention and Treatment of Pressure Ulcers: Quick Reference Guide, ed. by Haesler, E. Cambridge Media: Osborne Park, Western Australia.

Nugue, I. (2008): Ätherische Öle im Hospiz – Anwendung in der Symptomkontrolle und Sterbebegleitung. Facharbeit, Primavera Akademie.

Nussbaum, M. C. (2019): Königreich der Angst: Gedanken zur aktuellen politischen Krise (M. Weltecke, Übers.). wbg Theiss.

Odier, C. et al. (2008): La spiritualité en soins palliatifs. Guide des soins palliatifs du médecin vaudois 5.

Öhlen, J., Bengtsson, J., Scott, C. & Segesten, K. (2002): Being in a Lived Retreat – Embodied meaning of Alleviated Suffering. Cancer Nursing 25: 218.

Page, V. J., Ely, E. W., Gates, S. et al. (2013): Effect of intravenous haloperidol on the duration of delirium and coma in critically ill patients (Hope-ICU); a randomised, double-blind, placebo-controlled trial. Lancet Respir Med.;1(7): 515-523.

Pancorbo-Hidalgo, P.L., Garcia-Fernandez, F.P., Lopez-Medina. I.M. & Alvarez-Nieto, C. (2006): Risk assessment scales for pressure ulcer prevention: a systematic review. Journal of Advanced Nursing 2006; 54: 94–110.

Pandharipande, P., Wesley, E. (2017): Humanizing the Treatment of Hyperactive Delirium in the Last Days of Life; JAMA The Journal of the American Medical Association 318(11): 1014. September.

Panfil, E.-M., Schröder, G. & Adamczyk, A. (Hg.) (2015): Pflege von Menschen mit chronischen Wunden: Lehrbuch für Pflegende und Wundexperten. (3. Auflage) Bern: Hans Huber.

Parshall, M.B., Schwartzstein, R.M., Adams, L., Banzett, R.B., Manning, H.L., Bourbeau, J., Calverley, P.M., Gift, A.G., Harver, A., Lareau, S.C., Mahler, D.A., Meek, P.M. & O'Donnell, D.E. (2012): An Official American Thoracic Society Statement: Update on the Mechanisms, Assessment, and Management of Dyspnea. Am J Respir Crit Care Med 185(4): 435–52.

Pastrana, T., Reineke-Bracke, H. & Elsner F. (2012): Empfehlung bei Rasselatmung; Schmerz 2012, 26:600–608 Springer.

Patzlsperger, M. (2011): Existenzielle Verzweiflung. Masterthesis an der IFF Klagenfurt: Alpen Adria Universität.

Perruchoud, C., Dupoiron, D., Papi, B. et al. (2023): Management of cancer-related pain with intrathecal drug delivery: a systematic review and meta-analysis of clinical studies. Neuromodulation 26(6):1142–52.

Petersen, Y. & Köhler, L. (2005): Die Bindungstheorie als Basis psychotherapeutischer Interventionen in der Terminalphase. Forum der Psychoanalyse, 21(3), 277–292. https://doi.org/10.1007/s00451-005-0241-x

Petersen, Y. (2007): Die Bedeutung der Bindungstheorie bei der Begleitung Schwerkranker und ihrer Familien. Verfügbar unter: http://www.bayerische-stiftung-hospiz. de/texte5/BedeutungderBindungstheorie.pdf

Phelan, C., Hammond, L., Thorpe, C., Allcroft, P. & O'Loughlin, M. (2023): A Novel Approach to Managing Thirst and D*ry Mouth in Palliative Care: A Prospective Randomized Cross-Over Trial.* Journal of Pain and Symptom Management, 66(5), 587-594. e2. https://doi.org/10.1016/j.jpainsymman.2023.08.005

Phillips, J. (1997): Pressure sores. New York: Churchill Livingstone.

Piers, R.D., van Eechoud, I.J. & Van Camp, S. (2013): Advance care planning in terminally ill and frail older persons. Patient Educ Couns 90 (3): 323–329.

Probst, S., Grocott, P., Graham, T. et al. (2015): Recommendation for the care of patients with malignant fungating wounds. European Oncology Nursing Society (EONS), London.

Probst, S. & Saini, C. (2024): The management of wound odour and exudate using a multi-purpose dressing – a case series. Journal of Wound Management, 25(1)(1), 43–47. https://doi.org/DOI https://doi.org/10.35279/jowm2024.25.01.04

Protz, K. (2016): Moderne Wundversorgung: Praxiswissen, Standards und Dokumentation + CD mit allen Standards, Dokumentationsbogen, Produktübersichten und Zusatzinformationen. (8. Auflage) München: Elsevier.

Radbruch, L., Elsner, F. & Gärtner, J. (2012): Algesimetrie in der Krebsschmerztherapie. In: Aulbert, E., Nauck, F. & Radbruch, L. (Hrsg.) (2012): Lehrbuch der Palliativmedizin. Stuttgart: Schattauer.

Ratsak, G. (2011): Angst und Angstbewältigung. In Aulbert, E. et al. (Hrsg.) (2011): Lehrbuch der Palliativmedizin. Stuttgart. Schattauer.

Renz-Polster, H. (2008): Basislehrbuch Innere Medizin. München: Elsevier.

Reuschenbach, B., Mahler, C. & Ahlsdorf, E. (Hg.) (2011): Pflegebezogene Assessmentinstrumente: Internationales Handbuch für Pflegeforschung und -praxis. Bern: Hans Huber.

Rizzolatti, G. & Sinigaglia, C. (2012): Empathie und Spiegelneurone: Die biologische Basis des Mitgefühls. Berlin: Edition Unseld.

Rogers, C.R. (1990): Die Kraft des Guten. Frankfurt/Main: Fischer.

Roller, S. (2010): Kommunikation. In: Bausewein, C., Roller, S. & Voltz, R. (Hrsg.) (2010): Leitfaden Palliative Care. (4. Auflage) München: Urban & Fischer.

Rosa, W. E., Ferrell, B. R. & Mason, D. J. (2021): Integration of Palliative Care Into All Serious Illness Care as A Human Right. JAMA Health Forum, 2(4), e211099. https://doi.org/10.1001/jamahealthforum.2021.1099

Rudler, M., Mallet, M., Sultanik, P., Bouzbib, C. & Thabut, D. (2020): Optimal management of ascites. Liver International, 40(S1), 128–135. https://doi.org/10.1111/liv.14361

Sanders, D.S., Carter, M.J., D'Silva, J. et al. (2000): Survival analysis in percutaneous endoscopic gastrostomy feeding: a worse outcome in patients with dementia. Am J Gastroenterol 2000; 95: 1472–1475.

Sands, M. B., Sharma, S., Carpenter, L., Hartshorn, A., Lee, J. T., Lujic, S., Congdon, M. E., Buchanan, A. M., Agar, M. & Vardy, J. L. (2021): "SQiD, the Single Question in Delirium; can a single question help clinicians to detect delirium in hospitalised cancer patients?" running heading Single Question in Delirium" (Bcan-D-20-01665). BMC Cancer, 21(1), 75. https://doi.org/10.1186/s12885-020-07504-x

Santos, C.M.C., Pimenta, C.A.M. & Nobre, M.R.C. (2010): A systematic review of topical treatments to control the odor of malignant fungating wounds. J Pain Symptom Manage 39 (6): 1065–1076.

Saunders, C. (1994): Pain and impending death. In: Melzack, R. & Wall, P. (1994): Textbook of pain. London: Churchill Livingstone.

Savaskan, E., Hafner, M. & Kressig, R. (2017): Empfehlungen zur Prävention, Diagnostik und Therapie des Delirs im Alter in Leitlinie Delir, Savaskan E, Hasemann W (Hrsg.), Bern, Hogrefe

Schallenburger, M. & Schwermann, M. (2020): Palliative Care in der Onkologie. Studienbrief. Bochum: Hochschule für Gesundheit.

Schewior-Popp, S., Sitzmann, F. & Ullrich, L. (2017): Thiemes Pflege. (13. Auflage) Stuttgart: Thieme.

Schmidl, M. (2011): Schmerzen bei demenzkranken Menschen: ein alltäglicher Befund. In: Kojer, M. & Schmidl, M. (Hrsg.). (2011): Demenz und palliative Geriatrie in der Praxis: Heilsame Betreuung unheilbar demenzkranker Menschen. Springer.

Schnell, M.W. & Schulz-Quach, C. (2019): Basiswissen Palliativmedizin. (3. Auflage) Berlin: Springer.

Schröder, G. (2014): Darauf kommt es an: Druck vermeiden: Dekubitusprophylaxe. Heilberufe 66, 30–32.

Schulz von Thun, F. (2011): Miteinander reden: Störungen und Klärungen. Allgemeine Psychologie der Kommunikation. (49. Auflage) Reinbek: Rowohlt.

Schwermann, M. (2009): Kompetenz in Palliative Care. Haltung – Wissen – Umsetzung. Hannover: Vincentz Network.

Schwermann, M. (2016): Schmerzmanagement bei akuten Schmerzen. Stuttgart: Kohlhammer.

Schwermann, M. (2017): Schmerzmanagement bei chronischen Schmerzen. Leitfaden für die Pflegepraxis. Stuttgart: Kohlhammer.

Seccareccia, D. & Gebara, N. (2011): Pruritus in palliative care: Getting up to scratch. Canadian Family Physician Medecin De Famille Canadien, 57(9), 1010–1013, e316-319.

Şenel, G., Uysal, N., Oguz, G., Kaya, M., Kadioullari, N., Koçak, N. & Karaca, S. (2017): Delirium Frequency and Risk Factors Among Patients With Cancer in Palliative Care Unit. American Journal of Hospice and Palliative Medicine®, 34(3), 282–286. https://doi.org/10.1177/1049909115624703

Shukla, Y. & Singh, M. (2007): Cancer preventive properties of ginger: A brief review. Food and Chemical Toxicology, 45(5), 683–690. https://doi.org/10.1016/j.fct.2006.11.002

Sibbald, R.G., Coutts, P., Fierheller, M. et al. (2007): A pilot (real-life) randomised clinical evaluation of a pain-relieving foam dressing: (ibuprofen-foam versus local best practice). International Wound Journal 4, 16–23.

Simon, S. (2011): State of the art in der Therapie der Atemnot. Arzneimittelforschung, 61(11), 659–660.

Simon, S. T., Weingärtner, V., Higginson, I. J., Voltz, R. & Bausewein, C. (2014): Definition, Categorization and Terminology of Episodic Breathlessness: Consensus by an International Delphi Survey. Journal of Pain and Symptom Managment, 47(5), 828–838. https://doi.org/10.1016/j.jpainsymman.2013.06.013

Simon, S.T., Higginson, I.J., Booth, S., Harding, R., Weingartner, V. & Bausewein, C. (2016): Benzodiazepines for the relief of breathlessness in advanced malignant and non-malignant diseases in adults. Cochrane Database Syst Rev 2016;10:CD007354.

Simon, S. T., Niemand, A. M., Benalia, H., Voltz, R., Higginson, I. J. & Bausewein, C. (2012): Acceptability and Preferences of Six Different Routes of Drug Application for Acute Breathlessness: A Comparison Study between the United Kingdom and Germany. Journal of Palliative Medicine, 15(12), 1374–1381. https://doi.org/10.1089/jpm.2012.0249

Smeding, R. E. W. (Hrsg.) (2005): Trauer erschließen – Eine Tafel der Gezeiten. Esslingen: der hospiz verlag.

Sölle, D. (1973): Leiden. Freiburg/Br.: Herder.

Specht-Tomann, M. & Tropper, D. (2011): Hilfreiche Gespräche und heilsame Berührungen im Pflegealltag. Berlin: Springer.

Ständer, S., Zeidler, C., Augustin, M., Bayer, G., Kremer, A. E., Legat, F. J., Maisel, P., Mettang, T., Metz, M., Nast, A., Niemeier, V., Raap, U., Schneider, G., Ständer, H. F., Staubach, P., Streit, M. & Weisshaar, E. (2017): S2k-Leitlinie zur Diagnostik und Therapie des chronischen Pruritus – Update – Kurzversion: Leitlinie Pruritus. JDDG: Journal Der Deutschen Dermatologischen Gesellschaft, 15(8), 860–873. https://doi.org/10.1111/ddg.13304_g

Steflitsch, W. (2007): Aromatherapie: Wissenschaft – Klinik – Praxis. Wien: Springer.

Steinhauser, K. E. et al. (2000): Factors considered important at the end of life by patients, family, physicians and other care providers. JAMA 284: 2876–2482.

Streeck N. (2020): Death without distress? The taboo of suffering in palliative care. Med Health Care Philos 2020;23:343-51.

Svendsen, K.B. et al. (2005): Breakthrough pain in malignant and non-malignant diseases: A review of prevalence, characteristics and mechanisms. Eur J Pain 9: 195–206.

Szepietowski, J. & Twycross, R. (2004): Topical therapy. In: Zylicz, Z., Twycross, R. & Jones, E.A. (ed): Pruritus in advanced disease. Oxford, UK: Oxford University Press; 2004. p. 151–60.

Szeto, C. C., Sugano, K., Wang, J. G., Fujimoto, K., Whittle, S., Modi, G. K., Chen, C. H., Park, J. B., Tam, L. S., Vareesangthip, K., Tsoi, K. K. F. & Chan, F. K. L. (2020): Non-steroidal anti-inflammatory drug (NSAID) therapy in patients with hypertension, cardiovascular, renal or gastrointestinal comorbidities: joint APAGE/APLAR/APSDE/APSH/APSN/PoA recommendations. Gut. 2020 Apr;69(4):617-629. doi: 10.1136/gutjnl-2019-319300. Epub 2020 Jan 14. PMID: 31937550.

Tahehiko, O. & Norihiko, O. (2006): Pathogenetic Mechanisms and Classification of Undermining in Pressure Ulcers – Elucidation of Relationship with Deep Tissue Injuries. Wounds: A Compendium of Clinical Research and Practice 18/12, 329–339.

Temel, J. et al. (2010): Early Palliative Care for Patients with Metastatic Non-Small-Cell Lung Cancer. The new england journal of medicine 363: 8.

Thiel, A., Lammert, F. & Appenrodt, B. (2016): Aszites und seine Komplikationen. Der Gastroenterologe, 11(1), 16–20. https://doi.org/10.1007/s11377-015-0033-9

Tilley, C., Lipson, J. & Ramos, M. (2016): Palliative Wound Care for Malignant Fungating Wounds. Nursing Clinics of North America 51, 513–531.

Tomova-Simitchieva, T., Akdeniz, M. & Blume-Peytavi, U. (2018): Die Epidemiologie des Dekubitus in Deutschland: eine systematische Übersicht. Das Gesundheitswesen 81/6, 505–512.

Twycross, R. (1993): Mündliches Statement, Oxford.

Uebach, B. (2012): Wundversorgung in der Palliative Care (Teil 1). Zeitschrift für Palliativmedizin 13 (4): 172–176.

Uebach, B. (2018): Unter Druck – Dekubitusentstehung und -prophylaxe. Zeitschrift für Palliativmedizin 19, 191–196.

Van Der Meulen, A. I., Neis, E. P. J. G., De Nijs, E. J. M., Coenegracht, B. J. E. G., Stoppelenburg, A., Van Den Beuken-van Everdingen, M. H. J. & Van Der Linden, Y. M. (2023): Dry mouth in patients with a life-limiting condition or frailty: A study protocol for two intervention studies and a nested qualitative sub-study (the DRy mOuth Project, DROP). BMC Palliative Care, 22(1), 120. https://doi.org/10.1186/s12904-023-01242-0

Van Veen, S., Drenth, H., Hobbelen, H., Finnema, E., Teunissen, S. & De Graaf, E. (2024): Non-pharmacological interventions feasible in the nursing scope of practice for pain relief in palliative care patients: A systematic review. Palliative Care and Social Practice, 18, 26323524231222496. https://doi.org/10.1177/26323524231222496

van Esch, H. J., van Zuylen, L., Geijteman, E. C. T. et al. (2021): Effect of Prophylactic Subcutaneous Scopolamine Butylbromide on Death Rattle in Patients at the End of Life: The SILENCE Randomized Clinical Trial. JAMA 2021;326:1268-76.

van Esch, H. J., Lokker, M. E., Rietjens, J. et al. (2020): Understanding relatives' experience of death rattle. BMC Psychol 8, 62 (2020). https://doi.org/10.1186/s40359-020-00431-3

Vargas-Schaffer, G. (2010): Is the WHO analgesic ladder still valid? Can Fam Physician. Jun, 56 (6): 514–517.

Volicer, L. (2012): Palliative medicine in dementia. In: Oxford Textbook of Palliative Medicine Online (4th Edition). Hanks G., Cherny N. I., Christakis N. A., Fallon M., Kaasa S. & Portnoy R. K., Eds. Oxford University Press, online 22. April 2012, section 14.1.

Volksanwaltschaft Österreich (2024): Prüfschwerpunkt Schmerzmanagement und Palliativversorgung in Alten- und Pflegeheimen. https://volksanwaltschaft.gv.at/artikel/Pruefschwerpunkt-Schmerzmanagement-und-Palliativversorgung-in-Alten-und Pflegeheimen?topic_type=aktuelles&archiv=0

Wabner, D. & Beier, C. (2009): Aromatherapie. Grundlagen Wirkprinzipien Praxis. Elsevier, Fischer & Urban.

Wang, W. Y., Chu, C. M., Sung, C. S., Ho, S. T., Wu, Y. S., Liang, C. Y. et al. (2016): Using a New Measurement to Evaluate Pain Relief Among Cancer Inpatients with Clinically Significant Pain Based on a Nursing Information System: A Three-Year Hospital-Based Study. Pain Med (2016) 17(11):2067–75. doi: 10.1093/pm/pnw026

Watzlawick, P., Beavin, J. H. & Jackson, D. (Hrsg.) (2000): Menschliche Kommunikation. Formen. Störungen. Paradoxien. Bern: Hans Huber.

Wee, B. & Hillier, R. (2008): Interventions for noisy breathing in patients near to death. Cochrane Database Syst Rev 2008:CD005177.

Weingärtner, V., Scheve, C., Gerdes, V., Schwarz-Eywill, M., Prenzel, R., Otremba, B., Mühlenbrock, J., Bausewein, C., Higginson, I. J., Voltz, R., Herich, L., & Simon, S. T. (2015): Characteristics of episodic breathlessness as reported by patients with advanced chronic obstructive pulmonary disease and lung cancer: Results of a descriptive cohort study. Palliative Medicine, 29(5), 420–428. https://doi.org/10.1177/0269216314563428

Weixler, D., Roider-Schur, S., Likar, R., Bozzaro, C., Daniczek, T., Feichtner, A., Gabl, Ch., Hammerl-Ferrari, B. et al. (2017): Leitlinie zur Palliativen Sedierungstherapie: Ergebnisse eines Delphiprozesses der Österreichischen Palliativgesellschaft (OPG). Wien Med Wochenschr. (2017); 167(1–2): 31–48.

Werner M. & von Braunschweig R. (2014): Praxis Aromatherapie. Grundlagen – Steckbriefe – Indikationen. (4. Auflage) Stuttgart: Karl F. Haug Verlag.

Wikström, S., Gunnarsson, T. & Nordin, C. (2003): Tactile stimulus and neurohormonal response: a pilot study. International Journal of Neuroscience 2003 113 (6): 787-93.

White, C., McCann, M.A. & Jackson, N. (2007): First Do No Harm… Terminal Restlessness or Drug-Induced Delirium. Journal of Palliative Medicine. April 2007;10(2):345–51.

WHO – World Health Organization (2018): WHO guidelines for the pharmacological and radiotherapeutic management of cancer pain in adults and adolescents. http://www.ncbi.nlm.nih.gov/books/NBK537492/

WHO (2020): Palliative Care. Key facts. https://www.who.int/news-room/fact-sheets/detail/palliative-care (letzter Zugriff: 08.05.2024, 16:07)

WHO (2022): Palliative Care. https://www.who.int/health-topics/palliative-care (letzter Zugriff: 08.05.2024, 16:07)

Woo, K.Y. et al. (2008): Konsensusdokument zur Bewertung und Behandlung des Wundschmerzes unter besonderer Berücksichtigung des chronischen Wundschmerzes. Int. Wound Journal: 1–12.

Wöger, S. (2020): Palliative Pflege bei Mundtrockenheit. Eine Handreichung für Pflegepersonen und betreuende Angehörige. BoD; Books on Demand, Noderstedt. https://nbn resolving.org/urn:nbn:de:101:1-2020011200062822913265

Wurmser, L., Dallmeyer, U. & Haynal, A. (1990): Die Maske der Scham: die Psychoanalyse von Schamaffekten und Schamkonflikten. Berlin: Springer.

Wyatt, J. (2012): Matters of life and death: Human dilemmas in the light of Christian faith (New edition). Inter-Varsity Press.

Zderad, L.T. (2008): Empathie in der Pflege. In: Schaeffer, D. et al. (Hrsg.) (2008): Pflegetheorien. Beispiele aus den USA. Bern: Hans Huber.

Zech, D. (1993): Hospizbewegung, Palliative Therapie, Symptomkontrolle. In: Zenz, M. & Jurna, I. (Hrsg.) (1993): Lehrbuch der Schmerztherapie. Stuttgart: Wissenschaftliche Verlagsgesellschaft: 439–447.

Zimmermann, C., Swami, N., Krzyzanowska, M. et al. (2016): Perceptions of palliative care among patients with advanced cancer and their caregivers. CMAJ. 2016;188(10):E217-E227. doi:10.1503/cmaj.151171

Zimmermann, C. & Mathews, J. (2022): Palliative Care Is the Umbrella, Not the Rain – A Metaphor to Guide Conversations in Advanced Cancer. *JAMA Oncology*. https://doi.org/10.1001/jamaoncol.2021.8210

Links

Deutsche Schmerzgesellschaft Praxiswerkzeug. https://www.dgss.org/

EAPC: European Association for Palliative care. http://www.eapcnet.eu/

Hospiz Österreich: Hospiz- und Palliative Care. https://www.hospiz.at/

OPG: Österreichische Palliativgesellschaft. https://www.palliativ.at/

WHO: Palliative care. http://www.who.int/cancer/palliative/definition/en

Anhang

Plan für Krisen- und Notfälle

WoSSAC Symptom Evaluation Grid

Tragen Sie für jedes Symptom die Selbsteinschätzung des Patienten, der Patientin nummerisch ein. Die Felder darüber werden den Angaben der Patient*innen entsprechend eingefärbt.

Name: ____________________

Institution: ____________________

Station: ____________________

Beispiel

0 1 2 3 4 5 6 7 8 9 10

1 gar nicht | 2 etwas | 3 beträchtlich | 4 ziemlich stark | 5 sehr stark

Datum	0/00												
Intensität													
Belastung	3												

	Datum													
Wundschmerz	Intensität													
	Belastung													
Schmerz bei Verbandwechsel	Intensität													
	Belastung													
Exsudat	Intensität													
	Belastung													
Blutung im Wundbereich	Intensität													
	Belastung													
Wundgeruch	Intensität													
	Belastung													
Juckreiz im Wundbereich	Intensität													
	Belastung													

Palliative Performance Scale

PPS %	Mobilität	Aktivität & Krankheitszeichen	Pflegebedarf	Nahrungsaufnahme	Bewusstsein
100 %	voll	normale Aktivität + Arbeit; keine Krankheitszeichen	selbstständig	normal	klar
90 %	voll	normale Aktivität + Arbeit; geringe Krankheitszeichen	selbstständig	normal	klar
80 %	voll	normale Aktivität mit Mühe; geringe Krankheitszeichen	selbstständig	normal oder eingeschränkt	klar
70 %	eingeschränkt	Arbeitsunfähigkeit, deutliche Krankheitszeichen	selbstständig	normal oder eingeschränkt	klar
60 %	eingeschränkt	Hausarbeit/Freizeitaktivitäten unmöglich, deutliche Krankheitszeichen	gelegentlicher Hilfebedarf	normal oder eingeschränkt	klar oder verwirrt
50 %	vorwiegend sitzend/liegend	keinerlei Arbeit möglich, massive Krankheitszeichen	regelmäßiger Hilfebedarf	normal oder eingeschränkt	klar oder verwirrt
40 %	vorwiegend im Bett	kaum Aktivitäten; massive Krankheitszeichen	einzelne Handlungen möglich	normal oder eingeschränkt	klar oder schläfrig +/- verwirrt
30 %	bettlägerig	keine Aktivitäten; massive Krankheitszeichen	vollständig pflegebedürftig	normal oder eingeschränkt	klar oder schläfrig +/- verwirrt
20 %	bettlägerig	kaum Aktivitäten; massive Krankheitszeichen	vollständig pflegebedürftig	minimal, schluckweise	klar oder schläfrig +/- verwirrt
10 %	bettlägerig	kaum Aktivitäten; massive Krankheitszeichen	vollständig pflegebedürftig	nur Mundpflege	schläfrig oder Koma +/- verwirrt
0 %	tot				

Grafik modifiziert nach Mosich et al. 2019

Quelle: Mosich, V., Andersag, M. & Watzke, H. (2019): Frau Doktor, wie lange noch? Die Palliative Performance Scale (PPS) als Hilfsmittel zur Einschätzung der Lebenszeit von PalliativpatientInnen ⊠ Validierung einer deutschen Version. Wiener Medizinische Wochenschrift, 169(15–16), 387–393. https://doi.org/10.1007/s10354-019-00714-4